Der Notfallpatient
in der Kleintierpraxis

Timothy H. Brasmer

Der Notfallpatient in der Kleintierpraxis

Übersetzt und bearbeitet von Marie-Luise Nagel und Ingo Nolte

Mit einem Geleitwort von Rudolf Fritsch

59 Abbildungen

Ferdinand Enke Verlag Stuttgart 1987

Titel der Originalausgabe: *The acutely traumatized small animal patient*

West Washington Square
Philadelphia, PA 19105

Autoren:

Timothy H. Brasmer, D.V.M., Ph.D. Diplomate, American College of Veterinary Surgeons

Donald Piermattei, D.V.M., Ph.D., Consulting Editor

Übersetzer:

Dr. med. vet. Marie-Luise Nagel
Dr. med. vet. Ingo Nolte
Chirurgische und Medizinische und Gerichtliche Veterinärklinik der Justus-Liebig-Universität, Chirurgische Klinik und Poliklinik
Frankfurter Straße 108, 6300 Gießen

CIP-Kurztitelaufnahme der Deutschen Bibliothek

Brasmer, Timothy H.:
Der Notfallpatient in der Kleintierpraxis /
Timothy H. Brasmer ; Donald Piermattei. Übers.
von Marie-Luise Nagel u. Ingo Nolte. –
Stuttgart : Enke, 1987

Einheitssacht.: The acutely traumatized
small animal patient ⟨dt.⟩
ISBN 3-432-95871-4

NE: Piermattei, Donald L.:

Satz und Druck: Heinz Neubert GmbH, 8580 Bayreuth
Schrift: 9/10 Times, System CG 7700

6 5 4 3 2

Geleitwort

Einer der häufigsten Notfälle in der Kleintierpraxis ist der akut traumatisierte Patient. Rasche, exakte Diagnostik des Kreislaufzustandes und der inneren Verletzungen, auch mit einfachen Mitteln, und grundlegende Kenntnisse der pathologischen Zusammenhänge sind Voraussetzung für eine erfolgreiche Behandlung.

Dem erfahrenen Praktiker *Dr. Brasmer* gelang es mit seinem Buch „The acutely traumatized small animal patient" die Grundlagen dazu einprägsam darzustellen und in prägnanter und origineller Diktion ein ABC der Diagnostik und Therapie der unfallbedingten Erkrankungen des Kleintieres zu vermitteln.

Frau *Dr. Nagel* und Herrn *Dr. Nolte*, die von Anästhesiologie, Chirurgie und Innerer Medizin her mit diesen Problemen der Traumatologie wohl vertraut sind, ist es sehr zu danken, daß sie durch die gelungene Übersetzung eine Lücke im deutschsprachigen tiermedizinischen Schrifttum geschlossen haben.

Das Buch wird mit Sicherheit für den klinisch und praktisch tätigen Tierarzt eine wertvolle Unterrichtung und Hilfe sein.

Gießen, im Herbst 1986

Prof. Dr. Rudolf Fritsch

Vorwort

Zwischen der Tiermedizin an den Universitäten und jener in den Privatpraxen besteht nach wie vor eine breite Kluft. Obwohl dies von Anfang so gewesen ist, hat sie sich in den letzten zehn Jahren in dramatischer Weise vergrößert. Begründet wurde dies durch die Praxis der Universitätsverwaltung. Die begehrten akademischen Privilegien wurden den Kliniken vorenthalten, die mit den Dienstleistungsaufgaben der Bildungsstätten belastet waren und im wissenschaftlichen Ansehen den Kollegen anderer Bereiche nachstanden, wenn es um Auszeichnungen ging.

Ebenso schnell erkannten die Kliniker, daß bescheidener Ruhm und Ehre, wie sie in unserem Beruf zu erlangen sind, nur denjenigen zufiel, die als verbriefte Spezialisten auftraten, weshalb sie mit Eifer an den notwendigen Fortbildungsveranstaltungen teilnahmen.

Daraus ergab sich, daß heutzutage die klinische Medizin und Chirurgie von einer Gruppe sehr kompetenter und eng spezialisierter Hochschulkliniker gelehrt wird, die z.B. über Nephrologie heute mehr wissen als vor 20 Jahren über die gesamte innere Medizin. Als Lehrer versucht jeder von ihnen sein oder ihr Bestes, jedem Studenten soviel als möglich an Spezialwissen zu vermitteln. Dieses hohe Maß an tiefgreifendem Fachwissen hat Blutgasanalysatoren, Echokardiographie, Ultraschall zur Diagnostik sowie eine Reihe anderer hochentwickelter Technologien hervorgebracht, die an unseren Patienten angewendet werden.

Aus dieser anspruchvollen und mitreißenden Atmosphäre heraus, in der die tatsächlichen Kosten für die geleistete Arbeit sekundär (oder gar nicht) bekannt sind, wird der Hochschulabsolvent in die Realität der meisten Privatpraxen gestoßen. Dort wird ihm plötzlich klar, wie sehr die finanziellen Möglichkeiten bestimmen, was tatsächlich an einem erkrankten Tier getan werden kann. Daraus folgt, daß eine zunehmende Zahl junger Hochschulabsolventen rasch in ihrem neuen und unter Anstrengungen erworbenen Beruf ernüchtert und einige sogar in andere Bereiche der Medizin abwandern.

Anliegen dieser Monographie ist es zu zeigen, daß man einem Notfallpatienten wohlüberlegte und wirksame Pflege geben kann, ohne daß es der ganzen Unterstüzung einer großen Tierklinik und deren Personals bedarf. Der Preis, dies zu verwirklichen ist, sich breite und tiefe Kenntnisse in den Grundlagen der Pathophysiologie zu erarbeiten. Mit diesem Wissen kann man mit wenig Unterstützung in den meisten klinischen Situationen recht gut bestehen. Die Dinge, auf die es wirklich ankommt, werden in jedem Kapitel genauestens herausgestellt. Sie sollen jeder Tierklinik, die für sich in Anspruch nimmt, eine ,,Rund-um-die-Uhr"-Dienstleistung anzubieten, die Voraussetzung geben, die Notwendigkeit von Labordiagnostik und anderen Hilfsuntersuchungen einzuschätzen.

Dr. Brasmer hat große Erfahrungen sowohl in der Privatpraxis als auch in den Veterinärmedizinischen Bildungsstätten. Was er hier in seinem Buch predigt, hat er auch praktiziert. Als niedergelassener Tierarzt schrieb und sprach er vor 25 Jahren über intrathorakale Operationen. Das war zu einer Zeit, als derartige Operationen selbst in Universitätskliniken noch mit Zittern durchgeführt wurden. Tims (falls Sie ihn jetzt noch nicht bei seinem Vornamen kennen, so werden Sie es spätestens auf der letzten Seite tun) Art zu schreiben vermittelt uns nicht nur seine wissenschaftlichen Kenntnisse sondern auch seine persönliche Philosophie. Es ist heutzutage selten geworden, wissenschaftliche Arbeiten zu lesen und gleichzeitig mit der Person vertraut zu werden, die sich hinter den Worten verbirgt.

Donald Piermattei, D.V.M., Ph.D.

Inhalt

1. Einführung

In einem Zeitraum von fast vier Jahrzehnten, der zu etwa gleichen Teilen mit privater verterinärmedizinischer Praxis und akademischem Studium ausgefüllt war, entwickelte sich unser Verständnis vom Traumageschehen. Die in dieser Zeit gesammelte Erfahrung bildet die Grundlage dieser Monographie.

Wir hatten das Glück, von der „Volleyball–Blase“ als Atembeutel bis zu den Blutgasanalysatoren, vom Bovinen Serumalbumin bis zur modernen Infusionstherapie, von der Knochennagelung mit Fahrradspeichen bis zur Kompressionsverplattung, die bedeutenden Fortschritte der Veterinärmedizin zu beobachten und manchmal auch fördernd daran mitzuwirken.

Diesen Text niederschreibend bemerkten wir plötzlich, daß der vorliegende Band nicht denen nützen kann, die wissenschaftlich arbeiten oder auf großen Unfall- oder Intensivstationen praktizieren. Dieser Personenkreis bewältigt nur einen kleinen Teil der veterinärmedizinischen Versorgung der traumatisierten Patienten und ist dabei mit technischen Hilfsmitteln und Möglichkeiten ausgestattet, die sich die meisten Tierärzte in ihren kühnsten Träumen nicht ausmalen.

Dieses Buch ist daher für diejenigen gedacht, die das wirkliche Bollwerk unseres Berufes bilden. Wir meinen die Tierärzte in kleinen oder mittelgroßen Praxen. Traumapatienten mit einfachen oder auch komplizierten Verletzungen werden in regelmäßiger Unregelmäßigkeit an ihrer Türschwelle abgeliefert. Hier müssen sie diese lebensbedrohenden Notfälle und komplexen medizinisch-chirurgischen Probleme mit begrenzten Mitteln und begrenztem Personal bewältigen. Zu gut kennen wir die traurige finanzielle Entlohnung, die mit solchen „allnächtlichen“ Versorgungen größerer Trauma-Fälle verbunden ist. Wir kennen auch das Gefühl des Scheiterns, wenn unsere besten Bemühungen vergeblich oder sogar unwillkommen waren. Dieses Buch also ist für diese Praktiker geschrieben.

Wir entschuldigen uns nicht für die Kürze der Literaturhinweise, weil der angesprochene Personenkreis doch nur wenig Zugang zu gut ausgestatteten Fachbibliotheken hat. Wenn es so aussieht, als hätten wir Ideen von anderen gestohlen, ist dies möglicherweise wahr. Es ist unmöglich, sich daran zu erinnern, wo und wann wir Hinweise, Vorschläge oder auch voll ausgearbeitete Konzepte erhalten haben, die zu Bestandteilen dieses Buches geworden sind. Wir haben uns immer von der Überlegung leiten lassen, daß das Wissen, wie die Liebe, frei geteilt werden sollte.

Wir bedauern nicht, uns auf Erfahrungswerte zu stützen. Denn jeder Praktiker weiß, was wir alle von Kindheit an lernten, daß Erfahrung die beste Schule ist. Wir haben versucht, an den Orchideenzüchter in Hawaii, den Wildwasserfahrer in Minnesota, den Vorsitzenden der Handelskammer in Illinois und an die vielen anderen praktizierenden Tierärzte zu denken, die uns ermutigt haben, dieses Buch zu schreiben. Wir hoffen, es wird ihnen eine kleine Hilfe sein.

2. Trauma des Stresses oder Streß des Traumas

Streß und Ärger

Studenten der biologischen Wissenschaften tappen früher oder später in eine Verständnisfalle. Tierärzte machen dabei keine Ausnahme. Physiologische Normalwerte prägen sich dem Gedächtnis oft nur schlecht ein. Abweichungen von diesen Normalwerten werden als pathologisch angesehen. Daher erscheint es offenbar leicht, bestimmte Daten als gut oder schlecht einzuordnen. Lebt denn aber das normale Tier völlig isoliert von seiner Umgebung in einer ständig gleichförmigen Situation? Offensichtlich nicht!

Streß ist normal. Er gehört zum Leben. Dennoch hat Streß einen sehr schlechten Ruf. Wir haben gehört, daß Streß viele Krankheiten hervorruft oder ihre Entwicklung beschleunigt. Ein Gesundheitsminister hat einst festgestellt, daß das Leben überhaupt die Gesundheit gefährdet. Wenn ein Beagle ein Kaninchen jagt, oder ein Pointer zitternd vorsteht, ist dann dieser Streß schädlich?

Die physiologischen Veränderungen, die bei Streß auftreten, sind normal. Sie sind so normal wie die Werte, die man sich in den Physiologiekursen einprägt. Ein richtig belastetes Segelboot, das ruhig am Anker liegt, hat einen gleichmäßigen Abstand zur Wasseroberfläche. Dasselbe Boot kann aber, wenn es hart am Wind fährt, 30° Neigung nach Lee haben. Beide Zustände sind absolut normal für das Boot. Im Vergleich dazu haben wir gelernt, daß der normale Blutzuckerspiegel etwa bei 100 mg/dl liegt. Unter Streßbedingungen sind dagegen auch Werte, die ein Mehrfaches dieser Zahl betragen, noch normal.

Bewirken alle Arten von Streß die gleichen Veränderungen? Für einen Teil der Streßforscher gibt es ein einförmiges Reaktionsmuster, andere unterscheiden differenzierte Reizantworten. Die ersten neigen dazu, dem Konzept der europäischen Autoren des 19. Jahrhunderts zu folgen. Diese nahmen an, daß es eine „maladie post-opératoire" gibt, das heißt, eine bestimmte, immer wieder auftretende Folge von Reaktionen auf Streß oder Trauma. *Lusk, Cannon, Selye* und andere lieferten in der ersten Hälfte dieses Jahrhunderts wertvolle Beiträge zu diesem Konzept.

In letzter Zeit ist dieser einheitlichen Streßreaktionstheorie widersprochen worden. Verschiedene Wissenschaftler haben auf die uneinheitlichen Reaktionen auf unterschiedliche Arten von Streß oder Trauma hingewiesen. Dieses differenzierte Konzept ist das folgerichtige Ergebnis verfeinerter experimenteller Methoden und Meßverfahren sowie eines besseren Verstehens der grundlegenden biologischen Vorgänge.

Francis *Moore* hat wesentlich zum Verständnis der Streßreaktion beigetragen. Ursprünglich gehörte er zu den Anhängern der „maladie post-opératoire". Später stellte er fest: „Es ist völlig klar geworden, daß wir in der posttraumatischen Physiologie nicht ein einziges Reaktionmuster vor uns haben, denn niemals geschieht in der Natur zweimal dasselbe" (2). Er unterschied sechs Arten der Reizauslösung und beschrieb die physiologischen Veränderungen, die mit jedem einzelnen Stimulus verbunden waren. Die auslösenden Stimuli waren: schwere Gewebezerstörung, Volumenmangel, verlangsamter Blutfluß, Septikämien, Hunger und Unverträglichkeitsreaktionen auf Medikamente oder Infusionen. Alle Moore'schen Stimuli können unabhängig voneinander auftreten. Es ist aber möglich und sogar wahrscheinlich, daß jeder Traumapatient einigen oder sogar allen Stimuli ausgesetzt ist.

Der klinisch tätige Veterinärmediziner braucht sich durch die gegensätzlichen Konzepte nicht verwirren zu lassen. Die Unterschiede liegen mehr in der Abstufung als im Wesentlichen. Eine genaue Bewertung der Unterschiede beruht auf Daten, die im Klinikbetrieb schwer zu erheben sind. Es ist daher wesentlich realistischer, ein einheitliches Reaktionsmuster anzunehmen, als klinisch nicht-

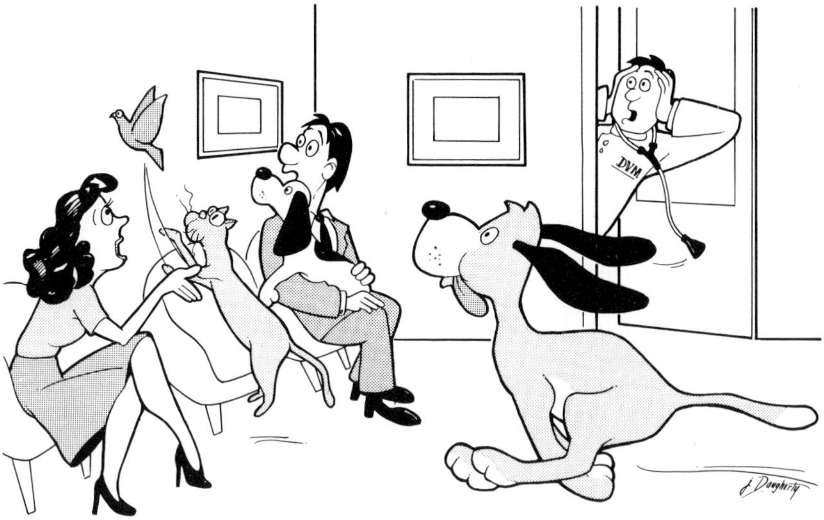

Abb. 2.1 Unfreiwilliger Streß

relevante Unterschiede zu berücksichtigen. Als Arbeitshypothese dient uns, daß jeder Streß, und damit auch jedes Trauma, eine Serie von ähnlichen physiologischen Veränderungen hervorruft.

Welche Reize setzen nun diesen Prozeß in Gang? Manche sind rein psychologisch. Angst, Furcht, Ärger oder sogar Liebe können eine heftige Streßsituation auslösen. Andere sind physisch, aber mit freiwilligen Aktionen verbunden. Körperliche Übung, langandauernde schwere Arbeit, sogar sexuelle Aktivität sind freiwillige Streßstimuli. Die Reaktion auf extremen Streß aus der Umgebung kann freiwillig oder unfreiwillig erfolgen. Es wird schwierig sein, zu beurteilen, ob der Streß eines Labrador Retrievers, der zitternd an einem Entenansitz wartet, ein freiwilliger ist. Die Reaktion des Hundes zu Hause, wenn der Gewehrschrank geöffnet wird, läßt aber annehmen, daß das Tier das Erlebnis mit großer Freude begrüßt.

In dieser Diskussion befassen wir uns grundsätzlich nur mit Reaktionen, die Folge eines Traumas sind – selten eines freiwilligen (Abb. 2.1). Die psychologische Reaktion ist für den Tierarzt ebenso wichtig wie für den Arzt. Furcht und Angst sind ein wesentlicher Teil des Streßgeschehens bei unseren Tierpatienten. Das Festhalten, die fremde Umgebung, unfreundliche Leute, das Hantieren, diagnostische Maßnahmen und die Störung des normalen Tagesablaufs bringen den Streßprozeß in Gang. Wir bemerken die Streßreaktion im allgemeinen am Differentialblutbild, auch wenn keine ernsthafte Verletzung vorlag. Wir nehmen deshalb an, daß ein Teil der Streßreaktion durch rein psychologische Faktoren bewirkt wird. Der prozentuale Anteil kann schlecht gemessen werden, aber wir sollten erkennen, daß er vorhanden ist.

Die Streßreaktion ist im Gegensatz zur Erregungsleitung eines Nerven keine Alles-oder-nichts-Reaktion. Die Stärke des Reizes beeinflußt sowohl die Stärke als auch die Dauer der Reizantwort. Wenn die Messungen genau genug sind, kann das Reaktionsmuster auch nach kleinen oder minimalen Verletzungen beobachtet werden. Die Dauer der Veränderung kann sehr kurz sein. In dem Maße, in dem das Trauma schwerer wird, verstärken sich auch Intensität und Dauer der Reaktion.

Man hat versucht, bestimmte Arten von Traumen mit numerischen Werten zu belegen, selektiv oder zufällig. Diese Traumaskalen waren sehr nützlich, als die Streßreaktionen noch wenig untersucht waren. Heute sind bestimmte klinische und labordiagnostische Untersuchungen, die das Ausmaß der Reaktion auf das Trauma erkennen lassen wichtiger als künstliche Traumaskalen. Wenn alle Traumen auf einer Skala von 1–10 aufgeführt sind, würden wir annehmen, daß ein Wert von 8 möglicherweise eine ernste Situation anzeigt. Die Prognose kann richtig anhand der Skala gestellt werden. Aber das Verständnis, warum ein Wert von 8 ernstzunehmen ist, hat therapeutisch weit mehr Bedeutung. Es könnte uns sogar, nach unserer auf bequeme Weise gestellten Prognose zu einigen nützlichen Aktivitäten veranlassen.

Wenn Streßreaktionen normal sind, warum haben sie dann eine so schlechte Presse? Unerwünschte Reaktionmuster können biologisch unangemessen oder therapeutisch schwer zu beeinflussen sein. Die biologisch unangemessenen Reaktionen entstehen meist aus psychologischen Gründen. Jeder praktizierende Tierarzt kennt die Reaktion, wenn das Telefon während seiner liebsten Fernsehsendung klingelt. *Selye* nennt dies „den Streß, der Ärger hervorruft“ (3).

Es ist schwierig zu beurteilen, wieviel von unserem menschlichen Ärger-Streß auf die Tierpatienten übertragen werden kann. Furcht und Angst sind bei unseren Patienten so verbreitet, daß wir ihre Bedeutung übersehen könnten.

Eine therapeutisch schwer zu beeinflussende Reaktion ist eine andere Sache. Bei einer langanhaltenden, heftigen Streßreaktion zum Beispiel entwickelt sich regelmäßig eine negative Stickstoffbilanz. Idealerweise sollte die Therapie die Entstehung des erhöhten Proteinverbrauchs sofort beenden oder verkürzen. Wenn dies nicht gelingt, ist entweder die Therapie nicht ausreichend, oder es sind Veränderungen eingetreten, die die Rückkehr zu den Prätraumawerten verlangsamen.

Die Gründe für eine übermäßige Reaktion – sei es in bezug auf Stärke oder Dauer – sind noch weitgehend ungeklärt. Bis heute müssen solche übermäßigen und therapeutisch kaum zu beeinflussenden Reaktionen als unvermeidliche Folge eines massiven Traumas aufgefaßt werden. Eine Haltung des philosophischen Hinnehmens der Tatsachen hat sich durchgesetzt.

Ein länger andauernder hypovolämischer Schock ist das häufigste Beispiel einer therapeutisch schwierigen Situation. Alle physiologischen Reaktionen auf ein vermindertes Blutvolumen sind auf Überleben programmiert. Trotzdem können dieselben Veränderungen, die eigentlich das Leben erhalten sollen, lebensbedrohend werden. Mit der Zeit wirken sie so einschneidend, daß wir den Schock als irreversibel bezeichnen.

Ein nur flüchtiger Blick auf die Geschichte der Medizin dieses Jahrhunderts aber zerstört die Illusion vom Unvermeidlichen oder Irreversiblen. Niemand kann abschätzen, wo der Endpunkt der Entwicklung sein wird. Vieles was 1948 unvermeidlich oder irreversibel war, ist in diesen Jahren bereits therapeutisch machbar. Die „schädlichen“ Veränderungen, die mit Traumen verbunden sind, könnten, wenn sie richtig erforscht sind, ihre schlechten Assoziationen verlieren und als normaler Teil einer normalen Reaktion akzeptiert werden.

Wege der Reizbeantwortung

Die neuroendokrine Physiologie wird von Dichtern und Theologen kaum beachtet. Wie schade, daß diese intrinsisch wunderbaren Mechanismen nur in der staubigen Akademikersprache beschrieben wurden. Obwohl das Grundmuster einfach ist, ist das gesamte Zusammenwirken sehr komplex und nur zum Teil untersucht. „Die Reaktion des zentralen Nervensystems auf Streß und die daraufhin ausgelösten Funktionsabläufe des endokrinen Kontrollapparates scheinen letztlich ein gleichförmiges Reaktionmuster darzustellen...“ (4).

Es steht außer Frage, daß der Hypothalamus eine Schlüsselstellung bei der Reaktion auf Traumen besitzt. Der initiale Reiz für den Hypothalamus läuft über die afferenten Nervenbahnen. Die Antwort kommt viel zu schnell für eine humorale Kontrolle. Eine direkte Stimulation der peripheren Nerven ruft Reaktionen hervor, die für Traumen charakteristisch sind. Blockierung der Nerven, Neurektomanie, Cordektomie, Rhizotomie sowie spinale epidurale Anästhesie dagegen vermindern den erwarteten Anstieg der direkt meßbaren endokrinen Substanzen nach einem Trauma.

Wie ist es dem Hypothalamus möglich, den Reiz der peripheren Nerven zu empfangen, einzuordnen, möglicherweise auszuwerten und zu beantworten? Ein kurzes Zitat von *de Lahunta* soll unsere Erinnerung auffrischen:

„Der Hypothalamus dient als höheres Zentrum für die Regulation der viszeralen motorischen Aktivität. Seine Nuclei sind die oberen motorischen Neuronen für die viszeralen Funktionen; sie werden deshalb als oberes motorisches Neuron des autonomen Nervensystems angesehen... Der Hypothalamus funktioniert ohne willkürliche Kontrolle. Der Neokortex bestimmt nicht die Aktivität des Hypothalamus, trotzdem ist der Hypothalamus seinem Einfluß unterworfen... Zusätzlich reguliert der Hypothalamus die Aktivität eines großen Teils des endokrinen Systems des Körpers über neurosekretorische Produkte, die von den hypothalamischen Nuclei abgegeben werden" (1).

Der Hypothalamus erhält afferente Fasern vom Telencephalon (Cerebrum), Diencephalon (rostrales Gehirnsystem und Mesencephalon (Mittelhirn). Ihn erreichen damit Informationen über alle äußeren und inneren Reize, die eine Streßreaktion hervorrufen können. Wenn solche Reize empfangen werden, kann die Beantwortung auf neuralem oder neurohumoralem Wege erfolgen.

Efferente Leitungsbahnen des rostralen Hypothalamus aktivieren das parasympathische System. Der kaudale Teil des Hypothalamus besitzt eine direkte neuroregulatorische Funktion über das sympathische System. Obwohl beide Arten der autonomen Reizleitung eine Vielzahl synaptischer Transmittersubstanzen benötigen, können wir ohne Bedenken diese Funktion des Hypothalamus als direkten „heißen Draht" für Notfallsituationen ansehen. Die gesamte für den Reflexbogen benötigte Zeit, vom Reiz bis zur Wirkung, dauert nur einen Augenblick – und alles geschieht ohne Transistoren, Mikrochips, magnetische Bänder oder Lochkartenstanzer.

In dieser Zeit elektrischer und elektronischer Apparate haben wir kaum Schwierigkeiten, die Übermittlungsfunktion des Hypothalamus als „heißen Draht" zu verstehen. Aber der Hypothalamus hat noch eine zweite Funktion, die man sich schwerer vorstellen kann. Zwei verschiedene Mechanismen werden vom Hypothalamus angewandt, um einige wichtige Hormone zu sezernieren und deren Blutspiegel direkt zu regulieren. Neurone der supraoptischen und paraventrikulären Nuclei produzieren neurosekretorische Stoffe, die zum Antidiuretischen Hormon (ADH) und zum Oxytozin werden. Oxytozin ist eine Sache der Theriogenologen und wird deshalb hier nicht weiter erörtert.

Hormongranula, die ADH enthalten, gibt es entlang des gesamten Axons. Die Granula bewegen sich im Axoplasma mit einer Geschwindigkeit von ungefähr 3 mm/Tag. Im Axon ist das ADH-Molekül möglicherweise an ein Carrierprotein gebunden. Auf einen Reiz spaltet sich das ADH-Molekül von seinem Carrierprotein, wird in die kapillare Strombahn abgegeben und erreicht über den großen Kreislauf die Zielorgane.

Ein weiterer, ganz anderer Mechanismus ist verantwortlich für die Ausschüttung von Wachstumshormonen, Kortikotropin, Thyreotropin und follikelstimulierendem Hormon, von denen nur das Wachstumshormon und das Kortikotropin im Zusammenhang mit Streß und Trauma von Interesse sind. Thyreotropin spielt nur eine unbedeutende Rolle, weitere sind für diese Diskussion vollkommen unwichtig. Wenn ein heftiger Schmerz, ein Trauma oder ein medikamentell induzierter Reiz den Hypothalamus erreichen, werden neurosekretorische Releasing-Faktoren von den mediobasalen hypothalamischen Nuclei entlang der Axone des tuberohypophysealen Traktes transportiert. Die Releasing-Faktoren werden von den Kapillaren der Neurohypophyse absorbiert und gelangen über die Portalvenen in die Sinusoide der Adenohypophyse. Die Releasing-Faktoren sind spezifische kurzkettige Polypeptide, die die endokrin aktiven Zellen der Pars distalis anregen und bestimmte, gerade benötigte, spezifische Hormone ausschütten (z.B. das Wachstumshormon).

Dieser doppelte sekretorische Prozeß erscheint uns umständlich, verglichen mit dem direkten „heißen Draht" der sympathischen und parasympatischen Kontrollbahnen oder mit dem einstufigen Sekretionsmechanismus während der Ausschüttung von ADH. Trotzdem scheint die zeitliche Verzögerung sinnvoll zu sein, denn die schnelleren Mechanismen kontrollieren die Reaktionen, die für das Überleben unmittelbar notwendig sind.

Das physiologische Ergebnis im Ganzen stellt somit eine Summe von einzelnen Hormonaktivitäten dar. Nur in einem sorgfältig überwachten Experiment kann daher die individuelle endokrinologische Aktivität als isoliertes Phänomen untersucht werden.

Mechanismen der hormonellen Aktivität

Mechanismen

Hormone werden als Anpassungsaktivatoren (permissive activators) angesehen. Das bedeutet, daß ihre Aktivitäten weder zu neuen noch zu andersartigen zellulären oder biochemischen Reaktionen führt. Wenn die Zellmaschine im Leerlauf ist, kann das Hormonmolekül Gas geben, die Zündung verzögern oder beschleunigen oder sogar die Mischung im Vergaser verändern. In diesen Fällen ist aber keine Funktionsweise hinzugekommen. Der genaue Mechanismus der Hormonaktivität liegt noch immer etwas im Dunklen. Die meisten Hormone wirken an der Zellmembran, wo sie wahrscheinlich spezifische Rezeptoren besitzen. Wenn das Hormon sich mit dem Rezeptor verbindet, wird in der Membran Adenylatzyklase aktiviert und ins Zellinnere transportiert. Die Reaktion läuft weiter, indem zytoplasmatisches AMP in zyklisches AMP umgewandelt wird, das die Enzymsysteme aktiviert, die Zellpermeabilität verändert und die Synthese von intrazellulären Bestandteilen steigert. Diese zellulären Mechanismen führen physiologische Veränderungen herbei, welche wir normalerweise der Wirkung eines spezifischen Hormons zuschreiben.

Die Einzelheiten dieses Mechanismus sind noch ungeklärt, aber einige Konzepte sind es wert, erwähnt zu werden. Erstens, die hormonelle Aktivität ist ihrer Natur nach angepaßt. Zweitens, die Aktivität der Hormone schließt aktiven Membrantransport ein. Zudem wird der aktive Membrantransport negativ durch pH-Veränderungen und durch Mangel an Energie, Substrat und Sauerstoff beeinflußt – lauter Probleme, die beim akut traumatisierten Tier auftreten.

Katecholamine

Die beiden Katecholamine Adrenalin und Noradrenalin – die nicht methylierte Form – sind die schnell wirksamen „Notfall-Hormone" des autonomen Nervensystems. Sie werden in den postganglionären sympathischen Nervenenden und in einem modifizierten Teil sympathischen Nervengewebes, dem Nebennierenmark, produziert. Ursprünglich glaubte man, das Nebennierenmark sei für das Leben unbedingt notwendig. Man nahm an, Tiere würden Streß nicht überleben, wenn die Nebennieren entfernt sind. Heute ist bekannt, daß die Nebennierenrinde und nicht das Nebennierenmark die wichtigere Komponente dieser zweiteiligen Drüse ist. Versuchstiere ohne Nebennierenmark, aber mit intakter Rinde (oder mit Rindenhormonen versorgt) überleben Streß. Die stoffwechselunabhängigen Streßreaktionen bleiben bei den Tieren ohne Nebennierenmark unbeeinflußt.

Das Nebennierenmark sezerniert sowohl Adrenalin als auch Noradrenalin. Hinsichtlich der Mengenverteilung der beiden Hormone gibt es einige Spezies-Unterschiede. Katzen produzieren mehr Noradrenalin. Das Nebennierenmark von Hunden und Menschen bildet dagegen mehr Adrenalin.

Neurologische Wirkungen der Katecholamine. Im allgemeinen wirken Adrenalin und Noradrenalin ähnlich. Sie beeinflussen wesentlich die Kontraktilität der glatten Muskulatur. Die Muskelzellen werden von Katecholaminen entweder stimuliert oder gehemmt. Das kardiovaskuläre System wird durch diese sympathischen Hormone stimuliert, während die viszeralen Funktionen gehemmt werden. Diese Wirkungen scheinen völlig logisch, wenn wir den Hauptzweck der Katecholamine darin sehen, das Tier in die Lage zu versetzen, Streß zu widerstehen und zu tolerieren.

Wenn das Nebennierenmark, wie eben festgestellt, keine überragende Rolle im Streßgeschehen spielt, dann liegt der Hauptwirkungsort des sympathischen Nervensystems in den Noradrenalin sezernierenden sympathischen Nervenenden. Nach Adrenalektomie bleibt der Plasma-Noradrenalinspiegel beim Menschen ungefähr im Normalbereich (0,8 mg/l). Lediglich der Adrenalinwert im Blut ist herabgesetzt. Obwohl dem adrenalektomierten Tier ein Teil Adrenalin fehlt, bleibt der Effekt auf die Kontraktilität der Herz- und Gefäßmuskulatur erhalten. Heute wird allgemein davon ausgegangen, daß für die sofortige kardiovaskuläre Reaktion das peripher produzierte und freigesetzte Noradrenalin am bedeutendsten ist.

Es gibt eine Ausnahme von der allgemeinen Regel. In der Skelettmuskulatur hat Adrenalin einen vorübergehenden vasodilatatorischen Effekt. Noradrenalin wirkt dagegen rein vasokonstriktiv. Offenbar dient Adrenalin dazu, die Skelettmuskeln auf eine erhöhte Aktivität vorzubereiten – zum Fliehen oder zum Kämpfen. Die Wirkung des Noradrenalins auf den Skelettmuskel ist mehr darauf gerichtet, das Blutvolumen und den Blutdruck im Fall eines extremen Traumas aufrecht zu erhalten.

Die beiden Katecholamine werden auf unterschiedliche Weise vom Nebennierenmark sezerniert. Verschiedenartige Stimuli führen zu unterschiedlichen Blutkonzentrationen der beiden. Angst zum Beispiel verursacht eine weit höhere Noradrenalinausschüttung. Schmerz erhöht den Adrenalinspiegel. Diese Schwankungen haben zu Spekulationen Anlaß gegeben, die die Unterschiede erklären sollen. Mehr als ein Autor ist in eine teleologische Falle (Zweckbestimmtheit der Natur) gegangen, indem er versuchte, diese Unterschiede logisch zu erklären. Aus heutiger Sicht scheint klar, daß die unterschiedlichen Katecholaminwerte beim Menschen und bei den höheren Säugetieren nicht zufriedenstellend erklärt werden können. Das System, das sich vor Jahrtausenden für weniger komplexe Lebensformen entwickelte, hat heute vielleicht einige anachronistische Züge.

Sicher stellt die sympathische Reaktion auf rein emotionale Reize in den meisten Fällen eine physiologische Überreaktion dar. Auch in wirklichen Notfällen steigert das sympathische System oft den pathophysiologischen Prozeß bis über die Krise hinaus.

Jedes gute Physiologielehrbuch enthält Übersichten und Einzelheiten über die Wirkung von Adrenalin und Noradrenalin. Später in diesem Kapitel werden wir die kombinierten Hormonwirkungen auf Streß und Trauma erörtern. Wir interessieren uns mehr dafür, was der Kliniker *in clinico* sieht als dafür, was der Physiologe *in vitro* oder *in vivo* mißt.

Metabolische Wirkung der Katecholamine. Das Nebennierenmark ist offenbar für die unmittelbare kardiovaskuläre Reaktion auf Streß unwichtig, die metabolischen Folgen von Streß aber werden direkt von Adrenalin beeinflußt. Der Organismus produziert außer in der Nebennierenrinde wenig Adrenalin. Die dramatischen meßbaren Verschiebungen im Kohlenhydratstoffwechsel, Fettstoffwechsel, Proteinstoffwechsel, Sauerstoffverbrauch und in der Ermüdbarkeit der Skelettmuskulatur sind alle direkte oder indirekte Reaktionen auf die gesteigerte Adrenalinproduktion des Nebennierenmarks.

Wenn der Skelettmuskel ermüdet, verursacht Adrenalin eine gewisse Abschwächung des Ermüdungszustands. Sogar Gehübungen steigern so die Adrenalinproduktion. Während der aktiven Muskelkontraktion läuft die Glykogenolyse im Muskel schnell ab. Ist genügend O_2 vorhanden, führt diese Reaktion zu einer verstärkten Synthese von ATP. ATP liefert dann die Energie für weitere Muskelkontraktionen. Der limitierende Faktor dieser Reaktion ist schließlich das Enzym Phosphorylase. Arbeitet der Muskel weiter, dann wird die Phosphorylase in ihre inaktive Form zurückgeführt. Adrenalin reaktiviert die Phosphorylase möglicherweise durch eine Steigerung des Zellgehalts an zyklischem ATP.

Der größte Teil des Muskelglykogens wird in Laktat umgewandelt und in der Leber zu Glukose oder Leberglykogen verstoffwechselt. Adrenalin steigert zudem die Glykogenolyse in der Leber. Gespeicherte Kohlenhydrate (Glykogen) werden in Glukose abgebaut und dem gesamten Organismus als wichtige Energiesubstanz schnell zugänglich gemacht. Andere Ausgangssubstanzen mit drei Kohlenstoffatomen, wie Aminosäuren, werden in Zeiten hoher Adrenalinsekretion in der Leber zu Glukose umgewandelt (Glukoneogenese). Adrenalin hat außerdem eine direkte Wirkung auf Fettzellen. Unter seinem Einfluß steigt der Wert der freien Fettsäuren im Plasma deutlich an.

Diese verschiedenen Wirkungen des Adrenalins sollen die Metabolismusrate steigern und damit den Körperzellen zusätzliches Substrat (Brennstoff) liefern. Es wäre aber eine grobe Vereinfachung, diese Wirkungen dem Adrenalin allein zuzuschreiben. Die Glukokortikoide, das hypophyseale Wachstumshormon, Insulin und Glukagon, sie alle beeinflussen die metabolischen Aktivitäten des Körpers. Während es vielleicht biochemisch unkorrekt ist, jede dieser Hormonaktivität als „Stimulus" und nicht bloß als Anpassungsreaktion anzusehen, kann man die Endresultate doch als eine synergistische oder additive Wirkung ansehen. Die Glukokortikoide zum Beispiel steigern die adrenalininduzierte Glukoneogenese aus C-3-Fragmenten in der Leber. Durch eine Kombination der Hormone wird die Lipolyse angeregt und die Oxidation von Glykogen zu Milchsäure in den Muskelzellen gesteigert.

Antidiuretisches Hormon

Das antidiuretische Hormon von der Hypothalamus-Hypophysenachse wirkt stabilisierend auf die Osmolalität des Plasmas und der intrazellulären Flüssigkeit. Zellen der supraoptischen Nuclei besitzen Osmorezeptoren oder sensorische Anteile. Diese Zellen enthalten möglicherweise flüssigkeitsgefüllte Vakuolen, die sich mit den Veränderungen der extrazellulären und damit auch der intrazellulären Osmolalität ausdehnen oder zusammenziehen. Ein nur 2 %iger Anstieg der Plasmaosmolalität führt zu einem raschen Anstieg der ADH-Ausschüttung. Schmerz, Angst, Tranquilizer und einige Anästhetika stimulieren die ADH-Ausschüttung. Alkohol unterdrückt sie. Das Zielorgan der ADH-Aktivität ist die Niere. ADH wirkt auf die Zellen des distalen Tubulus, des Sammelrohrs und der Henle-Schleife mit einer Steigerung ihrer Permeabilität für Wasser. Wenn die Plasmaosmolalität ansteigt, bewirkt ADH eine verstärkte Wasser-Rückresorption und trägt so dazu bei, die Plasmaosmolalität zu normalisieren. *Hyperglykämie ist eine regelmäßige Folge des Streßgeschehens. Wenn dann die Osmolalität ansteigt, wird ADH ausgeschüttet.*

ADH ist auch eine der vasopressiv wirksamen Substanzen, die als Antwort auf einen niedrigen arteriellen Blutdruck freigesetzt wird. Gereinigte Extrakte von Vasopressin (ADH) bewirken eine Vasokonstriktion mit einem Anstieg des Blutdrucks. Bei der Regulation des arteriellen Blutdrucks des Patienten in der Klinik sind jedoch andere, potentere Vasopressoren notwendig.

ADH spielt eine ausgleichende Rolle. Es ermöglicht der Niere, Wasser zurückzuhalten oder auszuscheiden. Sowohl eine erhöhte Plasmaosmolalität als auch Veränderungen des Blutdrucks durch Volumenmangel infolge eines Traumas stimulieren seine Ausschüttung. Wasser wird nur durch Veränderung der Nierenfunktion zurückgehalten. Deshalb hat es bei schweren Traumen keine direkte lebensrettende Funktion. Die Wirkung ist verzögert – und nur vorhanden, wenn die Durchblutung der Niere und die glomeruläre Filtrationsrate normal sind.

Glukagon, Insulin und Wachstumshormon

Nach einem Trauma oder sogar während einer Hyperglykämie sind die Blutglukagonwerte erhöht. Dieser Anstieg des Glukagons wird bewirkt durch eine Steigerung der adrenergischen (Adrenalin) Aktivität. Glukagon selbst regt die Glykolyse und Glukoneogenese in der Leber an. Es hat seine Hauptwirkung in der Leber, steigert dabei aber nicht den Abbau von Aminosäuren aus den Muskelzellen.

Insulin bildet den Gegensatz zum Glukagon. Ein hoher funktioneller Insulinspiegel erzeugt oder unterstützt den Transport von Blutglukose durch die Zellmembran. Antwort auf einen hohen Blutzuckerspiegel ist normalerweise eine erhöhte Insulinsekretion und eine Umwandlung von Glukose in Glykogen in Leber und Muskelzellen, ebenso wie eine gesteigerte Lipogenese. Nach einem Trauma ist die Insulinsekretion entweder unterdrückt oder es entsteht eine Insulinblockade. Bei Menschen, Schafen und Primaten kommt es nach Traumen zu einem Rückgang der Insulinproduktion. Hunde dagegen reagieren auf Hypovolämie und Trauma mit einer Steigerung der Insulinproduktion, sogar bevor eine Hyperglykämie auftritt. Dieses zusätzlich ausgeschüttete Insulin wird aber schlecht metabolisiert. Möglicherweise findet eine Insulinblockade an der Zellmembran statt.

Schließlich steigt unter dem Einfluß dieses Hormons und durch die erhöhte Sekretion von hypophysealem Wachstumshormon die allgemeine Metabolismusrate des Körpers um ungefähr 50%. Lange, nachdem die Hormonwerte wieder im Normalbereich liegen, bleibt der Anstieg bestehen und entspricht einer Neueinstellung des hypothalamischen metabolischen Thermostats. Mit erhöhter Stoffwechselrate steigt auch der Bedarf an Substrat für den Zitronensäurezyklus (Krebszyklus). Die Glykogenvorräte sind begrenzt und können nur Glukose für einige Stunden oder einen Tag bereitstellen.

Das hypophyseale Wachstumshormon beeinflußt das Verhältnis Hyperglykämie : Insulin. Es wird vermutet, daß dieses Hormon die Insulinausschüttung der Hyperglykämie anpaßt und die Bereitstellung von Kohlenhydraten für die Energiegewinnung während des posttraumatischen hypermetabolischen Zustandes gewährleistet.

Fettsäuren können in den Zitronensäurezyklus einfließen, aber nicht zu neuer Glukose umgewandelt werden. Die einzige sofort zugängliche Quelle für die Glukoseneusynthese sind die Aminosäuren. Alanin stellt zwar eine solche Quelle dar, aber auf Kosten des intrazellulären Proteins. Katabolismus ist ein unbestrittenes Phänomen als Folge von Traumen. In der Regel entsteht eine negative Stickstoffbilanz und nur heldenhafte Bemühungen mit Hyperalimentation können den Prozeß rückgängig machen oder abmildern, bis sich der metabolische Thermostat wieder auf Normalwerte eingestellt hat.

Kortikosteroide

Lange nachdem die Hormone des Nebennierenmarks allgemeines Interesse in Forschung und Therapie fanden, brachte die Identifizierung der Nebennierenrindenhormone einen fast beispiellosen Erkenntnisschub. Diese Stoffgruppe schien magische Eigenschaften zu besitzen. Dieses Geheimnisvolle ist immer noch ein Teil unserer täglichen klinischen Praxis. Anstatt sie zu entschärfen, werden die Kontroversen immer komplexer und mit dem Erscheinen neuer Forschungsberichte zusätzlich angefacht. Ein Teil des Problems liegt vielleicht in der Funktion aller Hormone, in bestimmten Situationen angepaßt zu wirken. Wenn wir versuchen, einfache Verhältnisse von Ursache und Wirkung zu beschreiben, so scheinen die Ergebnisse verschiedener Autoren völlig widersprüchlich. Wenn andererseits Hormone und besonders Kortikosteroide nur angepaßt wirken, dann sollte man die negativen oder passiven Ergebnisse der angepaßten Funktion und nicht dem Hormon selbst zuschreiben. Dies klingt vielleicht wie die einfache Sache, einem Kind den Unterschied zwischen „du könntest" oder „du wirst" zu lehren, es hat jedoch wichtige Auswirkungen auf das Verständnis der Rolle der Kortikosteroide.

Wir teilen die Steroide der Nebenniere gewöhnlich in zwei Gruppen ein: Glukokortikoide und Mineralokortikoide. Seit sie synthetisch produziert werden, vergleicht man ihre relative Glukokortikoid- oder Mineralokortikoidaktivität mit den beiden natürlich vorkommenden Substanzen: Kortisol und Aldosteron. Kortisol wird als primär glukokortikoider Stoff beschrieben, Aldosteron als primär mineralokortikoider.

Stellen wir die therapeutischen Kontroversen für ein späteres Kapitel zurück, so besteht doch wenig Zweifel, daß nach Streß oder Trauma sowohl der Kortisol- als auch der Aldosteronblutspiegel erhöht sind.

Kortisol. Die metabolische Aktivität der Kortisolgruppe der Glukokortikoide ist gut beschrieben. Nach einem Trauma steigt der endogene Kortisolspiegel an. Dieser Anstieg ist mit einer bemerkenswerten und wichtigen Veränderung des intermediären Stoffwechsels verbunden. Die Glukoneogenese in der Leber ist um das 6- und 10fache gesteigert. Weiterhin findet ein erhöhter Transport von Aminosäuren zur Leber mit Anstieg der Leberenzyme und Umwandlung von Aminosäuren in Glukose statt. Diese Aminosäuren entstammen hauptsächlich dem Gewebeeiweiß, besonders der Skelettmuskulatur. Der Proteinkatabolismus steigt, der Proteinanabolismus fällt. Trotz Anstieg des Blutzuckers verringern sich Glukosetransport und Verbrauch durch die Körperzellen, die Glykogenproduktion in der Leber wird gesteigert. Zur gleichen Zeit tritt ein Glukokortikoid-vermittelter Anstieg freier Fettsäuren aus dem Fettgewebe auf.

Die Halbwertszeit von Kortisol beträgt nur ungefähr 100 Minuten, die metabolische Wirkung hält jedoch lange Zeit an – häufig mehrere Tage – und ist dramatisch. Aber auch die nicht metabolischen Wirkungen sind tiefgreifend. Die Streßreaktion der weißen Blutzellen tritt innerhalb von Minuten nach dem Anstieg des Kortisolspiegels ein. Eosinophile werden nur vereinzelt im peripheren Blut gefunden, die Lymphozytenzahl fällt schnell ab. Die Erythropoese steigt an. Es ist häufig sehr schwierig, „normale Blutwerte" von hospitalisierten Katzen und Hunden zu erhalten, da die Streßreaktion den relativen Anteil der zellulären Elemente so schnell verändert.

Die kontroversen Wirkungen der Glukokortikoide sind schwieriger zu beschreiben. Die Masse von Daten scheint darauf hinzuweisen, daß diese Stoffe einen nützlichen oder stabilisierenden Effekt auf Zellmembranen, lysosomale Membranen und die Permeabilität von Membranen bewirken. Außerdem wirken Glukokortikoide möglicherweise direkt antagonistisch gegenüber einigen unwillkommenen Polypeptiden, wie zum Beispiel dem Bradykinin.

Aldosteron. Aldosteron, auch ein Kortikosteroid, wirkt ganz anders als Glukokortikoide. Dieses Hormon ist primär verantwortlich für die Regulation des Wasser- und Elektrolythaushaltes des Körpers. Aldosteron wird direkt von der Nebennierenrinde als Reaktion auf einen niedrigen Plasmanatriumspiegel ausgeschüttet, häufiger aber wird die Ausschüttung vom Renin-Angiotensin-Spiegel kontrolliert. Wenn Hunde Blut verlieren und der Blutdruck niedrig bleibt, steigt der Blutreninspiegel in der Weise an, wie der Blutdruck sinkt. Renin erreicht kein Plateau. Auch ist das System nicht leicht erschöpft. Wenn vor einer Hypovolämie Nieren und Nebennieren entfernt werden, ist die normalerweise eintretende Expansion des Plasmavolumens ernstlich verzögert. Im Schockgeschehen und bei Traumen spielt der Aldosteron-Renin-Komplex eine zentrale Rolle. Dieser Vorgang ist nicht obligatorisch. Wenn der Patient vor und nach einem chirurgischen Trauma ausreichend mit Flüssigkeit versorgt wird, entsteht keine ernstzunehmende Natrium- oder Wasserretention.

Literatur

1 de Lahunta, A.: Veterinary Neuroanatomy and Clinical Neurology. W.B. Saunders Company, Philadelphia, 1977

2 Moore, F.D.: La maladie post-opératoire: Is there order in vanity? Surg. Clin. North Am. 56 (1976) 803

3 Selye, H.: Stress Without Distress. J.B. Lippincott Company, Philadelphia, 1974

4 Wilmore, D.W., et al.: Stress in surgical patients as a neurophysiological response. Surg. Gynecol. Obstet. 142 (1976) 257

3. Die physiologische Reaktion auf das Trauma

Einführung

Will Rogers betrachtete die Spezialisierung in der Medizin mit Humor. Eine seiner Lieblingsgeschichten handelte von einem Arzt, der Spezialist für Zehen war, aber nicht nur Spezialist für Zehen, sondern Spezialist für den rechten großen Zeh. Größere Traumazentren stellten schon früh fest, daß Spezialisten schlecht ausgerüstet sind, um primäre Verantwortung für akute Traumapatienten zu tragen. Gleichermaßen ist es verbreitet, physiologische Reaktionen auf ein Trauma als isoliertes Paket zu beschreiben mit spezifischen Details für jedes Hormon, jedes Organ oder jede biochemische Funktion. Veränderungen *in vitro* oder *in experimentale vivo* zu erfassen ist leichter, als *in clinico vivo*. Obwohl wir den vielen Physiologen und Biochemikern, die die einzelnen Reaktionen isoliert untersucht haben, dankbar sind, sieht der Kliniker den Notfallpatienten im ganzen. Die auftretenden Veränderungen können nicht isoliert vom gesamten Organismus gesehen werden. Klinisch können wir die Ergebnisse der Pressoraktivität des ADH von denen der Katecholamine nicht unterscheiden.

In diesem Kapitel sollen die Befunde beschrieben werden, die wir sehen und tasten oder leicht messen können. Einige Veränderungen sind meßbar, wenn unser Notfallraum gut ausgestattet ist, andere messen wir nicht, sollten sie aber kennen. Sämtliche Abweichungen von den physiologischen Verhältnissen sind lediglich als Summe aller verursachenden Faktoren anzusehen.

Blutvolumen

Wir beginnen mit einem physiologischen Parameter, der bei guter technischer Ausstattung meßbar ist. Messungen des Blutvolumens bringen beim akut traumatisierten Patienten in der konkreten Situation im Notfallraum keine Daten. Retrospektiv sind diese Messungen zwar nützlich, aber nicht bedeutend für die Planung einer Notfallversorgung. Dies ist kaum ein vielversprechender Anfang für das Verständnis dessen, was man sehen, tasten oder leicht messen kann.

Es gibt einen triftigen Grund dafür, sich zuerst mit dem Blutvolumen zu befassen. Vielleicht erläutert ein kurzes Zitat die Verhältnisse besser:

> „Obwohl die Erkenntnisse in diesem Punkt noch nicht schlüssig sind, spricht viel dafür, daß, wenn Gewebeschäden ohne Verlust an Blutvolumen auftreten, die Reaktionen der endokrinen metabolischen Komponenten deutlich herabgesetzt sind. So ist es möglich, daß die Antwort auf das verringerte Blutvolumen die grundlegende posttraumatische Veränderung ist, von der alles andere ausgeht..." (10).

Wenn wir uns die ersten Reaktionen auf ein Trauma ansehen, erscheint es logisch, anzunehmen, daß der Körper vor allem anderen versucht, ein ausreichendes zirkulierendes Blutvolumen zu erhalten. Über lange Jahre wurde diese einfache Tatsache nicht erkannt. Man glaubte, daß der Blutdruck und nicht das Blutvolumen der entscheidende Faktor sei. Tatsächlich wird durch einen Abfall des Blutdrucks die Katecholaminaktivität über Barorezeptoren stimuliert. Diese Blutdruckreaktion ist nach einer plötzlichen Verringerung des Blutvolumens lebenserhaltend. Denn die zerebrale und koronare Zirkulation muß aufrecht erhalten bleiben.

Klinische Beobachtungen haben jedoch dazu geführt, die gesamte Beziehung zwischen Druck, Volumen und Blutfluß zu überdenken. Erstens führt die medikamentelle Stützung des artiellen Blutdrucks bei hypovolämischen Patienten zu einer hohen Morbiditäts- und Mortalitätsrate. Zweitens kann der Druckabfall schnell überwunden werden, wenn der hypovolämische Patient wieder zum normovolämischen zurückkehrt oder sogar hypervolämische Verhältnisse erreicht und damit ein wirksames Blutvolumen aufrecht erhalten wird. Drittens toleriert ein Patient mit kardiopulmonärem Bypass einen wesentlich niedrigeren arteriellen Blutdruck als normalerweise, wenn Blutvolumen und Blutfluß ausreichend sind.

Wenn wir mit diesem Konzept Schwierigkeiten haben, dann haben wir vielleicht vergessen, daß Blut als ein Gewebe oder in gewisser Hinsicht sogar als ein Organ anzusehen ist. Jedes Organ oder Gewebe des Körpers hat eine kritische Masse. Wenn Verlust oder Zerstörung des Organs über die kritische Masse hinausschreitet, kann das Organ nicht mehr arbeiten, und die Folge davon ist der Tod, wenn es sich um ein lebenswichtiges Organ handelt. Die Angaben über die kritische Masse sind willkürlich, aber sie basieren in der Regel auf tatsächlichen klinischen Beobachtungen und experimentellen Daten. Wir wissen z.B., wenn über 80 % der Leber chirurgisch entfernt werden, daß die Regenerationsfähigkeit erschöpft ist. Ähnlich ist es, wenn über 75 % der Nephrone beim Hund durch Krankheit verlorengehen, dann können die übrigen funktionierenden Nephrone das Tier nicht am Leben erhalten.

Das Blut besteht aus zellulären Elementen und Blutplasma. Jede Fraktion hat eine andere kritische Masse. Ein Verlust von 75 % der roten Blutzellen nähert sich dem kritischen Wert. Gehen dagegen nur 45 % des Plasmas verloren, erreicht die Mortalitätsrate unbehandelter Tiere ungefähr 50 %. Die LD_{100} liegt nur um wenige Prozent höher als die LD_{50} (Abb. 3.1). Diese recht niedrige kritische Masse des Plasmas steht jedoch kaum in Beziehung zum Verlust der Plasmaproteine oder der Elektrolyte. Der kritische Faktor ist also der Volumenverlust.

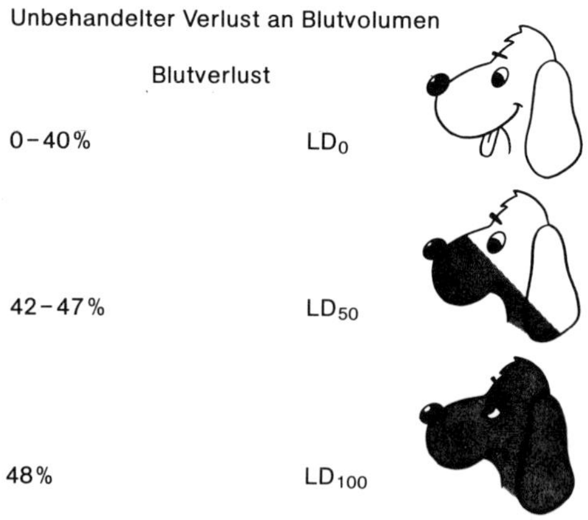

Abb. 3.1 Zu erwartende Mortalität nach unbehandeltem akuten Blutverlust

Blut ist somit ein lebenswichtiges Gewebe und der empfindlichste Faktor des Blutes scheint sein Wassergehalt zu sein.

„One may not doubt, that somehow, good
shall come of water and of mud
And, sure, the reverent eye must see
A purpose in liquidity."

Rupert Brooke

Hypovolämie als Traumamodell

Wenn das Blutvolumen wichtigster Stimulus für die Reaktion auf ein Trauma ist, dann haben wir ein effektives Werkzeug für das Studium dieser Mechanismen. Unser Hauptanliegen ist natürlich der klinische Patient, der vielleicht ein multiples Trauma erlitten hat. In diesem Fall müssen wir aber nur die Reaktion des Organismus auf das Trauma an sich beachten und nicht die Auswirkungen des Traumas auf bestimmte Organe. Viele Daten dieses Kapitels entstammen Versuchsserien, die von Dr. *Steve Haskins,* Dr. *Paul Gambardella* und dem Autor durchgeführt wurden. Aus mehreren Gründen wurden diese Daten nicht veröffentlicht, hauptsächlich wegen der Belastung durch andere Aktivitäten. Uns interessiert zwei wichtige Überlegungen: was vollzieht sich in einem Tier mit einem ernsthaften, vielleicht verhängnisvollen akuten Blutverlust; außerdem wollten wir bestimmte Therapiemethoden überprüfen.

Wir bemühten uns, die vielen Variablen zu eliminieren, die in der weitverbreiteten Literatur zu diesem Thema zu finden sind. Die Versuchstiere zum Beispiel waren von gleichem Alter, Geschlecht, Gewicht und gleicher Rasse, sogar aus derselben Zucht. Weil wir Kliniker sind und keine traditionellen Laborwissenschaftler, hielten wir es für wichtig, die klinischen Verhältnisse genau nachzuahmen. Deshalb wurde der Blutentzug ohne Anästhesie oder medikamentöse Ruhigstellung vorgenommen. Mehrere Tage vor dem eigentlichen Versuch wurden Kanülen in größeren Blutgefäßen plaziert. Die Tiere konnten sich von den Auswirkungen dieses Eingriffs vollkommen erholen, bevor der Blutentzug begann.

Die gesammelten Daten öffneten uns die Augen hinsichtlich der Fraglichkeit vieler zuvor veröffentlichter Daten. Viel zu oft waren Modelle benutzt worden, die durch Auslösen eines Blutdruckabfalls eine simulierte Traumareaktion herstellen wollten. Außerdem haben Anästhesie und Versuchvorbereitung einen entscheidenden Einfluß auf die Fähigkeit des Tieres, „normal" zu reagieren. Mit unseren Daten versuchten wir die Frage zu beantworten, was mit einem klinisch gesunden, wachen Hund geschieht, wenn er eine signifikante Menge seines effektiven, zirkulierenden Blutvolumens verliert.

Der Blutverlust bei diesen Tieren war schwer. Der eine oder andere könnte meinen, daß wir einen Schock provozierten. Tatsächlich taten wir das. Natürlich starben viele der Tiere, behandelte und unbehandelte, an den Folgen des Schocks. Viele haben versucht, dieses am weitesten verbreitete aller Probleme bei Traumapatienten zu definieren. Die Grenzsteine, die den Schock von der normalen Reaktion auf Traumen umreißen, werden mit jeder neuen Definition verschoben. Der Autor geht daher einfach von der Behauptung aus, daß die normale Reaktion auf Trauma und Schock sich nur hinsichtlich Grad und Dauer unterscheiden und nicht im grundsätzlichen Charakter.

Streß, Trauma, Schock – diese drei bilden eine Einheit. Eventuell könnte kritisiert werden, daß der Schock klar definierte Grenzen hat. Wenn wir fragen, wo die physiologische Reaktion auf ein Trauma endet und der Schock beginnt, können wir uns leicht in einem Wirrwarr von Definitionen verlieren. Man könnte genausogut fragen „wie hoch ist oben?" oder „wo hört die Liebe auf und wo beginnt der Haß?".

Es scheint unbestreitbar, daß jedes Tier die Reaktion auf ein Trauma zeigt, die einer normalen oder physiologischen Reizantwort entspricht. Die Reaktion wird zum Schock, wenn wir sie als Schock definieren. Die Situation wird durch unsere Definition nicht verändert. Nur unsere Betrachtungsweise ändert sich.

Andere möchten vielleicht die Schockdefinition präziser fassen. 35 Jahre Umgang mit akut traumatisierten Individuen hat eine sehr liberale Definition entstehen lassen. Danach ist einfach jedes Tier im Schock bis eindeutige, objektive Tatsachen das Gegenteil beweisen. Es ist unerheblich, ob dasTrauma iatrogen oder akzidentiell entsteht. Offentsichtliches Ergebnis dieser Einstellung ist, daß viele Tiere wegen eines Schocks behandelt werden, die vermutlich auch ohne Behandlung überlebt hätten.

Die physiologischen Veränderungen, die wir beschreiben werden, können, je nach Standpunkt, entweder als Schock oder auch nicht als Schock angesehen werden.

Schock und Trauma

Es ist populär geworden, und von der Grundüberlegung zutreffend, den Schock als einheitlichen Zustand anzusehen. Bezeichnenderweise erfaßt dieses Konzept den Schock als gemeinsamen Endzustand, unabhängig von der ätiologischen Ausgangssituation. Wenn dieses Buch sich nur mit dem Schock befaßte, wäre es nötig, die drei hauptsächlichen Ursachen des Schocks, nämlich kardiogene, vaskuläre (Endotoxine) und hypovolämische näher zu beschreiben. In dem Moment, in dem dies geschieht, wird das Verständnis des Schocks vereinfacht.

Glücklicherweise geht es in diesem Band nur um den akut traumatisierten Patienten. Im Augenblick können wir außer acht lassen, daß der Schock sowohl durch grampositive oder gramnegative Bakteriämien, akute Herzerkrankungen, chronische Dehydrationen als auch durch eine Vielzahl anderer schockproduzierenden Einflüsse hervorgerufen werden kann. Für unsere Zwecke können wir den Schock als einen Zustand der inadäquaten Gewebeperfusion definieren, der Folge eines schweren Körpertraumas ist. Weder Herzkollaps noch Endotoxämie werden übergangen. Sie werden aber, wenn sie auftreten, als sekundäre Folge einer primären Schädigung – des Traumas – angesehen.

Die geringe Zahl Literaturhinweise dieses Kapitels spiegelt die begrenzte Anzahl Untersucher wider, die den wachen, intakten Hund als Modell benutzt haben. Wurde ein solcher geeigneter Versuchsaufbau verwandt, wurden die Ergebnisse unqualifiziert dargeboten. Ähnelt das Experiment, wie wichtig auch immer für den Arzt, nicht der tatsächlichen klinischen Situation, werden die Daten generalisiert und die Abweichungen von der normalen klinischen Situation aufgeführt. Das soll nicht heißen, daß diese Daten unkorrekt oder unbedeutend sind. Es ist lediglich ein Versuch, dem Leser verständlich zu machen, was in einer wirklichen Traumasituation und nicht, was in der oft sehr eigentümlichen Situation eines Experimentierlabors geschieht.

Viele Untersucher benutzen zum Beispiel splenektomierte Hunde in ihren Versuchen. Dies ist für den Arzt von Wert, der versucht, den Hund mit dem Menschen zu vergleichen. Für uns Tierärzte ist dies eine völlig unnormale Situation, die wenig mit unserer klinischen Realität gemeinsam hat.

Verlust des Blutvolumens beim Trauma. Viele akut traumatisierten Patienten zeigen kaum Anzeichen eines sichtbaren Blutverlustes. Trotzdem ist das klinische Bild gleich oder ähnlich wie bei den Tieren, denen im Versuchslabor Blut entzogen wurde. Dieses Paradoxon verwirrt nur dann, wenn wir das Blutvolumen als eine statische Zahl ansehen. Die normalen physiologischen Werte für den Hund (100 ml/kg) und für die Katze (50 ml/kg) stellen nur ein mittleres Ruhevolumen dar. Die Gefäßbahn ist nicht vergleichbar mit einer Reihe von Wasserrohren, die immer ein konstantes Volumen enthält. Arterien verengen und erweitern sich mit jeder Herzaktion. Die Kapillaren arbeiten auf der Basis einer intermitterenden Perfusion, wobei Blutfluß und -volumen dem augenblicklichen Bedarf des Gewebes angepaßt sind. Nur ein kleiner Prozentsatz der Kapillaren ist zu einem bestimmten Zeitpunkt gefüllt. Die Venen sind Speichergefäße und in Lage zu dilatieren oder sogar zu kollabieren als Reaktion auf Veränderungen im lokalen Blutfluß, Blutvolumen oder Blutdruck.

Gelegentlich werden uns Patienten mit akutem, anhaltendem, sichtbarem Blutverlust vorgestellt. Weit häufiger jedoch ist der Blutverlust versteckt. Bei stumpfen Traumen beschränkt sich der Blutverlust meist auf die Körperhöhlen oder das verletzte Gewebe. Diese innere Blutung ist oft schwer zu erkennen. Es ist ein wenig hier und ein wenig dort, und auch unsere besten röntgenologischen und anderen diagnostischen Methoden können nur ein trügerisches Gefühl der Sicherheit vermitteln.

Hämatome bei Frakturen sind das beste Beispiel für einen versteckten Blutverlust. Man hat geschätzt, daß eine Umfangsvermehrung des Oberschenkels von nur einem Zoll (2,54 cm) im Durchmesser bei einem erwachsenen Menschen einem Blutverlust von etwa 50% entspricht. Für Tiere gibt es keine vergleichbaren Daten. Wenn aber unser 1982er Standard-Modellhund von 10 kg eine Femurfraktur mit einem erheblich geschwollenen Oberschenkel hat, ist es nicht unrealistisch, sich 200 ml Blut in dem mit der Fraktur verbundenen Hämatom, in den Oberschenkelmuskeln verteilt, vorzustellen. Zusätzliche 50 oder 100 ml könnten aufgrund einer begleitenden Beckenfraktur verlorengegangen sein. Ungefähr 50% aller Hunde mit Beckenfrakturen haben gleichzeitig den röntgenologisch nachweisbaren Befund eines Lungentraumas. Deshalb kann man zusätzlich 100 ml Volumen (Ödeme oder Vollblut), die im Lungengewebe verteilt sind, dazurechnen. Auf einmal stehen wir einem Gesamtblutverlust von 30 bis 50% gegenüber, ohne Anzeichen einer äußeren Blutung (Abb. 3.2).

Zu diesem tatsächlichen Blutverlust muß ein schwerwiegender und nicht meßbarer Faktor hinzugerechnet werden. Die Katecholaminantwort auf Schmerz, Furcht, Angst und Trauma läßt Blut in das Kapillargebiet versacken. Die Konstriktion der Arteriolen ist begleitet von einer Konstriktion der postkapillären Venolen. Dieses Speicherphänomen kann sehr viel ernstere Auwirkungen haben als der aktuelle Blutverlust.

In den Versuchen mit Blutentzug haben wir festgestellt, daß große Volumina von roten Blutzellen und Plasma im Muskelgewebe zurückgehalten werden. Da die Skelettmuskulatur die größte einheitliche Gewebsmasse des Körpers darstellt, ist das gesamte zurückgehaltene Volumen an Zellen und Plasma im Schock erheblich.

Die schweren Folgen dieses Volumenverlustes des Gefäßsystems kann man sich besser vorstellen, wenn wir uns in Erinnerung brin-

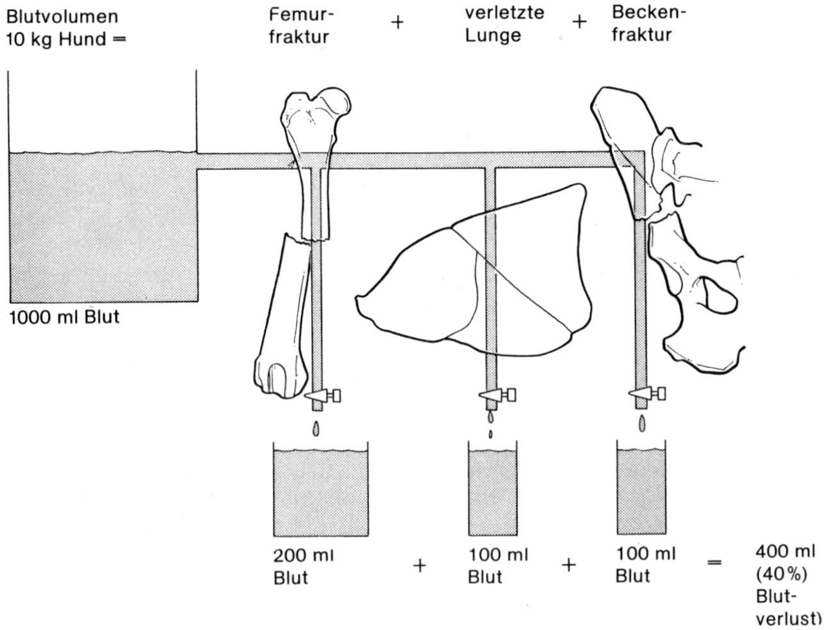

Abb. 3.2 Versteckter Blutverlust bei einem akuten Trauma

gen, daß Symptome eines verlangsamten Blutflusses wie im Schock, bei Versuchstieren durch wiederholte Injektionen von Katecholaminen hervorgerufen werden können. Der Organismus erfährt keinen tatsächlichen Blutverlust. Aber es entsteht ein Verlust an effektivem Blutvolumen. Der Organismus ist nicht bestrebt, irgendein willkürliches Blutvolumen (100 ml/kg) zu erhalten, sondern nur eine adäquate Gewebeperfusion zu gewährleisten. Innerhalb vernünftiger Grenzen können die Daten aus den akuten Blutungsversuchen mit der klinischen Situation verglichen werden, in der der sichbare Blutverlust gering ist.

Pressorreaktion. Prinzipiell scheint die Katecholamin-Pressorreaktion mehr darauf gerichtet zu sein, vorhandenes Blut umzuleiten, als einfach den Blutdruck aufrecht zu erhalten. Peripher sezerniertes Noradrenalin ist für diese Reaktion weit wichtiger als irgendeines der im Nebennierenmark produzierten Katecholamine. Damit bleibt der erste Schritt der Traumareaktion normalerweise auch bei Tieren ohne Nebennierenmark bestehen. In dieser Hinsicht zumindest ist das Nebennierenmark nicht lebensnotwendig.

Die intensive Konstriktion der Gefäßmuskulatur tritt im Breich der Arteriolen und der postkapillären Venolen auf. Das Blut wird von den weniger wichtigen Geweben und Organen weggeleitet (Abb. 3.3). Die peripheren Gebiete, wie Haut und Skelettmuskulatur, werden schnell vom normalen Blutfluß abgeschnitten. Genauso schnell fällt der gesamte viszerale Blutdurchfluß ab. Sogar das Lun-

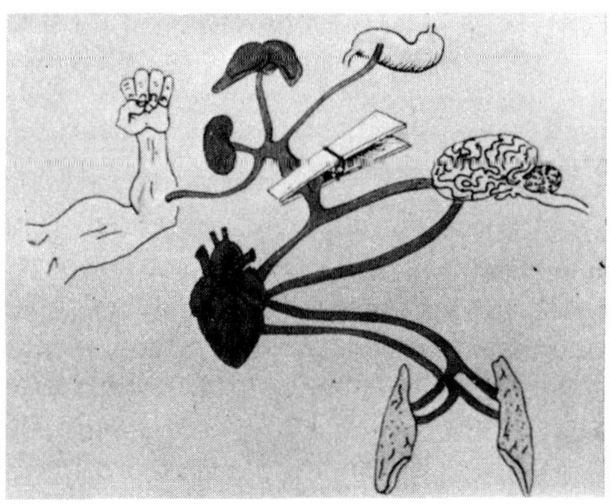

Abb. 3.3 Arterielle Vasokonstriktion und Shunts beim Schock

gengewebe ist betroffen. In den Arteriolen des Herzmuskels und des Gehirns ist die Katecholaminreaktion wesentlich geringer ausgeprägt. Das gesamte verfügbare Blutvolumen ist für diese lebenswichtigen Organe reserviert. Dies ist ein direkt lebenserhaltender Mechanismus.

Transkapilläre Resorption. Hier wird nun eine Reihe von Veränderungen beschrieben, die dazu dient, das Gesamtblutvolumen zu normalisieren. Am schnellsten wirksam ist dabei die transkapilläre Resorption (Abb. 3.4). Der Wassertransport zwischen Kapillarraum und Interstitium wird von der Nettosumme aus hydrostatischen und osmotischen Kräften bestimmt. Unter normalen Umständen bewegt sich das Wasser vom arteriolären Ende der Kapillare durch die Kapillarwand und wieder hinein am venösen Ende. Diese Wasserbewegung ist so schnell, daß der Austausch in einer einzigen Minute so groß ist, wie das gesamte Plasmavolumen.

Der hydrostatische Druck fällt am arteriolären Ende der Kapillare ab, wenn sich der metarterioläre Sphinkter kontrahiert. Unter diesen Voraussetzungen begünstigt der Nettodruck die Wasserresorption aus dem Interstitium in die Gefäßbahn.

Gleichzeitig mit den hydrostatischen Kräften ändern sich auch die osmotischen Kräfte. Der Umfang der Veränderungen ist erheblich und spielt eine wichtige Rolle bei der Normalisierung des Blutvolumens. Hyperglykämie ist ein konstantes Merkmal als Folge von Traumen und reduziertem Blutvolumen. Die Hyperglykämie ist deutlich und hält einige Zeit an. Es ist nicht ungewöhnlich, wenn ein vierfach erhöhter Blutzuckerspiegel mit einer schweren Hypovolämie verbunden ist. Ein solcher Anstieg löslicher Stoffe im Plasma unterstützt zeitweise die Bewegung des Wassers aus dem Geweberaum in die Gefäße. An sich würden wir erwarten, daß die Glukosewerte zwischen Plasma und interstitieller Flüssigkeit schnell wieder ausgeglichen werden. Unter normalen Umständen geschieht dies auch. Aber im Zustand der Hypovolämie steigt der Blutglukosegehalt auf ein Mehrfaches des Normalzustandes, während der interstitielle Glukosespiegel sinkt. Im molekularen Bereich des Interstitiums treten physikalische Veränderungen auf, die den Transport von Substanzen wie Glukose zwischen vaskulären und interstitiellen Bereichen verlangsamen. Die osmotische Aktivität der erhöhten Blutglukose hält viel länger an, als erwartet.

Bliebe die Glukose ständig im Gefäßsystem, so würde sich die neugebildete osmotische

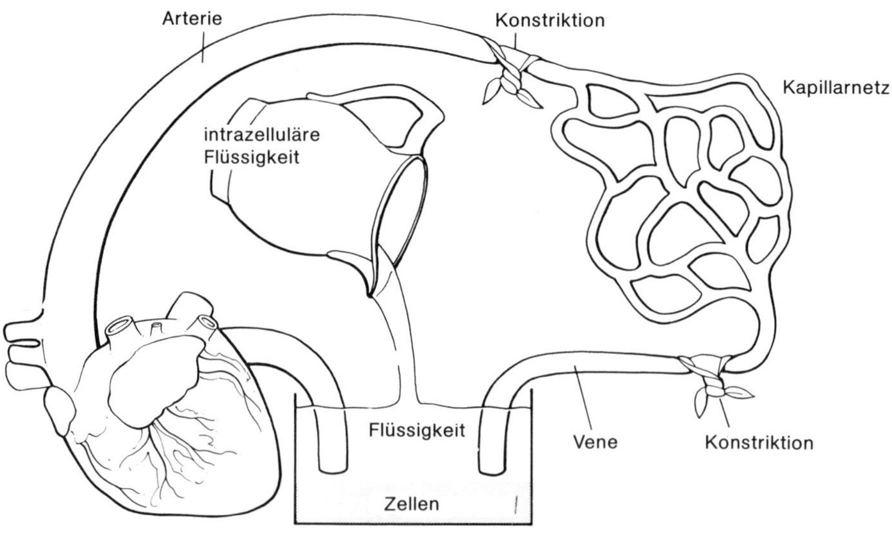

Abb. 3.4 Konstriktion der Arteriolen und Venolen sowie transkapilläre Resorption beim hypovolämischen Schock

Kraft abschwächen. Ein Anstieg der Blutglukose von 100 mg/dl auf 400 mg/dl beispielsweise bewirkte eine Steigerung der Plasmaosmolalität um ungefähr 17 Milliosmol. Würde sich die Glukose nicht schließlich vom vaskulären in den interstitiellen Bereich bewegen, dann betrüge der Anstieg des nach außen gerichteten osmotischen Druckes etwa 323 Torr.

Einer Anzahl von Hunden wurde etwa 30% ihres zuvor gemessenen Blutvolumens entzogen (2). Die Hunde wurden nicht anästhesiert und daher in die Lage versetzt, eine normale hämodynamische Regulation mitzumachen. In der ersten Stunde nach dem Blutentzug konnte fast ein Drittel des verlorenen Volumens durch kapilläre Resorption dem Plasma wieder zugeführt werden. In den folgenden vier Stunden war dieser Prozeß verlangsamt. Das Plasmavolumen stieg nur noch ungefähr um 2,5 ml/kg/Std. Am Ende der fünften Stunde hatte das Plasmavolumen fast wieder den Ausgangswert erreicht. Durch Milzkontraktion konnte die verminderte Zahl an roten Blutkörperchen zum Teil wieder ausgeglichen werden. Den größten Anteil am gesamten resorbierten Blutvolumen haben jedoch die nicht zellulären Elemente und das gesteigerte Plamavolumen. Von der 6. bis zur 24. Stunde stieg das Plasmavolumen stetig um einen Wert von ungefähr 0,5 ml/kg/Std. Nach 25 Stunden lagen das Plamavolumen leicht über dem Ausgangswert, der Hämatokrit bei etwa zwei Drittel des Normalen und das gesamte Blutvolumen ungefähr 15% unter dem Normalwert. Aber, und dies ist vor allem bedeutsam, die hämodynamischen Werte – wie Herzminutenvolumen, Schlagvolumen und systemischer arterieller Blutdruck – lagen im Normalbereich. So hat die Verdünnung des Blutes trotz einer relativen Anämie und eines verminderten Gesamtblutvolumens einen „günstigen" Einfluß auf die Blutflußcharakteristika und die Perfusionseigenschaften des Vollblutes.

Wasserretention des Körpers. Zwei hormonelle Mechanismen werden aktiviert, um einen weiteren Wasserverlust zu verhindern. Sowohl das antidiuretische Hormon (Vasopressin, ADH) als auch Aldosteron bewirken eine Verminderung der renalen Wasserausscheidung. Dies sind relativ langsam arbeitende Mechanismen, die möglicherweise bei einem akuten Trauma unwirksam sind. Dennoch spielen sie eine bedeutende Rolle nach leichteren Traumen und während der Erholungsphase nach schweren Traumen.

ADH wird ausgeschüttet als Reaktion auf einen Anstieg der Plasmaosmolalität bei einem Blutdruckabfall oder Volumenabfall der rechten Vorkammer. Obwohl die Halbwertszeit von ADH eine bis drei Minuten beträgt, ist die Wirkung nach einem Trauma verlängert. Deshalb muß die ADH-Produktion viele Stunden lang stimuliert werden.

Wasser, das sonst durch glomeruläre Filtration und Harnproduktion verlorenginge, wird zurückgehalten. Dieses Hormon schafft nicht wirklich neues Blutvolumen beim hypovolämischen Patienten, sondern hilft nur sicherzustellen, daß nicht zusätzliches Blutvolumen durch den Harn verlorengeht. Außerdem ist es an der frühen Druckantwort bei einem Blutdruckabfall beteiligt, obwohl seine blutdrucksteigernde Wirkung ziemlich gering ist im Vergleich zu der des Noradrenalins.

Auch Aldosteron, das wichtigste Mineralokortikoid der Nebenniere, trägt auf eine passive Art zur Erhaltung des Blutvolumens bei. Seine Wirkung ist, wie die von ADH, eine wasserkonservierende. Beim traumatisierten Tier steigt die Aldosteronsekretion infolge der ACTH-Aktivität an. Aber dieser, über den Hypothalamus vermittelte Anstieg ist weniger wichtig, als der über die Niere. Renin, das von den juxtaglomerulären Zellen der Niere sezerniert wird, steigt nach einer Hämorrhagie im Blut an. Sowohl ein niedriger arterieller Blutdruck als auch sympathische Aktivität stimulieren die Reninausschüttung. Dieses System ist nicht so leicht erschöpft. Renin stimuliert über eine Reihe von intermediären Substanzen (Angiotensin-Reihe) die Ausschüttung von Aldosteron durch das Nebennierenmark. Wenn nephrektomierten Hunden Blut entzogen wird, verläuft die Volumenexpansion verzögert. Sind diese Hunde sowohl nephrektomiert als auch adrenalektomiert, so ist die Volumenexpansion erheblich oder völlig eingeschränkt. Diese wasserkonservierende Aktivität setzt relativ langsam ein und braucht mehrere Tage, um die volle Wirkung zu erreichen.

Die renale Reabsorption von Na^+ ist unter dem Einfluß von Aldosteron gesteigert, eine leichte Hypernatriämie tritt auf und sowohl das Volumen an extrazellulärer Flüssigkeit als auch das Herzminutenvolumen beginnen anzusteigen.

Wenn ein Verlust an Blutvolumen eintritt, kommt es zu anhaltenden Versuchen, das Plasmavolumen und damit auch den Blutfluß und die Gewebeperfusion wieder zu normalisieren. Die Effektivität der Wasserverschiebungen kann ausschlaggebend dafür sein, ob der Organismus die Schädigung durch das Trauma tolerieren kann. Natürlich hat die Verletzung spezifischer Organe einen wichtigen Einfluß auf das Überleben. Aber, wenn wir für einen Moment die irreparabel geschädigte Leber, Lunge oder Niere vergessen, dann wird klar, daß ein effektives Blutvolumen der Schlüssel zu Heilung oder Überleben ist. Dies scheint der richtige Zeitpunkt zu sein, beiläufig zu bemerken, daß es sich beim Blutvolumen in diesem Sinne nicht um die zellulären Elemente, Plasmaproteine, Elektolyte oder andere sehr wichtige Bestandteile des Vollblutes handelt. Beim Blutvolumen und der daraus resultierenden guten oder schlechten Gewebeperfusion geht es im Augenblick nur um das Lösungsmittel oder den Carrier: reines Wasser.

Klinische Befunde beim Trauma

Blutdruck

Die Reaktion des Blutdruckes setzt auf ein Trauma sofort ein und hält an. Auch ohne Abfall des Blutvolumens steigern Angst, Aufregung oder Furcht die Katecholaminausschüttung. Die wichtigste Reaktion beim akuten Trauma resultiert aus einem plötzlichen Verlust an Blutvolumen. Das peripher sezernierte Noradrenalin ist vielleicht das wirksamere der beteiligten Katecholamine.

Der Blutdruck wird angehoben oder auf fast normalen Werten gehalten, indem durch arterioläre Vasokonstriktion der periphere Widerstand ansteigt. Es ist wichtig, in diesem Zusammenhang daran zu erinnern, daß Blutdruck und Blutfluß keine Synonyme sind. Ein hoher Druck kann auch in einem hydraulischen System gehalten werden, in dem keine Fließbewegung stattfindet. Oder ein hoher Druck kann aufrecht erhalten werden, indem bei nur geringer Fließbewegung die Größe der terminalen Röhren reduziert wird. Der Blutdruck wird an einer größeren Arterie gemessen. Ein normaler Blutdruck kann uns leicht veranlassen, uns gleichgültig zu verhalten, obwohl der tatsächliche Blutfluß in der Peripherie und in vielen größeren Organen sehr gering ist. Abhängig von der Höhe und der Schnelligkeit des Blutverlustes kann der Blutdruck in den größeren Gefäßen normal bleiben. Ein steiler Abfall des Blutdrucks nach einer plötzlichen massiven Blutung kann zu einem frühen Tod führen. Die kompensatorische periphere Vasokonstriktion aber kann den zerebralen und koronaren Blutfluß erhalten, der gemessene Blutdruck bliebe möglicherweise in akzeptablen Grenzen, und dennoch stirbt das Tier an Hypoperfusion (Abb. 3.5).

Herzfrequenz

Auf ein Trauma wird als Reaktion eine beschleunigte Herzfrequenz erwartet. Das tritt auch ein. Aber der Anstieg verläuft nicht linear zur Schwere des Traumas. Die komplexen Beziehungen zwischen Schlagvolumen, Herzfrequenz, Blutvolumen, Herzminutenvolumen und myokardialer Kontraktionskraft gehen über den Rahmen dieses Bandes hinaus. Dennoch sind die Beobachtungen, die wir während des Blutungsexperiments machten, sehr interessant. Wenn bei wachen, aufmerksamen Hunden akut Blut entzogen wird, auch bis zu extremen Mengen, so ist die Herzfrequenz danach höher als im Ruhestand, aber weit unterhalb der üblichen Definition einer Tachykardie. Über eine Periode von Stunden und normalerweise kurz vor dem Tode, steigt die Herzfrequenz an. Daraus muß man schließen, daß die Auswirkungen von Aufregung und emotionalem Streß auf die Herzfreqenz etwa denen einer schweren Blutung gleichkommen. Andere komplizierende pathophysiologische Effekte rufen einen sekundären Anstieg der Herzfrequenz hervor, der einige Zeit nach der Blutung auftritt.

Kurz vor dem Tode erreichen einige Tiere eine Herzfrequenz von über 160 bis 180/Min., die allgemein akzeptierte Grenze für die Klassifizierung einer Tachykardie beim Hund.

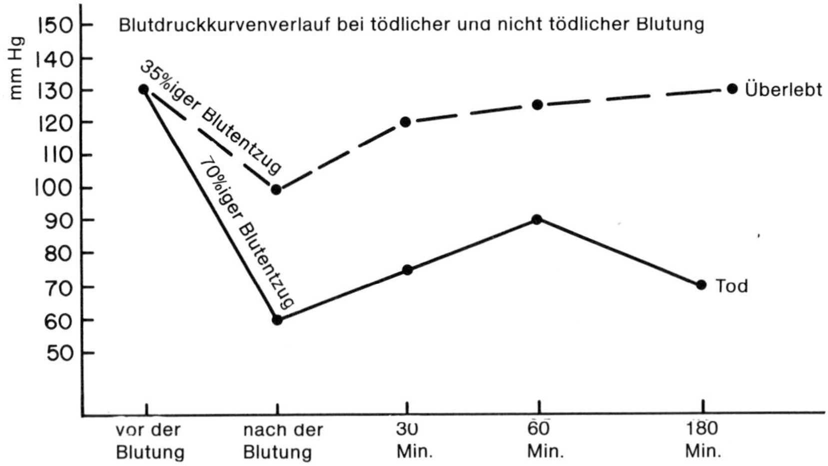

Abb. 3.5 Arterieller Blutdruck (systolisch). Blutdruckkurvenverlauf bei tödlicher und nicht tödlicher Blutung

Atmung

Die Atemfrequenz eines wachen, traumatisierten Patienten liegt immer höher als im Ruhezustand. Eine normale Atemfreqenz wie in der Ruhe wird in der tierärztlichen Praxis selten beobachtet. Nur die allerphlegmatischsten Hunde sind immun gegenüber der Hyperpnoe, die durch Aufregung, Angst oder Schmerzen hervorgerufen wird. Eine erhöhte Atemfrequenz ist daher normal bei den Bedingungen, unter denen wir die meisten Tiere untersuchen. Ein schweres Trauma (oder ein Verlust an effektivem Blutvolumen) steigert die Atemfreqenz auf sehr hohe Werte (Abb. 3.6).

Zieht man in Betracht, daß die Grundlinie schon einen Anstieg durch Aufregung und Manipulation erfährt, fragt man sich, was dann verantwortlich für den deutlichen Anstieg der Atemfreqenz während und nach einer Blutung ist. Atemfrequenz und Atemvolumen werden durch Reaktionen der oberen Respirationszentren in der Pons und der Medulla und durch periphere Chemorezeptoren in der A. carotis und der Aorta kontrolliert. Die zentralen Rezeptoren reagieren am stärksten auf Veränderungen des Blut-pH und CO_2. Die peripheren Rezeptoren sprechen stärker auf einen Abfall des O_2-Gehaltes des Blutes an. Es wäre jedoch eine unzulässige Vereinfachung anzunehmen, daß Veränderungen der Blutgase und des pH nur das eine oder das andere dieser Kontrollzentren aktivierten.

Die Tachypnoe als Reaktion auf ein Trauma oder einen Bluverlust ist weit ausgeprägter als die bei reinem Schmerz oder Aufregung. Bestimmte Veränderungen des pH, pCO_2 oder pO_2 müssen hier die treibende Kraft sein. Wurde das Versuchsobjekt oder der klinische Patient anästhesiert, ist die Reaktion weit weniger dramatisch. Dies erklärt vielleicht auch, warum der Autor dieses Buches sich der respiratorischen Reaktion erst bewußt wurde, als die Blutungexperimente an wachen, unsedierten Tieren durchgeführt wurden.

Bei schwerer Hypovolämie bleibt der O_2-Spiegel des Blutes bis kurz vor dem Tod normal. Hypoxämie trägt damit nicht zur Hyperpnoe bei.

Eine einfache und leichte Erklärung für die Hyperventilation im Schock wäre eine kompensatorische Reaktion auf eine metabolische Azidose. Die Reaktion verläuft jedoch viel zu schnell und tritt auch dann auf, wenn die metabolische Azidose mit $NaHCO_3$ kontrolliert wird. Die Blut-Hirn-Schranke verhindert einen raschen Ausgleich zwischen arteriellem CO_2 und zerebralem CO_2. Es existieren heute Daten, die darauf hinweisen, daß der wahre Grund für die Hyperventilation im verminderten zerebralen Blutfluß und der Akkumulation von CO_2 und H^+ um das respiratorische

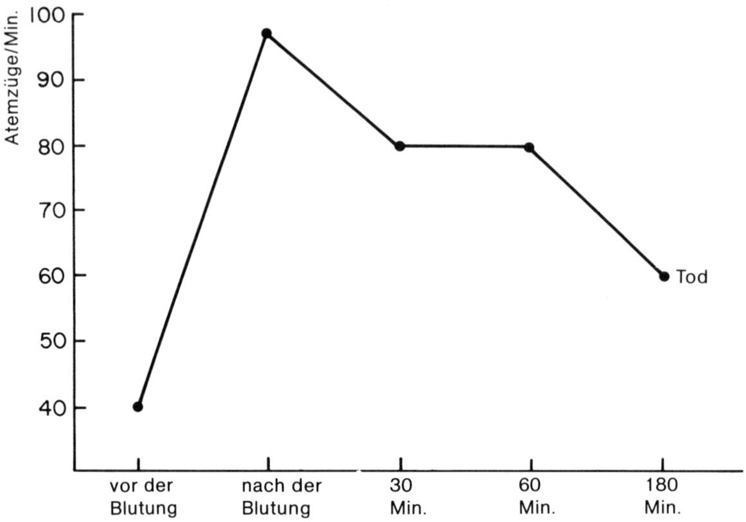

Abb. 3.6 Atemfrequenz nach einer tödlich verlaufenden Blutung

Zentrum liegt. Tatsächlich bleibt der pCO_2 des Blutes des sagittalen Sinus und des CSF (Liquor) konstant oder steigt sogar an, während der systemische pCO_2 als Folge der hypovolämischen Hyperventilation absinkt. So kann sich trotz des abfallenden Blut-CO_2 im Gehirn eine echte metabolische oder respiratorische Azidose entwickeln. Wenn sich der Schock vertieft, nimmt die respiratorische Reaktion ab und in dem Maße, wie sich eine Hyperkapnie entwickelt, steigt die Laktatproduktion stark an.

Die vorausgesetzte Erörterung hat wenig mit der Schocklunge, heute normalerweise posttraumatisches pulmonales „Distreß-Syndrom" genannt, zu tun. Obwohl einige der pathologischen und pathophysiologischen Veränderungen dieses Syndroms sehr früh beim Schock einsetzen, entwickelt sich die klinische Manifestation normalerweise spät.

Laborbefunde beim Trauma

Hämatokrit

Eine der ersten und einfachsten Messungen, die wir bei traumatisierten Tieren machen, ist die Bestimmung des Hämatokrits. Der Wert dieser simplen Laboruntersuchung ist jedoch häufig mißverstanden worden. Es ist unmöglich, sich anhand des Hämatokrits ein Urteil über die tatsächlich vorhandene Menge an roten Blutkörperchen bei einem akut traumatisierten Tier zu bilden. Der Hämatokrit gibt uns nur den relativen Prozentsatz an roten Blutkörperchen zum Plasma in der entnommenen Probe an. Ohne genaue Kenntnis über das aktuelle zirkulierende Blutvolumen können wir die Gleichung zur Errechnung der Zahl der roten Blutzellen oder des Hämoglobinwertes des Tieres nicht anwenden.

Veränderungen des Hämatokrits treten über einen Zeitraum von Stunden auf. Wenn die kapilläre Resorption zur Hämodilution führt, fällt der Hämatokrit ab. Die Hämodilution aber ist ein langsamer Prozeß und die Schätzung des Blutvolumens mit dieser Methode sehr gefährlich. Wenn wachen Hunden etwa 40 % ihres gemessenen Blutvolumens entzogen werden, ändert sich der Hämatokrit von einem Ausgangswert von 39 % auf 33 % im Verlauf von 4 1/2 Stunden nach der Blutung. In unseren Versuchen, wo die entzogene Blutmenge etwa 65 % des errechneten Blutvolumens ausmachte, fiel der Mittelwert des Hämatokrit von 44 % auf 35 % in nur einer Stunde nach Beginn des Blutentzugs (Abb. 3.7).

Im ersten Fall hätten alle Tiere diesen Blutentzug überlebt. Im zweiten hätte keines

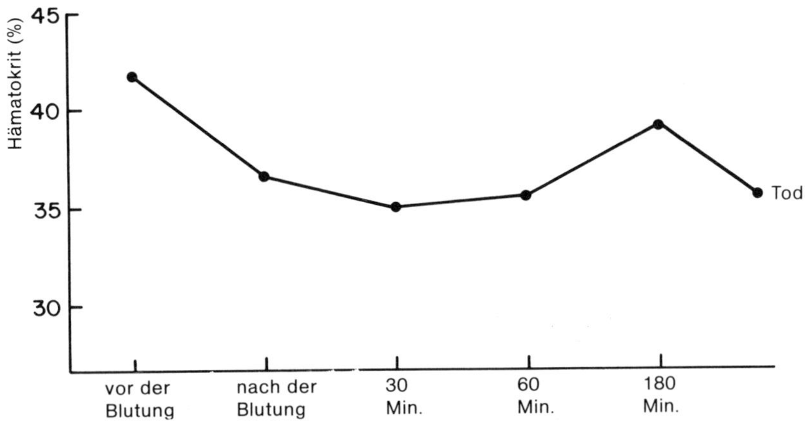

Abb. 3.7 Hämatokritwert nach einer tödlich verlaufenden Blutung

ohne eine optimale und intensive Therapie überlebt.

In beiden Situationen sind die Veränderungen signifikant. Aber wenn uns ein einzelner Patient mit einem Hämatokrit von 35 % vorgestellt wird, wie würden wir den Wert interpretieren? Hätten wir einen höheren Hämatokritwert von dem Tier ein oder zwei Tage vor dem Trauma, so wäre es gerechtfertigt, dies einen Abfall des Hämatokrits zu nennen. Oder würden wir annehmen, daß dieses Tier durch eine nicht traumatisch bedingte Ursache leicht anämisch war? Das wichtigste in diesen Situationen ist jedoch, daß uns der Hämatokrit von 35 % absolut keinen Aufschluß über die Schwere der Blutung oder des Traumas gegeben hätte.

Der Hämatokrit ist ein interessanter und wichtiger Teil der Basiswerte, wenn wir das traumatisierte Tier untersuchen. Er ist jedoch häufig fälschlich benutzt worden, um den Grad der Blutung zu bewerten.

Plasmaproteine

Bei einer Blutung gehen Plasmaproteine verloren. Eine signifikante Veränderung der Plasmaproteine (Gesamteiweiß) bezogen auf das Blutvolumen wäre nicht zu erwarten, bis eine Blutverdünnung durch kapilläre Resorption eintritt. Wenn Flüssigkeit in die Gefäßbahn gelangt, sollten Hämatokrit und Gesamteiweiß abfallen. Bei Hunden werden durch Kontraktion der Milz rote Blutkörperchen in die Zirkulation infundiert. Hämatokrit und Hämoglobingehalt verlaufen dann nicht parallel zur Stärke der Hämodilution. Eine ähnliche, nicht lineare Veränderung tritt bei den Gesamteiweißwerten auf. Wird anästhesierten oder nicht anästhesierten Hunden experimentell Blut entzogen, besteht zu diesem Zeitpunkt nach der Blutung eine weite Divergenz zwischen erwartetem und aktuellem Gesamteiweißwert.

Verschiedene gewonnene Daten sprechen gegen den Eintritt „neuen“ Proteins in den Gefäßbereich. Wenn länger andauernde Hypotension als Schockmodell gebraucht wird, d.h. der mittlere arterielle Blutdruck sehr niedrig ist (34 Torr), tritt in der ersten Stunden ein meßbarer Abfall des Gesamteiweißes auf. Den größten Verlust hat die Albuminfraktion. Da diese Proteinmoleküle kleiner sind, ist ein Anstieg der Kapillarpermeabilität postuliert worden.

Ein anderes Bild entsteht, wenn Modelle benutzt werden, bei denen die klinische Situation imitiert wird. Wenn Hunden etwa 25 % ihres Blutvolumens entzogen wird, entwickelt sich ein Schock, der aber selten tödlich endet. Drei Stunden nach der Blutung liegt der Gesamteiweißwert um ungefähr ein Drittel höher, als es nach der einfachen Berechnung des Proteinverlustes durch den Blutverlust zu erwarten wäre. 24 Stunden nach der Blutung, wenn das Plasmavolumen bereits wieder leicht über dem Ausgangswert liegt, ist das

Gesamteiweiß 1,5mal höher als der erwartete Wert.

Es gibt zwei mögliche Quellen für dieses „neue" Plasmaprotein. Eine Erklärung ist, daß das neue Plasmaprotein intersitiell präformiert ist und über die Lymphbahn (Ductus thoracicus) in die Gefäßbahn eintritt. Eine zweite Möglichkeit ist, daß das neue Protein aus der gesteigerten Albuminsynthese oder aus extravaskulären Albuminreserven stammt. Was auch immer die Quelle dieses neuen vaskulären Proteins ist, es ist sicher, daß im gesamten Plasmaprotein des Körpers ein Nettoanstieg eintritt und nur ein minimaler Abfall des Plasmaproteins pro 100 ml Blut während der physiologischen Hämodilution.

Serumelektrolyte

Elektrolytverschiebungen treten im Schock oder nach einem Trauma auf. Diese Veränderungen stellen aber nur eine Verschiebung innerhalb der Körperabschnitte dar. Der tatsächliche Verlust an Elektrolyten betrifft nur eine winzige Fraktion des gesamten N^+, K^+ oder Cl^- des Körpers. Einfachster Gesichtspunkt ist der, daß im Schock K^+ aus den Zellen und H_2O sowie Na^+ in die Zelle gelangt. Theoretisch sollten, wenn die energieverbrauchende Na:K-Pumpe ermüdet, Na^+ und H_2O in die Zelle ein- und K^+ austreten. Unglücklicherweise macht es die Vielfalt der benutzten Modelle und die Dauer der Beobachtungen schwierig, die Daten der verschiedenen Autoren zu vergleichen. Während die Messung der Serumelektrolyte relativ einfach ist, ist die Messung der Elektrolyte innerhalb der Zellen oder in der interstitiellen Flüssigkeit kompliziert. Man kann jedoch einige vorläufige allgemeine Schlüsse ziehen.

In Versuchen mit kurzzeitigen schweren Blutungen neigen die K^+-Werte dazu, im Blut und in der interstitiellen Flüssigkeit anzusteigen. In derselben Zeit gibt es nur geringe Veränderungen beim Na^+. Diese Daten bestätigen, daß K^+ aus den Zellen austritt und der intrazelluläre K^+-Verlust sehr rasch nach einer schweren Blutung einsetzt. Daß parallele Veränderungen beim Na^+ nicht auftreten, ist etwas schwieriger zu verstehen. Die Antwort liegt vielleicht in der Erkenntnis der Ungenauigkeit unserer Meßmethode.

Nehmen wir an, daß ein Hund von 10 kg 4 Liter intrazelluläre und 2 Liter extrazelluläre Flüssigkeit besitzt. Und nehmen wir der Einfachheit halber gleichfalls an, daß Na^+ und K^+ in ähnlicher, aber entgegengesetzter Konzentration in den beiden Flüssigkeiten vorliegen. So könnten beispielsweise in der gesamten extrazellulären Flüssigkeit 10 mval K^+ und 300 mval Na^+ vorhanden sein. Die gesamte intrazelluläre Flüssigkeit enthielte 600 mval K^+ und nur ungefähr 20 mval Na^+. Wenn nun 5 mval K^+ aus den Zellen austräten, erführe jeder Liter extrazellulärer Flüssigkeit (Blut und interstitielle Flüssigkeit) einen Anstieg von 2,5 mval, das entspricht einem Anstieg von 50%. Dies ist eine signifikante und meßbare Veränderung. Wenn aber zur gleichen Zeit 5 mval Na^+ in die Zellen einträten, so verlöre jeder Liter extrazellulärer Flüssigkeit (Blut und interstitielle Flüssigkeit) 3,5 mval Na^+. Zieht man den weiten Schwankungsbereich der normalen Na^+-Werte im Serum in Betracht, dann würde diese kleine Veränderung um wenige Prozent vom Kliniker oder sogar vom Forscher unbemerkt bleiben. Statistisch ist dies schwer zu werten. Eine solche Verschiebung von Na^+ oder K^+ könnte jedoch wichtige physiologische Auswirkungen auf die intrazelluläre Aktivität und auf das Membranpotential besitzen.

Betrachtet man die roten Blutzellen als Modell für die Membranfunktion im Schock, so treten die erwarteten klassischen Symptome auf. Das heißt, der Na^+-Wert in der roten Blutzelle steigt und der K^+-Wert fällt. Bei menschlichen Patienten treten diese signifikanten Veränderungen ohne jede meßbare Veränderung der extrazellulären Elektrolyte auf. Noch wichtiger ist, daß die Veränderungen von Na^+- und K^+-Konzentrationen in den roten Blutzellen gut mit Veränderungen der Zerebralfunktion korrelieren. Das legt die Vermutung nahe, daß auch die neuronalen und glialen Membranfunktionen im Schock verändert sind. Es ist außerdem statistisch hochsignifikant, daß die Mortalitätsrate bei den Patienten am höchsten ist, die die größten Veränderungen innerhalb der intrazellulären (Erythrozyten-)Elektrolyte zeigen (7).

Wenige Tage nach einem Trauma verändert sich die Situation wieder. Der Natrium- und Wassergehalt der Muskulatur kann um 50 % ansteigen. Der K^+-Gehalt des Muskels ist nur in den schwersten Fällen vermindert. Eine Woche nach einer Blutung mit Blutdruckabfall hat der Muskel des Hundes immer noch einen geringeren K^+- (−10 %) und einen gesteigerten Cl^--Gehalt (+27 %). Es tritt keine vollständige Verschiebung des Wassergehaltes auf. Diese Messungen schließen natürlich sowohl den interstitiellen als auch den intrazellulären Bereich des Muskels ein. Wichtig ist, daß Veränderungen der Membranpermeabilität bis mindestens eine Woche im Anschluß an die Erholung vom Schock anhalten.

Diese Daten sind scheinbar verwirrend und widersprüchlich. Das kommt einfach daher, daß Messungen in verschiedenen Geweben zu verschiedenen Zeitpunkten nach einer Blutung oder einem Schock vorgenommen wurden. Die entscheidenden Tatsachen sind folgende:

1. Der Schock verändert die Funktion der Zellmembranen;
2. es findet eine Verschiebung von K^+ aus der Zelle und von Na^+ und Wasser in die Zelle statt;
3. diese Veränderungen treten schnell auf und dauern eine Woche oder länger an und
4. die intrazellulären Veränderungen der Elektrolyte und des Wassers haben wichtige Auswirkungen auf die intrazelluläre Funktion.

Blut-pH

Der pH einer Blutprobe ist einfach ein Kürzel, um die Wasserstoffionenkonzentration einer Probe anzugeben. Dieser einfache Parameter vermittelt uns nur das Endresultat einer Reihe von physiologischen oder unphysiologischen Bemühungen, die der Körper zur Erhaltung der Homöostase unternimmt.

Der pH des Organismus sollte nicht als irgendeine exotische Größe zur Verwirrung der Studenten angesehen werden. Er ist wichtig. Er ist einfach deshalb wichtig, weil Enzymsysteme nur innerhalb eines relativ engen pH-Bereichs funktionieren. Und ohne Enzyme funktioniert nichts.

Wir nehmen allgemein an, daß das optimale pH-Niveau für arterielles Blut im Bereich zwischen 7,35 und 7,4 liegt. Der untere Wert dieser Angabe ist für den Hund vielleicht normal. Da uns der pH allein aber sehr wenig Aufschluß darüber gibt, wie der Körper zu diesem Gleichgewicht gekommen ist, sollten wir nicht annehmen: ein normaler pH zeigt auch normale Verhältnisse an.

Betrachten wir die Henderson-Hasselbach-Gleichung

$$\left(pH = pK' + \log \frac{HCO_3^-}{0{,}03 \cdot PCO_2}\right)$$

im einzelnen, wird das ganze Problem verständlicher. Wir sehen dann, daß der pH einer Blutprobe weitgehend von dem Verhältnis Bikarbonationen (HCO_3^-) zu Kohlensäure – d.h. dem PCO_2^-- abhängt. Wenn das zur Verfügung stehende HCO_3^- aufgebraucht ist, weil es an freie Wasserstoffatome gebunden wird, sinkt der pH, es sei denn, CO_2 nähme proportional ab.

Dies ist im großen und ganzen die Situation, die sich beim traumatisierten Patienten einstellt. Da Milliarden von Körperzellen Milchsäure produzieren, verbrauchen die Wasserstoffionen den zur Verfügung stehenden Bikarbonatpuffer. Es gibt natürlich andere Puffersysteme im Körper (Proteine, Hämoglobin), wir aber messen und bewerten nur das Bikarbonatsystem).

Die einzige Reservefunktion, die den pH des Körpers noch konstant halten kann, ist die Atmung. Begänne der azidotische Prozeß langsam, über mehrere Tage, so wäre die renale Kompensation besonders wichtig und extrem wirkungsvoll. Im akuten Trauma jedoch haben die Nieren weder die Zeit noch die Fähigkeit zur Kompensation. Der einzige Weg, die Verhältnisse auszugleichen, ist die Hyperventilation und schnelle Eliminierung von CO_2. Obwohl noch einige Unklarheiten über den exakten Mechanismus zur Stimulierung der Hyperventilation bestehen, so bleibt doch die Tatsache bestehen, daß eine beschleunigte Atmung auftritt und der PCO_2 schnell abfällt.

Die Fähigkeit eines Tieres, den pH-Wert, den es zum Überleben braucht, aufrechtzuerhalten, hängt von seiner Fähigkeit ab, einen sehr niedrigen PCO_2 zu halten und damit zu überleben. Diese Art der Hyperventilation ist mit einem hohen Energieaufwand verbunden zu einer Zeit, in der die Energiereserven gering sind. Der Tod im Schock muß nicht einer respiratorischen Erschöpfung folgen, obwohl O_2-Verbrauch und Energieverlust bei anhaltender Hyperventilation als ernsthafte Faktoren dazu beitragen.

Es ist ebenso möglich, daß die schwere Hypokapnie selbst früh zur zerebralen Hypoxie beiträgt. Während der Hyperventilation tritt eine Konstriktion der zerebralen Gefäße auf, wodurch der zerebrale Blutfluß reduziert wird. Dies ist wohl kaum ein erwünschter Zustand in einer Phase verringerten Blutflusses während des Schocks, wenn die Durchblutung des Gehirns sowieso schon eingeschränkt oder gefährdet ist. Hier finden wir erneut eine Situation, die im Zusammenhang mit dem Schock oft vorkommt. Der Schutz eines Systems, des pH, bringt andere, ebenfalls lebenswichtige Systeme, ernsthaft in Gefahr.

Ist das Tier anästhesiert oder tief mit Narkotika sediert, oder ist der Gehirnstamm durch das Trauma verletzt, sinkt der pH schneller. Ist beim wachen Tier keine respiratorische Energie vorhanden, fällt der pH gleichermaßen sehr steil ab.

Die schnellen und signifikanten Veränderungen des Plasmabikarbonat, CO_2 und pH sind von besonderem Interesse. Ich glaubte immer, daß ein Zustand mit geringem Blutfluß nach einer Hämorrhagie eine ernstliche Veränderung des Blut-pH hervorrufe – eine metabolische Azidose bei geringer Gewerbeperfusion. Bei unseren Versuchshunden trat zwar eine Azidämie auf, aber nicht so schwer, wie erwartet (Abb. 3.8). Plasmabikarbonat fiel steil ab, und die errechnete Basendefizitabweichung (BA) kam in sehr bedrohliche Bereiche (Abb. 3.9). Bei unseren unbehandelten Versuchstieren änderte sich der mittlere arterielle Blut-pH von 7,42 (Ausgangswert) innerhalb einer Stunde nach der Blutung auf 7,29. Zur gleichen Zeit betrug das errechnete Basendefizit −17 und der arterielle CO_2 sank von 30 Torr (Ausgangswert; 1 Torr = 1 mm Hg) auf 18 Torr. Erst kurz vor dem Tod fiel der arterielle pH auf einen kritischen Wert (= 7,0). Die dramatische Wirkung der Tachypnoe als Blutpuffer war offensichtlich.

Es kann wohl daraus gefolgert werden, daß die metabolische Azidose eines Gewebes nach einem Trauma oder einer Blutung sehr schnell eintritt. Der pH der Skelettmuskulatur fällt lange vor dem Blut-pH ab. Für eine gewisse Zeitspanne aber verhindert die respiratorische Kompensation und der niedrige CO_2, daß der Blut-pH auf verhängnisvolle Werte sinkt (Abb. 3.10). Die respiratorische Kompensation wird nur durch den Verbrauch eines großen Teils Energie erreicht.

Die Kompensation ist nicht ideal; d.h., die kompensatorische Tachypnoe kann es nicht mit der schweren metabolischen Azidose aufnehmen. Am Ende der Blutung ist der pH vielleicht noch normal. Ungefähr 30 Minuten

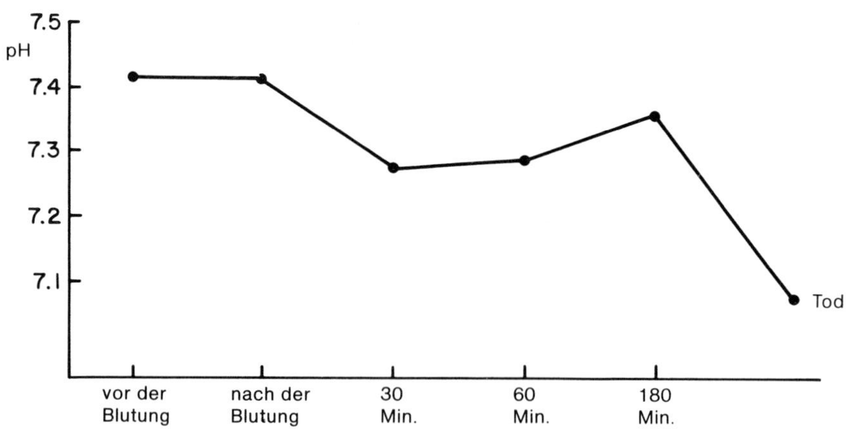

Abb. 3.8 Veränderungen des pH im arteriellen Blut nach einer tödlich verlaufenden Blutung

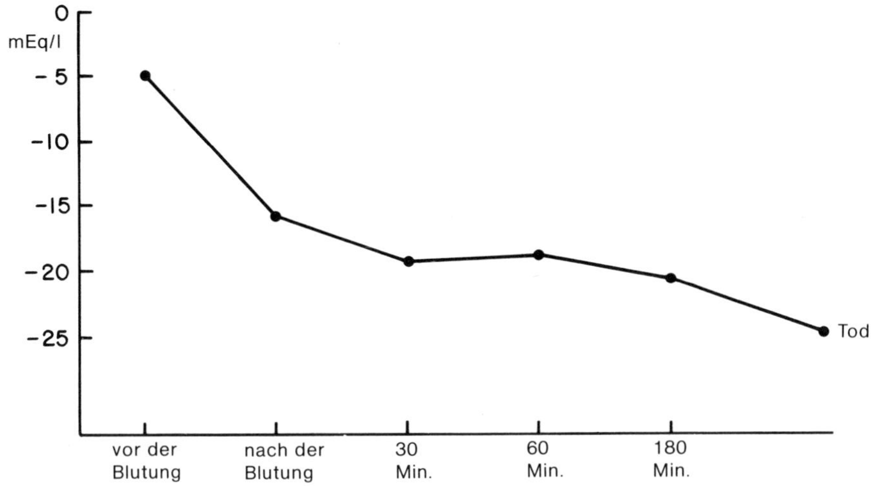

Abb. 3.9 Arterielle Basenabweichung nach einer tödlich verlaufenden Blutung (unbehandelt)

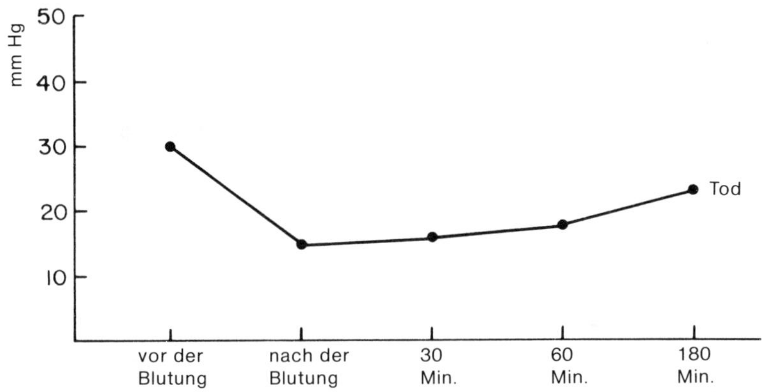

Abb. 3.10 Arterieller PCO_2 nach einer tödlich verlaufenden Blutung (unbehandelt)

nach Beendigung der Blutung fällt die Respiration und Eliminierung von CO_2 zurück, und der pH sinkt. Bei Blutungen dieser Stärke gibt es große Unterschiede in der Fähigkeit des einzelnen Tieres, zu kompensieren.

Blutlaktat

In unserem Labor waren die Normalwerte für Blutlaktat vor der Blutung ungefähr 10 mg/dl (Abb. 3.11). Laktatkonzentrationen werden in unserem Labor in mmol/l und in mg/dl angegeben. Zur Erleichterung der Umrechnung: 1 mmol/l entspricht ungefähr 9 mg/dl. Am Ende des Blutentzuges (nach 30 Minuten) war der mittlere Blutlaktatspiegel auf 65 mg/dl angestiegen. Ein zusätzlicher Anstieg entwickelte sich 30 Minuten vor der Therapie. Der Laktatspiegel hat nach der Behandlung prognostische Bedeutung. Bei den überlebenden Tieren waren die Laktatspiegel in der dritten Stunde nach der Therapie signifikant erniedrigt und kehrten in der sechsten Stunde in den Normalbereich zurück.

Ein sechsfacher Anstieg des Laktats ist das Resultat zweier metabolischer Reaktionswege oder Mechanismen, die gleichzeitig wirksam werden. Der erste, die Muskelglykogenolyse, ist der übliche Weg und kann als physiologisch

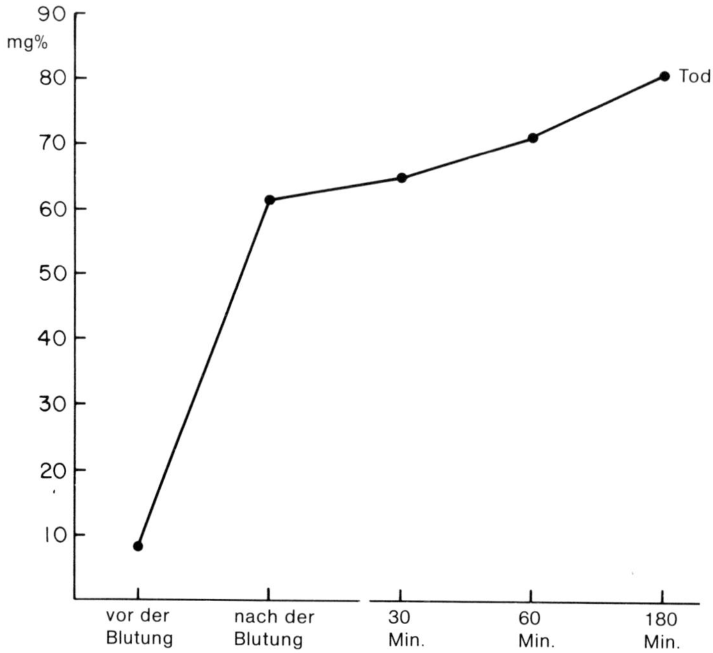

Abb. 3.11 Blutlaktat nach einer tödlich verlaufenden Blutung (unbehandelt)

angesehen werden. Ein Anstieg der Muskelaktivität oder eine Adrenalinausschüttung steigern den Abbau von Muskelglykogen.

Die angepaßte Aktivität der Glukokortikoide spielt eine wichtige Rolle bei der Muskelglykogenolyse. Die Werte für endogene Kortikosteroide sind nach einem Trauma hoch. Diese Hormone steigern die adrenalinstimulierte Oxidation von Glykogen zu Milchsäure im Skelettmuskel.

Muskelglykogen wird in Milchsäure umgewandelt (Cori-Zyklus). Ein Teil davon kann unter Umständen in den Muskelzellen oder in den intestinalen Zellen in Glukose zurückgeführt werden. Der größte Teil der Milchsäure wird aber in der Leber zu neuer Glukose oder neuem Glykogen synthetisiert. Nach mäßigem Streß oder nach Adrenalinausschüttung bringt diese Umwandlung in der Leber den Blutlaktatspiegel schnell wieder auf normale Werte. Dies aber geschieht nur, wenn das O_2-Angebot der Leber normal oder erhöht ist. Nach schweren Traumen ist die Leberfunktion vermindert. Die Laktatumwandlung ist weit weniger effizient. Das O_2-Angebot der Leber ist verringert, und sie selbst wird zu einer Quelle der Laktatbildung.

Die zweite Quelle von Milchsäure und erhöhtem Blutlaktat ist der wahre Übeltäter bei jedem Laktat-Prognose-Szenarium. Hier müssen wir vorsichtig unterscheiden zwischen gemessenem Laborwert – Laktat – und dem *in vivo* vorhandenen Übeltäter Milchsäure.

Ein steiler und anhaltender Anstieg des Blutlaktats kennzeichnet eine gesteigerte zelluläre Produktion von Milchsäure. Bei Zuständen mit geringem Blutfluß entsteht so eine metabolische Azidose. Der Anstieg des Blutlaktats ist ein Zeichen dafür, daß die Körperzellen nicht ausreichend mit Sauerstoff versorgt werden. Über den anaeroben Stoffwechselweg versucht der Organismus, den Energiebedarf zu decken.

Zeitlich gesehen kommt es zunächst intrazellulär zu einem Anstieg der Milchsäure. Aber dies ist nur momentan der Fall, anschließend akkumuliert die Milchsäure schnell im zirkulierenden Blut. Die Details der Umwandlung von Glukose oder Glykogen in Energie (ATP) sind für diesen Zusammenhang unwichtig. Es reicht aus, zu wissen, daß in Anwesenheit von Sauerstoff ein mol Glukose in 38 mol ATP umgewandelt wird.

Fehlt Sauerstoff, kann auf anaerobem Weg 1 mol Glukose in 2 mol ATP oder 1 mol Glykogen in 3 mol ATP umgewandelt werden. Der Unterschied zwischen aerobem und anaerobem Reaktionsweg ist daher für die Energieproduktion und -verfügbarkeit von entscheidender Bedeutung. Beim anaeroben Reaktionsweg entsteht ein Block auf der Ebene Pyruvat-Zitratzyklus. Pyruvat nimmt Wasserstoff von NADH (DPNH, Pyridinnucleotid) auf, und es entsteht Milchsäure. Dieser zellulär gebildete Überschuß an Milchsäure wird zur Quelle für die Laktatazidämie und -Azidose bei Situationen mit niedrigem Blutfluß.

Es besteht ein entscheidender Unterschied zwischen dem Laktatanstieg bei verlangsamtem Blutfluß und bei reiner Hypoxämie. Bei einer akuten, reinen Hypoxämie akkumuliert das überschüssige Laktat erst, wenn der arterielle pO_2 (PaO_2) unter 36 Torr fällt. Sogar das Herzminutenvolumen hält sich im Normalbereich, bis der PaO_2 unter 15 bis 16 Torr sinkt. Im Schock steigen die Laktatproduktion und der Blutlaktatspiegel sogar bei normalem oder erhöhtem PO_2 an. Ebenso kann eine schwere respiratorische *Alkalose* eine Erhöhung des Blutlaktatspiegels verursachen. Dies wird jedoch allgemein als unbedeutender Faktor im Schockgeschehen angesehen.

Jeder Anstieg des Blutlaktats ist darauf zurückzuführen, daß entweder Muskelglykogen in Milchsäure umgewandelt wird und die Leber den Laktatüberschuß nicht bewältigen kann, oder Milliarden Körperzellen sich aufgrund von Sauerstoffmangel auf aneroben Stoffwechsel umstellen. Beim traumatisierten Tier ist wohl die letztgenannte die wichtigste Form der Laktatbildung und deshalb von großer diagnostischer und prognostischer Bedeutung.

Die Bestimmung der Milchsäure ist ein sehr empfindlicher Indikator für die Schockprognose. Bleibt der arterielle Blutlaktatwert unter 2 mmol/l (18 mg/dl), beträgt die Überlebenschance 95 %. Liegt im Gegensatz dazu das Laktat ständig über 8 mmol/l (72 mg/dl), beträgt die Mortalitätsrate über 90 %. Das arterielle Laktat ist daher der beste Schockindikator (4).

Die hohen Laktatspiegel im Schock werden allgemein mit dem anaerob verlaufenden Stoffwechsel erklärt. Möglicherweise vereinfacht diese gebräuchliche Erklärung den Sachverhalt zu sehr. Falls der Metabolismus sich im Schock ändert, und das tut er sicher, dann könnte auch eine Änderung des Substratverbrauchs für den Anstieg des Laktats verantwortlich sein. Wenn z. b. die Laktatproduktion gesteigert und gleichzeitig die Laktatclearance vermindert ist, dann könnte der Anstieg des Laktats Folge eines geringeren Verbrauchs freier Fettsäuren und eines höheren Verbrauchs von Kohlenhydraten und Aminosäuren zur Energiegewinnung sein. Diese Theorie paßt jedoch nicht mit dem gemessenen O_2-Abfall und dem Laktatanstieg in bestimmten Geweben zusammen.

Andere Befunde, die dem Schock und den pathophysiologischen Veränderungen durch die zelluläre Hypoxie zugeschrieben werden, verwirren zusätzlich. Die Zellmembran spielt eine sehr aktive Rolle beim Stofftransport der Zelle. Bestimmte Veränderungen der Membranfunktion treten viel zu schnell auf, als daß sie alleine durch eine Ischämie erklärt werden könnten. Das Membranpotential der Skelettmuskelzellen beim Hund z.B. verändert sich äußerst rasch, wenn dem Tier 50 % des Blutvolumens entzogen werden. Wenn an einer Gliedmaße eine Esmarch-Binde angelegt wird, sinkt das Membranpotential erst sehr spät ab. Wenn die zelluläre Anoxie der einzige Faktor wäre, dann müßten in der durch die Staubinde ischämischen Gliedmaße weit schneller Veränderungen eintreten, als bei einem Tier im hypovolämischen Schock (1). Bei Ratten ruft eine mit Blutdruckabfall einhergehende Blutung schnell Veränderungen des Muskelmembranpotentials hervor. Diese geschehen jedoch, bevor Veränderungen des Muskel-ATP-Spiegels auftreten (7). Bei einem Pavian, dem 25 bis 30 % seines Blutvolumens entzogen wurden, sank das Muskelmembranpotential um 32 % (5). Gleichzeitig kam es zu einer intrazellulären Verschiebung von Wasser, Na^+ und Cl^- und zu einem Austritt von K^+ aus der Zelle. Sowohl die Ionen-Membranpumpe als auch die Membranpermeabilität selbst waren beeinträchtigt.

Einige Schwierigkeiten, die bei der Interpretation der ATP-Veränderungen im Schock auftreten, sind auf eindeutige ätiologische Unterschiede der verschiedenen Schocktypen zurückzuführen. Im allgemeinen fällt der ATP-Spiegel beim hypovolämischen Schock schneller als beim reinen Endotoxinschock. Auch der O_2-Verbrauch sinkt schneller. Die Milchsäureproduktion des Muskels ist im hypovolämischen Schock immer höher. Wenn nur ATP nachweisbar abfiele, wären die zellulären Veränderungen beim Schock nur energiebedingt. Parallel mit dem Abfall des ATP verläuft jedoch ein Abfall des Cyclo-AMP. Es wird allgemein angenommen, daß die Hormonwirkung von der Mediatorrolle des Cyclo-AMP abhängt. Während die Zelle Energie verliert, verliert sie auch die Fähigkeit, auf die Aktivität der meisten Hormone zu reagieren.

Plasmalipide

Der Gehalt an freien Fettsäuren (FFS) im Blut sollte nach einem Trauma ansteigen. Katecholamine, besonders Adrenalin, steigern die Lipolyse. Das führte zu der Vermutung, daß ein Anstieg freier Fettsäuren eine metabolische Kompensation darstellt. Bei Hunden steigen die Werte für freie Fettsäuren nach einer Fraktur oder Laparotomie an. Kriegsopfer behalten für die Dauer einiger Tage nach der Verletzung einen hohen Spiegel freier Fettsäuren (16). Bei zivilen Frakturpatienten tritt ein Anstieg der freien Fettsäuren in den ersten 24 Stunden nach dem Trauma auf (13). Patienten mit multiplen Frakturen zeigen einen signifikant höheren Anstieg als solche mit einfachen Frakturen.

Die oben genannten Daten geben wieder, was bei einem intensiv behandelten Notfallpatienten geschieht. Vollkommen andere Werte werden dagegen im Blut von Tieren gefunden, die tief im Schock liegen. Nach einer Blutung wurden die freien Fettsäuren gemessen (4). In dieser Situation ist der Fettsäurespiegel immer niedriger als der normale Ausgangswert. Ist die Gewebeperfusion gering, verläuft die Lipolyse langsam. In der Regel wird Fettgewebe nur spärlich mit Blut versorgt. Entweder die Katecholamine erreichen das schlecht durchblutete Gewebe nicht, oder der ATP-Gehalt des Fettgewebes ist so niedrig, daß keine Lipolyse stattfindet.

Das Interesse hinsichtlich der Plasmalipide konzentriert sich auf zwei Fragen:

1. Sind die Plasmalipide nach einem Trauma am Metabolismus beteiligt?
2. Gibt es eine Verbindung zwischen Plasmalipidwerten und Schocklunge?

Einleuchtend wäre, wenn ein Anstieg freier Fettsäuren und Glukose nach einem Trauma für eine erhöhte Energiegewinnung bereitstände. Diese Substrate werden zwar in erhöhter Konzentration bereitgestellt. Leider wird jedoch keiner der beiden Stoffe im Schock dringend gebraucht. Sowohl die Umsatzrate als auch die Oxidationsrate der freien Fettsäuren fällt weit unter die von klinisch gesunden Tieren. Statt vermehrt freie Fettsäuren und Glukose für die endogene Energieproduktion zu nutzen, verbraucht der Körper in erster Linie Proteine zur Erhaltung des Energiebedarfs. Während die Laktatwerte ansteigen, fällt die Konzentration an freien Fettsäuren. Dieses umgekehrte Verhältnis weist wieder auf den verminderten Verbrauch freier Fettsäuren und den gesteigerten Verbrauch von Kohlenhydraten und Proteinen hin. Proteine werden zur Hauptenergiequelle.

Worin bestehen die Konsequenzen, wenn bei einem angemessen versorgten Patienten die freien Fettsäuren ansteigen? Bei Frakturpatienten ist es wichtig, das umgekehrte Verhältnis von Plasmalipiden zum Sauerstoffpartialdruck zu beachten (13). Diese hohen Fettsäurewerte müssen irgendeinen schädigenden Einfluß auf das Lungengewebe besitzen. Ungebundene freie Fettsäuren wirken wahrscheinlich zytotoxisch auf das Lungenepithel.

Blutsauerstoff

Während der kritischen Phase nach einem Trauma steigt der Energiebedarf. Obwohl der Substratspiegel im Blut erhöht ist und beim Hund die Insulinwerte ansteigen, ist der Substratumsatz im Gewebe besonders innerhalb der Skelettmuskulatur gering. Ein Anstieg des Blutlaktats läßt ein Energiedefizit vermuten.

Ist es möglich, daß der Energiemangel eigentlich mehr auf einen Sauerstoffmangel als auf einen Mangel an Substrat zurückzuführen ist? Und falls es ein Sauerstoffdefizit gibt, in welcher Phase des respiratorischen Prozesses

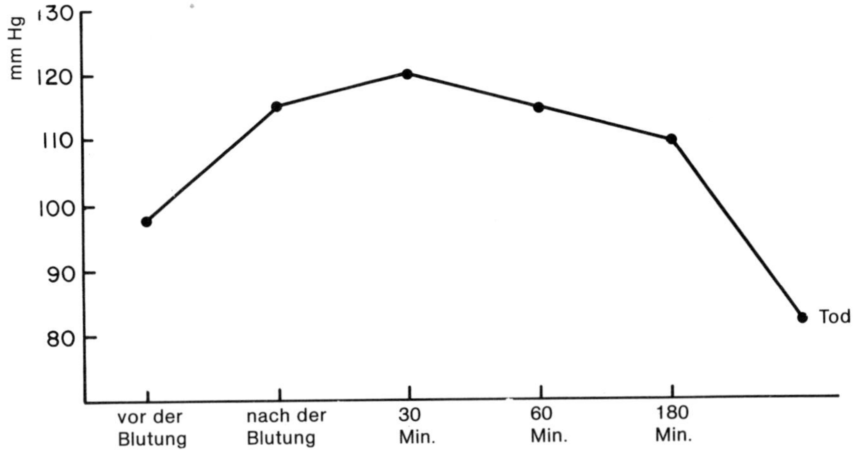

Abb. 3.12 Arterieller Blutsauerstoff nach einer tödlich verlaufenden Blutung (unbehandelt)

tritt es auf? Vorausgesetzt, es liegt keine Verletzung der Atemwege vor, ist der Sauerstoffmangel keine Folge unzureichender Ventilation. Außer bei heftigem Blutverlust oder Trauma bleibt der arterielle PO_2 im Normalbereich. Tatsache ist, daß eine durch Trauma oder Blutverlust hervorgerufene Hyperventilation einen Anstieg des PaO_2 bewirkt (Abb. 3.12). Nur in der Agonie fallen die PaO_2-Werte unter die normalen Ruhewerte.

Die Hyperventilation während eines Traumas erfüllt ihren Zweck, hat aber einen hohen Preis. Hundelungen sind im Vergleich zu menschlichen Lungen relativ klein. Tritt beim Hund eine Tachypnoe auf, wird ein großer Teil des zur Verfügung stehenden Blutsauerstoffs von der Atemmuskulatur verbraucht. Der Sauerstoffmangel beim Trauma ist also eng verbunden mit den gesteigerten respiratorischen Bemühungen, die nötig sind, um CO_2 zu eliminieren und den Blut-pH zu regulieren.

Der Sauerstoffpartialdruck ist in den verschiedenen Geweben ganz unterschiedlich. Eine Sauerstoffsonde in der Skelettmuskulatur zeigt, wie die O_2-Werte innerhalb von Minuten nach einer schweren Blutung bis fast auf Null abfallen. Beim Kaninchen sinkt der PO_2 des Skelettmuskels in direkter Proportion zum Blutverlust schnell ab. Noch dramatischer ist der Abfall des myokardialen PO_2. Bei Hunden reduziert ein Blutentzug von 20% den PO_2 des Herzmuskels auf 50% des Normalwerts, obwohl der arterielle PO_2 im Normalbereich bleibt. Wird das Versuchstier mit 100% O_2 beatmet, kehren auch die myokardialen Werte zum Normalzustand zurück. Beim menschlichen Patienten bleiben die PO_2-Werte des Gewebes, auch nach befriedigender Erholung vom Schock, einige Tage lang niedrig (11). Betrachtet man diese Daten, so ist es offensichtlich, daß der arterielle PO_2 ein schlechtes Kriterium für die Beurteilung der Sauerstoffversorgung eines Gewebes oder Organs ist.

Theoretisch können mehrere Mechanismen die O_2-Versorgung der Gewebe hemmen. Einige davon sind vermutlich: mangelhafte Transportkapazität des Hämoglobins und Gesamtblutes; Anstieg der O_2-Hämoglobinaffinität; Störung des transkapillären und transmembranösen O_2-Transports oder verminderte Mikrozirkulation.

Es kann mit Recht eingewendet werden, daß der Verlust an O_2-Transportkapazität des Gesamtblutes direkt proportional dem Verlust an verfügbarem Hämoglobin ist. Jedoch selbst ein massiver Blutverlust und damit ein Verlust an O_2-Transportkapazität ist nicht verantwortlich für den Abfall des Sauerstoffspiegels im Skelettmuskel oder in anderen Organen. Wenn es so einfach wäre, müßten die O_2-Konzentrationen im Gehirn oder im Herzen denen im Muskel ähnlich sein.

Hypokapnie steigert die O_2-Hämoglobinaffinität. Hyperventilation aufgrund eines Traumas ruft eine Hypokapnie hervor. Trotzdem kann auch eine deutliche Verschiebung in der O_2-Hämoglobindissoziationskurve nicht für das O_2-Defizit des Skelettmuskels verantwortlich sein. Dies hat aber wichtige Konsequenzen für vitale Organe wie das Herz.

Im Fall einer Membranblockade wäre zu erwarten, daß die Abgabe des arteriellen Blutes sinkt und venöses Blut normale oder erhöhte O_2-Werte erreicht. Genau das Gegenteil tritt ein. Der PO_2 des venösen Blutes sinkt nach einer akuten Blutung um 50 % und mehr.

Der Abfall der O_2-Konzentration im Muskel kann rational nur auf der Basis reduzierter Mikrozirkulation erklärt werden. Das verfügbare Blut, das noch ausreichend Hämoglobin und O_2 enthält, wird einfach zu den lebenswichtigen Organen umgeleitet.

Um das Leben des Organismus zu erhalten, ist nur eine geringe Sauerstoffmenge erforderlich. Unter normothermischen Bedingungen kann das im Plasma gelöste O_2 das Leben allein nicht erhalten. Daher muß eine minimale Menge Hämoglobin vorhanden sein. Um den genauen Hämoglobinwert, der erwünscht oder für das Überleben notwendig ist, wird noch kontrovers diskutiert. Es ist nicht leicht, in der Hitze der Debatten klar zu erkennen, daß experimentelle und klinische Daten unter Umständen stark variieren. Unter *idealen Bedingungen* jedoch kann ein Hund Hämoglobinwerte im Bereich von 2–3 mg/dl überleben.

Obwohl durch die Umverteilung des verfügbaren Blutes wahrscheinlich Gehirn und Herz geschützt werden sollen, dürfen wir nicht davon ausgehen, daß dieser Mechanismus perfekt ist. Schäden des Gehirns treten nach schwerem Bludruckabfall und akutem Blutverlust auf. Bei Hund und Katze sind diese Veränderungen oftmals nach Wiederherstellung des Tieres klinisch unauffällig. Trotzdem sind sie bedeutsam und spielen eine wichtige Rolle bei einem kritischen Schock. Es ist sogar anzunehmen, daß solche Veränderungen ein wichtiges Kriterium dafür sind, ob der Schock reversibel oder irreversibel ist. So wurden beispielsweise Petechien und subarachnoidale Blutungen, Chromatolyse von zerebralen Neuronen und Satellitose nach einer Periode der Hypotension in Gehirnabschnitten von Hunden nachgewiesen, auch wenn der arterielle PO_2 im Normalbereich blieb (17). Ratten zeigten nach einem Blutentzug von 40 % eine progressive Abnahme des Zytochroms zerebraler Zellen, obgleich ATP, Laktat, Glukose und Glukose-6-Phosphat normal blieben (18). Mit anderen Worten, die Störung der Atmungskette könnte, anders als bisher angenommen, weiter unten lokalisiet sein. Katzen schützt auch die sogenannte Autoregulation des zerebralen Blutflusses nicht vor Schäden der Mitochondrien (9). Diese drei Beispiele verschiedener Spezies, in verschiedenen Versuchsansätzen untersucht, sollen unsere Aufmerksamkeit auf die Tatsache lenken, daß ein hypoxischer Gehirnschaden ein realer und bedeutsamer Faktor beim schweren Schock ist.

Veränderungen der Erythrozytenzahl

Gestörte Mikrozirkulation oder herabgesetzte Gewerbeperfusion waren über Jahre Kernpunkte in der Erklärung der Pathogenitätsmechanismen des Schocks. Dies wurde weitgehend auf der Basis arteriovenolärer Vasokonstriktion erklärt. Aber wahrscheinlich sind noch andere Faktoren von Bedeutung. Rote Blutzellen müssen physikalisch verformt werden, bevor sie kleine Kapillaren passieren. Sie stecken regelrecht an der Arteriolenseite der Kapillare fest, bis sie ihre Gestalt von einer bikonkaven Scheibe zu einer paraboloiden verändert haben. Jede Elastizitätsabnahme der Zellen könnte dazu führen, die notwendige Deformation zu verhindern und damit die kapilläre Zirkulation zu erschweren. Nach einem chirurgischen Trauma treten physikalische Veränderungen an roten Blutzellen auf. Über 95 % der menschlichen Patienten im Schock zeigen einen Anstieg des Na^+-Gehalts der Erythrozyten (6). Außerdem treten eine Anschwellung und Formveränderung bei den Erythrozyten auf. Wie bei anderen Körperzellen, ist auch bei den roten Blutzellen die Membranfunktion im Schock verändert oder beeinträchtigt. Wenn dabei der Na^+- und Wassergehalt der roten Blutzellen ansteigt, ihre Gestalt sich verändert oder schlechter verformbar wird, können weniger rote Blutzellen die Kapillaren passieren, und es werden mehr durch die offenen arteriovenösen Shunts umgeleitet.

Verhalten des Immunsystems beim Trauma

Es ist schwierig, in wenigen Sätzen die großartigen Beiträge *Jakob Fines* zum Verständnis des Schocks zusammenzufassen. In über 40 Jahren haben er und seine Mitarbeiter das Retikuloendotheliale System (RES) und seine Beziehungen zum Schock untersucht. Wie die Modeerscheinungen in der Schocktherapie kamen und gingen, wurde seinen Ergebnissen mehr oder weniger Bedeutung beigemessen. Einige Zitate aus einer seiner vielen Publikationen kann vielleicht hilfreich sein, das Verständnis dieses wichtigen Systems beim Schock zu erhellen.

> Kurz gesagt, unsere wichtigsten Ergebnisse waren:
>
> 1. Bakterien und Endotoxine werden ständig aus dem Magen-Darm-Trakt resorbiert.
>
> 2. Antibakterielle Abwehrmechanismen sind während eines Schocks schnell erschöpft, so daß einwandernde oder injizierte Bakterien, die beim gesunden Tier sofort zerstört würden, nicht vernichtet werden können und sich dann während des Schocks vermehren.
>
> ... Wir untersuchten das Blut ... im hämorrhagischen Schock ... Ein letales Toxin wurde nachgewiesen ... indem es in Testrezipienten mit geschädigtem RES infundiert wurde. Die Rezipienten starben im Schock. Wenn aber ihr Blut durch eine gesunde Milz perfundiert wurde, überlebten sie.
>
> Der aussagekräftigste Beweis für die überragende Bedeutung des RES der Leber beim Schock ist die Beobachtung, daß die meisten Versuchstiere und fast die Hälfte der älteren Patienten, die sich von einem schweren und anhaltenden Schock erholen, später an einer Sepsis starben (5).

Diese wenigen Sätze machen die Lebenswichtigkeit von RES und Immunsystem bei einem Schock klar. Es gab Zeiten, in denen *Fines* Arbeit von Medizinern diskreditiert und abgewertet wurde, weil Hunde und Menschen hinsichtlich einiger pathophysiologischer Veränderungen im Schock Unterschiede aufweisen. Aber die Veterinärmedizin sollte ewig dankbar sein, daß *Jakob Fine* bei seiner Meinung blieb und seine Arbeit weiterführte, und daß er weiterhin Hunde für seine Versuche benutzte.

Jahre vergingen, und verfeinerte Techniken wurden entwickelt. Die von *Fine* postulierten Mechanismen konnten nun von Anderen meßtechnisch bewiesen werden. Welche Genugtuung muß es für ihn gewesen sein, sein Werk gewürdigt zu sehen. Zwei der vielen Untersuchungen reichen aus, um einen Einblick in die neuen Erkenntnisse zu erhalten.

Die Plasma-Opsonin-Aktivität kann durch den Wert eines α-2-Globulins, das die Phagozytose der Leberzellen anregt, ausgedrückt werden. Diese Fraktion beeinflußt die RES-Aktivität. Nach einem Trauma nimmt diese Plasmafraktion schnell ab. Bedeutsamerweise gibt es eine direkte Korrelation zwischen der Normalisierung des α-2-Globulin-Wertes und der Überlebenschance des Patienten. Gestorbene Patienten zeigten überhaupt keinen Anstieg dieser Fraktion mit Opsoninaktivität. Außerdem war die Opsoninaktivität bei Patienten mit exakt dokumentierter Septikämie an diesem Tag deutlich herabgesetzt (14).

In einer anderen Studie wurde Serum von 109 menschlichen Patienten vor oder nach einem Unfall oder chirurgischen Trauma untersucht. Die Art des Traumas wurde bei jedem Patienten nach seiner Schwere klassifiziert. Bei größeren operativen oder unfallbedingten Traumen hatten 90 % der Patienten immunsuppressive Seren. Von den Patienten mit mittelschwerem Trauma hatten 42 % immunsuppressive Seren und in der Gruppe derer mit kleineren Traumen kein einziger. Noch bedeutsamer für diese Diskussion ist, daß 10 von 11 Patienten, die einen schweren Unfall überlebten, bereits eine Stunde nach der Verletzung ein immunsuppressives Agens in ihrem Serum aufwiesen (3).

Das immunsuppressive Agens wurde als ein Peptid mit niedrigem Molekulargewicht ($<$ 10000 Dalton) identifiziert. Es ähnelt einem immunregulierenden Globulin, das die Aktivität der T-Lymphozyten hemmt. Dieses Peptid war im Serum traumatisierter Patienten 10mal höher als in den Kontrollseren. Die Schwere des klinischen Verlaufs ging parallel mit Dauer und Ausmaß der Immunsuppression. Man vermutet ein natürliches, endogenes Agens, das nach einem Trauma einfach im Übermaß produziert wird (3).

Heute scheint ganz klar, daß Trauma und Schock verschiedene schädliche Auswirkungen auf das RES und das Immunsystem besitzen. Diese Einflüsse haben weder eine Beziehung zur Kortisolaktivität, noch sind sie Folge der Anästhesie. Wir könnten uns darüber streiten, ob die einsetzende Immunsuppression selbst größere septische Komplikationen bewirkt, oder ob sie nur die Voraussetzungen für ihr Auftreten schafft. Aber dies ist wie der Streit um das Huhn und das Ei und hat keine Relevanz für den Kliniker, der um die Rettung des traumatisierten Patienten bemüht ist.

Metabolische Effekte des Traumas

Im Verlauf seines Lebens wird ein Säugetier mit einer Reihe von Anforderungen konfrontiert, denen es durch Veränderung seiner Verhaltensmuster, kardiovaskuläre Regulation usw. begegnet. Eine der fundamentalsten Arten der Reaktion auf solche Anforderungen ist die Reaktion des intermediären Stoffwechsels (9).

Die metabolischen Veränderungen infolge eines Traumas setzen schnell ein und sind einschneidend. Einige dieser Veränderungen treten so rasant und regelmäßig auf, daß sie als physiologisch angesehen werden müssen. Das heißt, es sind normale, vorhersehbare Reaktionen und nicht per se pathologische. Die Kontroverse um die Ursachen dieser Veränderungen beginnt sich gerade erst zu klären. Ihre vollständige Darstellung geht über den Rahmen dieses Bandes hinaus, obwohl es in dieser Hinsicht wirklich interessant wäre. Der vielbeschäftigte Praktiker ist vielleicht bereit, diese Veränderungen auf Treu und Glauben zu akzeptieren, ohne völlig ihre Ursachen zu verstehen.

Über intermediäre Stoffwechselvorgänge wird in der Atmosphäre eines Notfallraums nicht häufig diskutiert. Im Blut treten aber nach einem Trauma signifikante, meßbare Änderungen innerhalb der Stoffwechselprodukte auf. Diese Abweichungen treten so regelmäßig auf, daß sie an dieser Stelle eine Erörterung verdienen.

Leider folgen diese Veränderungen beim Kohlenhydrat-, Fett- und Proteinstoffwechsel einem biphasischen Muster, die innerhalb von Sekunden nach einem Trauma auftreten. Trotzdem wird die Logik, die hinter diesen Ereignissen steht, erst nach einigen Stunden oder Tagen deutlich. Die frühe, sofort einsetzende Phase wurde als „Ebbe“ bezeichnet, die spätere, rekonstruktive Phase als „Flut“. Das Muster dieser metabolischen Veränderungen ist so gleichbleibend und stetig, daß der Vergleich mit den Gezeiten sehr passend scheint. Kein Sterblicher kann Ebbe und Flut, die Gezeiten, beeinflussen, aber die Unausweichlichkeit metabolischer Abläufe ist in letzter Zeit in Frage gestellt worden. Seit neuere therapeutische Schemata entwickelt wurden, scheinen weder „Ebbe- noch Flutphase“ therapeutisch unbeeinflußbar zu sein.

Im Idealzustand ist die Kohlenhydrataufnahme genau dem Energiebedarf des Körpers angepaßt, die Fettspeicher sind minimal und die Proteinquellen werden nur für neue Aminosäuren und Proteinproduktion genutzt. Im täglichen Rhythmus von Essen und Fasten wird Glukose, die nicht sofort zur Energiegewinnung gebraucht wird, in Leber- und Muskelglykogen umgewandelt und erst mobilisiert, wenn der Blutzuckerspiegel fällt oder die Muskelaktivität erhöht ist. Von Zeit zu Zeit werden die Fettspeicher, die natürlich bei unserem Idealpatienten minimal sind, in freie Fettsäuren umgewandelt und in den Zitronensäurezyklus eingeschleust. Nur sehr selten kommen Aminosäuren als primäre Energiequelle in Betracht.

Diese Vorgänge sind nach einem schweren Trauma gestört. Das sorgfältig gehaltene Gleichgewicht scheint zu wanken. Einige der erkennbaren Veränderungen sind nicht gerade das, was wir uns wünschen und die Versuchung ist groß, den Sinn dieses Prozesses zu bezweifeln. Solche Zweifel sind wohlbegründet, denn *in extremis* sind die metabolischen Veränderungen schädlich und es ist schwer, damit fertigzuwerden. Wir dürfen nicht davon ausgehen, daß metabolische Veränderungen nur Folge mangelnder Nahrungsaufnahme sind. Die Vorgänge im Hungerzustand unterscheiden sich deutlich von denen nach einem schweren Trauma. Tatsächlich kann die Versorgung mit normalen Mengen an Nährstoffen den Prozeß nicht rückgängig machen. Die Veränderungen sind hormoninduziert und selbst mit extremer Zufütterung kaum zu beeinflussen.

Ein Trauma führt regelmäßig zu einem Anstieg der Blutglukose, des Blutlaktats, der

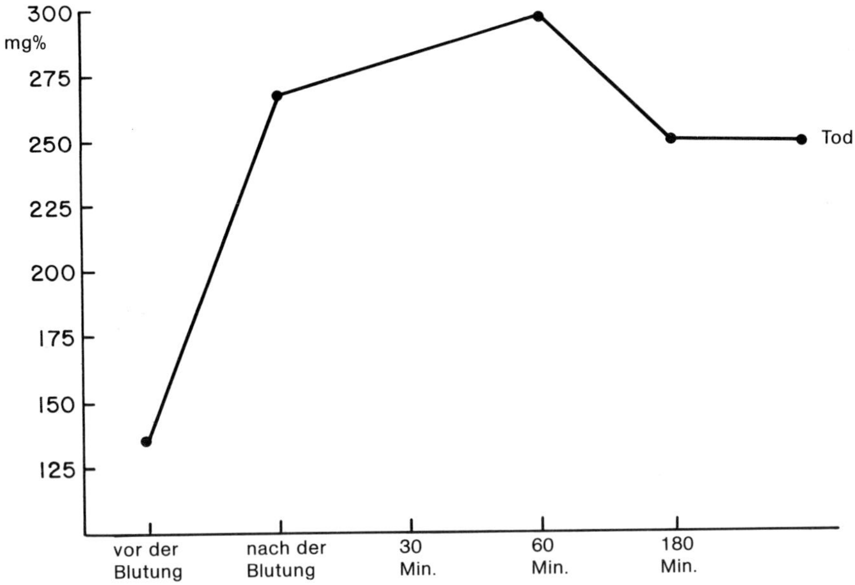

Abb. 3.13 Blutglukose nach einer tödlich verlaufenden Blutung (unbehandelt)

freien Fettsäuren im Blut und mit der Zeit auch zum Abbau der Proteine des Körpers. Diese Veränderungen sollten nicht als abstrakte Phänomene ohne klinische Bedeutung angesehen werden. Seit wir sie verstanden haben, ist die Therapie rationaler und effektiver geworden. Beim akut traumatisierten Tier haben mindestens zwei dieser Parameter, Glukose und Laktat, einen großen prognostischen Wert.

Der Anstieg der Blutglukose nach einem Trauma ist so stetig und andauernd, daß die Interpretation der Labordaten ein Umdenken erfordert (Abb. 3.13). Wir sind geschult, Glukosespiegel zwischen 80 und 100 mg/dl als normal (d.h. gut) und Werte über 300 mg/dl als abnormal (d.h. schlecht) anzusehen. Fast das Gegenteil ist jedoch beim akut traumatisierten Tier richtig. Blutglukosespiegel von über 300 mg/dl sind häufig nach einem Trauma. Liegt aber bei einem Tier im Anschluß an ein Trauma ein verlangsamter Blutfluß vor, dann sind Blutglukosewerte in dem Bereich von 80 bis 100 mg/dl als ein sehr schlechtes Zeichen zu interpretieren.

Dieses scheinbare Paradoxon ist Resultat einer Reihe von Faktoren, die alle darauf hinwirken, die Blutglukose anzuheben. Die Katecholaminreaktion auf Trauma oder Streß steigert die Glykogenolyse in der Leber. Sogar während der Glykogenolyse in der Leber stimuliert Adrenalin, unterstützt von den Glukokortikoiden, die Glukoneogenese aus Drei-Kohlenstoff-Fragmenten in der Leber. Die Drei-Kohlenstoff-Fragmente werden zum Zwecke der Umwandlung in neue Glukose vom Muskel zur Leber transportiert. Nach einem Trauma hat der Glukagonspiegel eine charakteristische Höhe, die der Leber ein zusätzliches Signal zur Steigerung der Glukoseproduktion gibt.

Wir haben schon früher festgestellt, daß Hunde im Zustand verminderten Stromzeitvolumens größere Mengen Insulin sezernieren, doch die Bereitstellung des Insulins ist mangelhaft und der Blutzuckerspiegel bleibt hoch. Nach einem Trauma haben Hunde hohe endogene Blutglukosewerte. Verabreicht man exogene Glukose (0,5 g/kg), dann wird die Insulinsekretion dramatisch gesteigert; aber weder endogene noch exogene Glukose wird verbraucht, so daß die Werte einige Stunden lang erhöht bleiben.

Die Insulinresistenz des Gewebes scheint nicht gleichmäßig über den gesamten Körper verteilt zu sein. Man hat angenommen, daß das Gewebe der Skelettmuskulatur zuerst eine Insulinresistenz entwickelt. Es gibt Spekulationen über ein spezifisches humorales oder zelluläres Produkt beim Trauma, das die Insulinresistenz in der Muskulatur induziert und die Glukoseaufnahme und -verwertung verhindert.

Legt man Katheter in die Femoralgefäße eines Schweines, so können Substrataufnahme und Metabolitenproduktion der Hintergliedmaße gemessen werden. Die Messungen würden den Metabolismus des Muskels dokumentieren. Injiziert man lediglich eine kleine Menge Plasma (5 ml) eines schwer traumatisierten menschlichen Patienten in den Arterienkatheter, verdoppelt sich der Blutfluß zu der Gliedmaße. Gleichzeitig sinkt die Glukoseaufnahme und die Laktatproduktion wird verdoppelt (13). Ähnliche Experimente bei Ratten erbrachten einen 60 %igen Anstieg des Blutflusses, einen 56 %igen Anstieg der Laktatproduktion und eine 55 %ige Verminderung der Glukoseaufnahme. Normales Plasma verursacht keine meßbaren Veränderungen. Plasma traumatisierter menschlicher Patienten kann fraktioniert werden. Die Fraktionen mit Molekulargewichten zwischen 1 000 und 10 000 Dalton allein führen zu ähnlichen Ergebnissen. Der genaue Wirkungsmechanismus dieses Anti-Insulin-Agens ist bisher nicht bekannt.

Es wird vermutet, daß Insulin an der Zellmembran den Transort von Glukose ermöglicht oder erleichtert. Die Zellmembran scheint empfindlich auf Schäden zu reagieren, die bei schlechter Blutversorgung auftreten. Insulinresistenz und hohe Blutglukosewerte sind Beispiele für die Störungen, die bei vermindertem Stromzeitvolumen auftreten.

Literatur

1 Arango, A., et al.: Role of ischemia in the induction of changes in cell membrane during hemorrhagic shock. J. Surg. Res. 20 (1976) 473

2 Carey, J.J.: Physiological hemodilution. Ann. Surg. 178 (1973) 87

3 Constantian, M.B., et al.: Association of a circulating immunosuppressive polypeptide with operative and accidental trauma. Ann. Surg. 185 (1977) 73

4 Daniel, A.M., MacLean, L.D., and Shizgal, H.M.: Lactate metabolism in the dog during shock from hemorrhage, cardiac tamponade, or endotoxin. Surg. Gynecol. Obstet. 143 (1976) 581

5 Fine, J.: The intestinal circulation in shock. Gastroenterology 52 (1967) 454

6 Fujita, T., et al.: Intracellular electrolytes in erythrocytes during and after shock. J. Trauma 18 (1978) 345

7 Gallagher, J.F., and Shires, G.T.: Correlation of transmission potential difference with high-energy phosphate levels in hemorrhagic shock. Surg. Forum 28 (1977) 19

8 Masoro, E.J.: Factors influencing intermediary metabolism. In Ruch, T.C., and Patton, H.D. (Eds.): Physiology and Biophysics. W.B. Saunders Company, Philadelphia, 1965

9 Mela, T., et al.: Inhibition of brain mitochondrial function and changes in tissue H^+ and K^+ concentration in hemorrhagic shock. Surg. Forum 26 (1975) 51

10 Moore, F.D.: La maladie post-operatoire: Is there order in vanity? Surg. Clin. North Am. 56 (1976) 803

11 Niinikoski, J.: Tissue oxygenation in hypovolemic shock. Ann. Clin. Res. 9 (1977) 151

12 Nixon, J.R., et al.: Free fatty acid and arterial oxygen changes following major injury. J. Trauma 18 (1978) 23

13 O'Donnel, T.F., et al.: Relationship of hind leg energy fuel metabolism to circulatory responses in servere sepsis. J. Surg. Res. 16 (1974) 112

14 Scoville, W.A., et al.: Deficits in reticuloendothelial humoral control mechanisms in patients after trauma. J. Trauma 16 (1976) 899

15 Shires, G.T., et al.: Alterations in cellular membrane function during hemorrhagic shock in primates. Ann. Surg. 176 (1972) 288

16 Spitzer, J.A., and Spitzer, J.J.: Plasma lipid changes during hemorrhagic shock. J. Trauma 12 (1972) 898

17 Tamura, H., et al.: The nervous system in experimental shock. J. Trauma 128 (1972) 69

18 Wood, J.J., et al.: Brain oxidative and energy metabolism during hemorrhagic shock. Surg. Forum 28 (1977) 75

4. Untersuchung des traumatisierten Patienten

Einleitung

Nur wenige Veterinärpraxen sind wirklich darauf eingerichtet, akut traumatisierte Patienten zu behandeln, ohne daß es zu Unruhe und Durcheinander im täglichen Behandlungsablauf kommt. In einer mittleren Praxis mit einem oder zwei Tierärzten, einer Sekretärin bzw. Sprechstundenhilfe, einer oder zwei Tierarzthelferinnen und einem sorgfältig geführten Terminkalender tritt sofort Unruhe und Hektik auf, wenn ein schwer verletztes Tier plötzlich vor der Tür steht. Dann müssen entweder Termine geändert oder gestrichen, geplante Operationen verschoben werden, das Stimmungsbarometer der Patientenbesitzer erreicht nahezu seinen tiefsten Punkt und alles, was in den Seminaren über Management gelehrt wird, ist praktisch nicht anwendbar. Der rasche Zuwachs an lokalen und regionalen Unfallkliniken, die sehr erfolgreich waren und sind, bestätigt, daß die meisten Tierärzte diese Problempatienten lieber an solche Häuser überweisen. Dennoch gibt es viele, für die der traumatisierte Patient eine fast krankhafte Faszination darstellt. Es spielt kaum eine Rolle, ob dieser Reiz durch Sympathie zum Patienten, Einfühlungsvermögen in den Patientenbesitzer oder nüchterne, intellektuelle Herausforderung bedingt ist. Tatsächlich erwecken Unfalltierärzte den Anschein, gefühlsmäßig frei zu sein, aber das Spiel mit dem Feuer zu lieben. Die meisten sind schlechte Verlierer. Sie hassen es, sich geschlagen zu geben. Für einige scheint dies eine egozentrische Haltung oder moralisch fragwürdige Motivation zu sein. Man nennt diese Verhaltensweise: Forsches Angehen eines Traumas, eine wirklich passende Bezeichnung.

Ist es wirklich möglich, die chaotische Unterbrechung, die ein Notfallpatient hervorruft, im täglichen Ablauf zu vermeiden? Nicht ganz! Aber wenn man etwas vorausplant und das Personal dahingehend schult, läßt sich dieser Schrecken von 9,5 auf 3,2 der Richterskala vermindern. Zeit und Durcheinander sind die eigentlich störenden Faktoren. Man sagt, daß bei schweren Traumafällen folgende drei Schritte wichtig für die Behandlung sind:

Erkennen,
Wiederbelebung,
Wiederherstellung.

In dieser Reihenfolge lassen sich diese Schritte nur dann nachvollziehen, wenn zwischen den einzelnen Schritten die Möglichkeit besteht, nachzudenken. Ein ordentlicher – im voraus geplanter – Ablauf ist daher unumgänglich. Perioden ruhiger Betrachtung sind eher retrospektiv als vorausschauend. Folgt daraus, daß Entscheidungen auf unzulänglichen Ergebnissen basieren? Dies muß mit „ja“ beantwortet werden, wenn wir Laborwerte oder Röntgenbilder nur als Information aus Maschinen ansehen. Doch man kann die Frage auch mit „nein“ beantworten, wenn wir davon ausgehen, daß die Ergebnisse im zerebralen Computer gespeichert, aneinandergereiht und programmiert werden und beim kleinsten Anstoß wieder abrufbereit sind.

Es ist töricht, wenn man sich über die Vielzahl spezifischer Daten, die den Humanmedizinern aus großen Traumazentren zur Verfügung stehen, lustig macht. Ebenso dumm ist es, zu fordern, daß Veterinärpraxen das Niveau dieser Zentren erreichen müßten. Wenn der Tierarzt die Trauma-Pathophysiologie versteht, dann sind nur noch wenige Laborparameter nötig, um die Ergebnisse seiner klinischen Untersuchung am Patienten zu untermauern. Laborwerte allein sind eine schwache Hilfe für das, was unsere Augen, Ohren, Finger und Verstand, geschult durch jahrelange Erfahrungen, uns mitteilen. Vor allem sollten wir durch den Patienten mehr erfahren. Erst dann, wenn alles wohl durchdacht ist, können nackte Labordaten für uns nützlich und bedeutungsvoll sein. Es gibt kaum etwas Frustrierenderes für einen tatkräftigen Kliniker, als

Studenten und Assistenten zu beobachten, die über eventuelle Möglichkeiten und komplizierte Auslegungen von Laborbefunden debattieren, während der Patient langsam stirbt. Umgekehrt, nichts ruft so schnell ein leises Schmunzeln hervor, als wenn man den gewichtigen Debatten der gleichen Typen lauscht, die neue und seltsame Tests planen, während der Patient fröhlich mit dem Schwanz wedelt oder sich das Fell reinigt, bevor er ein neues Abenteuer angeht.

Nachdem nun alle Vorurteile, die einem ein Menschenleben lang begegnet sind, angesprochen wurden, sollte der energische Kliniker endlich zur Sache kommen, d.h. mit der Untersuchung des traumatisierten Patienten beginnen.

„Ideolepsis“ – ein anschauliches Wort, das selten in einem Wörterbuch zu finden ist – bedeutet eingenommen oder gefangensein von einer einzigen Idee. Der Ausdruck „Tunnelblick“ oder „Scheuklappen“ bedeutet fast das gleiche. Beim Untersuchen eines traumatisierten Patienten ist „Ideolepsis“ die größte Gefahr. Es ist leicht, von einer einzelnen Verletzung eingenommen zu sein, von einem einzelnen Baum im Traumawald, und dabei übersieht man andere, schwerwiegendere Probleme. Je spezialisierter wir werden, desto größer ist die Gefahr, diesen Fehler zu machen. Eine retrospektive Studie, die *D.A. Jackson* und der Autor durchgeführt haben, war eine hervorragende Lektion für mögliche Ideolepsien. Beim Betrachten von Röntgenaufnahmen hatten 48 von 100 Hunden, die in erster Linie mit Beckenfrakturen vorgestellt wurden, eine Art Thoraxtrauma. Von diesen 48 Tieren wurden nur bei 18 klinische Symptome einer Thoraxschädigung entdeckt. Es ist schwierig zu sagen, ob die mangelhafte klinische Beobachtung durch tatsächlich versteckte bzw, nicht vorhandene Symptome oder durch Ideolepsis bedingt ist. Eine signifikante Anzahl versäumter Beobachtungen allerdings läßt vermuten, daß sich der Untersucher zu schnell auf die deutlichen Beckenverletzungen konzentriert. Glücklicherweise verhinderte das starre Protokoll, das Röntgenaufnahmen bei stark traumatisierten Patienten erfordert, schwerwiegende Folgen.

Der Untersuchungsgang muß konsequent und einfach sein: Konsequent, d.h. keines der wichtigen Organsysteme darf übersehen werden; einfach bedeutet, daß die Erstuntersuchung schnell durchgeführt werden kann. Dabei hilft ein einfaches Gedächtnisschema bei der Untersuchung eines traumatisierten Patienten. Dieses Schema nennt sich der ABC-Zugang zum Trauma. Es rückt unsere gesetzten Prioritäten in die richtige Perspektive. Wendet man den Plan gewissenhaft an, so läßt sich in klarer rascher Folge das Notwendige erkennen, wiederbeleben und wiederherstellen.

Wir beginnen mit A. *A steht für Atemwege* (airway), im weiteren Sinne das gesamte Respirationssystem, einschließlich der Thoraxwand. *B steht für Blutung* (bleeding), d.h. im weiteren Sinne das gesamte Kreislaufsystem, einschließlich des hämorrhagischen Schock-Komplexes. *C (Z) bedeutet c(z)erebrale Störungen* (consciousness). Es soll uns daran erinnern, daß zuerst eine gründliche, einfache und rasche Untersuchung des ZNS erfolgen muß, bevor eine größere Arzneimitteltherapie eingeleitet wird.

Anschließend wird ein detailliertes Untersuchungsschema entworfen. Fürs erste sind Augen, Ohren, Finger, ein Stethoskop und eine alte Arterienklemme erforderlich. Die wichtigen Organsysteme können in wenigen Sekunden überprüft, eine lebensrettende Therapie (falls nötig) eingeleitet und der Patient stabilisiert werden.

Nach Überprüfung der ABC-Systeme wird es Zeit, selbst einmal tief durchzuatmen, zurückzutreten und zu überprüfen, was beobachtet und bisher getan wurde und was noch zu tun bleibt.

D und *E* stehen für *digestive* und *exkretorische Funktionen*. Zusammengefaßt bedeutet das, daß wir uns anschließend mit den Baucheingeweiden beschäftigen müssen. A, B und C sind Bereiche von akut lebensgefährdender Bedeutung. Sie sind so dramatisch, daß wir den Blick für D und E vorerst verlieren können. Ein Trauma, das in die Bereiche von D und E fällt, kann und wird oft frühzeitig dramatisch klinische Probleme hervorrufen, jedoch sind diese Probleme ein Teil von B = Blutung. Ein Trauma, das sich auf D und E bezieht und keine Hämorrhagie veranlaßt, ruft dagegen mehr schleichende klinische Symptome hervor. Wahrscheinlich ist selbst schleichend noch ein zu starkes Wort dafür. Die Veränderungen können komplett verdeckt sein, erst Stunden oder Tage später auftreten, dann eine spektakuläre Peritonitis oder den plötzlichen Tod hervorrufen. Selbstverständlich dürfen die Überlegungen für D und E vorübergehend beiseite geschoben werden, während man sich mit A, B und C beschäftigt und diese drei stabilisiert, aber sie beiseitelegen und vergessen bedeutet etwas vollkommen anderes!

F steht für *Frakturen*. Frakturen des Brustkorbes werden in A, diejenigen an Kopf und Wirbelsäule in C berücksichtigt. Es treten Frakturen an den langen Knochen, dem Becken sowie des Gesichtsschädels auf. Trotz der augenscheinlichen Faszination für Orthopädie wird dieses Buch dieses Thema freudig ignorieren. Andere, wesentlich Kompetentere in dieser Kunst und Wissenschaft der „Knochenbastelei" haben dieses Thema ausführlich behandelt. Hier befassen wir uns nur mit den lebensbedrohlichen Aspekten des Traumas.

Aber in unserem theoretischen Schema haben Frakturen auch einen bestimmten Platz = F. Jedoch muß man F auf der Skala in einem gewissen Abstand von A, B und C sehen. Das entspricht den wirklichen Gegebenheiten. Denn Frakturen zu reparieren erfordert sehr viel Geschick und Anstrengung, aber für die sofortige Versorgung des traumatisierten Patienten ist es nicht erforderlich. Die einzigen Erfordernisse innerhalb der ersten kritischen Stunden sind provisorisches Schienen, Ruhigstellung, Schutzverbände oder wissenschaftliches Vernachlässigen. Natürlich sind Frakturen so offensichtlich und dramatisch, daß sie leicht andere Weichteiltraumen verdecken können. Selbst der Patientenbesitzer kann eindeutige Frakturen erkennen und darüber sehr betroffen sein. Dann braucht es schon ein bißchen Mut, um über die Fraktur hinwegzusehen und sich wichtigeren und dringlicheren Dingen zu widmen.

Multiple Verletzungen sind eher die Regel als die Ausnahme. Die offensichtlichen Verletzungen sind oft weniger lebensbedrohend als die verborgenen. Der gebrochene Oberschenkel ist eindeutig, die traumatisierte Lunge kann dagegen leicht übersehen werden. Man kann nicht alles Offensichtliche nur vernachlässigen, jedoch muß der Untersucher nach dem Verborgenen fahnden.

Untersuchungsschema

Das Untersuchungsschema umfaßt eine Reihe von Fragen. Grundsätzlich sind diese Fragen für den Untersucher gedacht, jedoch sind einige an den Patientenbesitzer oder Zeugen gerichtet, der gesehen hat, wie das Trauma entstand.

1. Allgemeine Fragen

A. Ursache des Traumas
  a) durch Autounfall
  b) durch Gewehrkugel

B. Zeitspanne ab Trauma?

2. Kritische Untersuchung der einzelnen Systeme

A – steht für Atemwege
1. Ist der obere Atemweg frei durchgängig? Bestehen nasale oder faziale Frakturen? Blutet es aus den Nasenöffnungen?
2. Wie ist der Atemtypus? Tachypnoe? Dyspnoe? Abdominal?
3. Entspricht das geschätzte Atemzugvolumen den Erwartungen?
4. Ist das geschätzte Atemzugvolumen vergleichbar mit den sichtbaren respiratorischen Anstrengungen?
5. Bestehen sichtbare oder palpierbare Verformungen oder Wunden an der Thoraxwand? oder ein subkutanes Emphysem?
6. Anzeichen von Zyanose?
7. Sind die Lungengeräusche normal? Rauh? Gedämpft? Keinerlei Luftbewegungen? Veränderungen ein- oder beidseitig?
8. Sind Thoraxeingeweide (besonders das Herz) nach rechts oder links verschoben?
9. *Braucht eines der oben genannten sofortige Hilfe oder Beachtung?*

B – steht für Blutung
1. Bestehen augenscheinlich größere Blutungen?
2. Gibt es Anzeichen eines hypovolämischen Schocks? Dauer der kapillären Durchblutungszeit?
3. Wie ist die Pulsfrequenz und Art des Pulses? Pulsdruck? Farbe der Schleimhäute?

4. Auskultationsbefund des Herzens: gedämpft? schwach? arrhythmisch? Pulsdefizit?
5. Sind sichtbare Venenerweiterungen vorhanden? Kollaps?
6. Wurde schon ein Venenkatheter gelegt?
7. Sind schon Blutproben für Ausgangswerte abgenommen?
8. *Jetzt wird es Zeit, mit der Kreislaufunterstützung zu beginnen!*

C – steht für CNS (ZNS)

1. Ist das Tier bei Bewußtsein? wach? ansprechbar? beweglich? hat es intakte Reflexe?
- oder -
2. Ist es gedämpft, bewußtlos, paretisch, paraplegisch oder zeigt es anormale (oder abnorme oder ungewöhnliche) Reflexe?
3. Hat sich eines dieser Symptome unmittelbar nach der Verletzung verändert (d.h. verbessert oder verschlechtert)?
4. Erfolgte irgendeine Medikation, die die ZNS-Auswertung beeinflussen könnte?
5. Lassen sich Hirn-, Rückenmark- und periphere Nervenverletzungen mit Hilfe einer neurologischen Untersuchung lokalisieren?
6. Liegt ein Verletzungstyp vor, der eine sofortige Operation erfordert? Kann das Tier zu diesem Zeitpunkt vorsichtig geröntgt werden, um die Verletzung zu lokalisieren?

Erst jetzt, nachdem Atmung, Kreislauf und Nervensystem beurteilt und eine unterstützende Therapie eingeleitet wurde, hat man einige Minuten Zeit, sich zu erholen, die Symptome nochmals zu überprüfen und sie dann aufzuschreiben.

Anästhetika und Analgetika

Bevor wir zu den Punkten D, E und F weitereilen, müssen wir über eine sehr umstrittene Frage nachdenken. An irgendeiner Stelle nach A, B und C kann es wünschenswert oder erforderlich sein, beruhigende Medikamente zu applizieren. Sowohl Schmerz, Aufregung als auch Angst verhindern eine zufriedenstellende Untersuchung oder Behandlung vieler akut traumatisierter Tiere. Risiko und Nebenwirkungen variieren bei verschiedenen Medikamenten. Narkotika, Barbiturate, gasförmige Anästhetika, Relaxantia und dissoziative Anästhetika, einzeln oder in Kombination, haben sehr gut definierte Vor- und Nachteile. Jede Tierarztpraxis hat ein Sortiment an anästhetischen Mitteln, mit dem sie gut vertraut ist. Da es keine Methode gibt, die am besten ist, werden auf Grund von Erfahrungen und Überzeugungen einige Mittel anderen vorgezogen. Das Problem Sedation kann forsch in Angriff genommen und dabei sicher und zuverlässig befolgt werden. Dies sind: Unterstützung der Atmung und des Blutvolumens, Aufrechterhaltung eines anästhetisch wirksamen Spiegels bei niedrigster Dosierung, die gerade ausreicht, um eine Untersuchung, Notversorgung oder endgültige chirurgische Wiederherstellung durchzuführen. Für die Notwendigkeit einer Sedation könnte man viele Beispiele geben, wie unbefriedigende Abdomen- oder Wirbelsäulenröntgenaufnahmen, Schwierigkeiten beim Legen eines Venenkatheters, unmögliche abdominale Palpation, vorübergehendes temporäres Gipsen oder Schienen von Frakturen, Wundtoilette bei stark zerrissenen und infizierten Wunden. Dies sind nur wenige Indikationen für eine medikamentelle Beeinflussung, d.h. Sedation des Patienten.

Alle Sorten von chemischen Beruhigungsmitteln sind von dem einen oder anderen Veterinäranästhesisten erprobt und erfolgreich angewendet worden. Jedes Mittel ist wahrscheinlich zufriedenstellend, wenn es richtig angewendet wird. Die einfache Kombination eines ultrakurzwirkenden Barbiturates und eines Inhalationsanästhetikums wurde über viele Jahre sehr erfolgreich bei einem Minimum an Morbidität und fast keiner anästhetischen Mortalität verwendet. Aber auch diese Kombination ist nicht frei von Gefahren, und die erwähnten Kriterien sind wesentlich für gute Ergebnisse. Sie sind wichtig genug, nochmals wiederholt zu werden: Unterstützung der Atmung und des Blutvolumens, Minimum an anästhetischem Spiegel.

Weiterführende Untersuchung

D und E stehen für digestives und exkretorisches System.

1. Bestehen irgendwelche abdominalen Hernienbildungen?
2. Sind sichtbare abdominale Einstiche oder penetrierende Wunden zu erkennen?
3. Ist das Abdomen gespannt? Schmerzhaft? Aufgetrieben? Schlaff?
4. Kann man folgende Organe palpieren: Milz, Nieren, Leberränder, Därme, Harnblase?
5. Ist Blut im Rektum?
6. Hat das Tier seit dem Trauma willkürlich Harn abgesetzt?

In den folgenden Kapiteln wird jeder Bereich getrennt betrachtet. Diese Diskussionen werden – wegen der unbedingten Notwendigkeit – recht detailliert sein. Aber der Leser sollte die Tatsache nicht aus den Augen verlieren und meinen, die detaillierten Diskussionen und Bücherstudien seien für Mußestunden am Abend.

Klassifizierung der traumatisierten Patienten

Zu Beginn einer schnellen klinischen Untersuchung wird eine Einteilung gemacht. Man wählt am besten 4 Hauptgruppen. In welche Gruppe der Patient eingestuft wird, hängt von den rasch erfolgten klinischen Eindrücken ab. Progression oder Veränderung des klinischen Status oder weiterführende Untersuchungen können allerdings eine Änderung des Planes erfordern.

Die 4 Hauptgruppen sind:

I. Verletzungen erscheinen gering. Sollten über 24 Stunden beobachtet werden.
II. Keine lebensbedrohlichen Verletzungen. Kleiner chirurgischer Eingriff ist nötig.
III. Lebensbedrohliche Verletzungen. Sofortige medizinische Intensivtherapie sowie Operation sind erforderlich.
IV. Irreparable Verletzungen. Euthanasie sollte erfolgen.

Gruppe I

Viele traumatisierte Patienten fallen unter diese Gruppe. Während der ersten Untersuchung erscheinen A, B und C (Z) normal. D und E sind stets unklare Bereiche, aber z.Zt. sind keine eindeutigen Anzeichen für Verletzungen vorhanden. F = Frakturen und Luxationen sind ausgeschlossen, da das Tier einen normalen Gang ohne Anzeichen von Lahmheit zeigt. Es erscheint oft unglaublich, daß ein 10 kg schwerer Hund, der von einem ca. 2000 kg schweren Auto angefahren wird, als Patient in Gruppe I erscheint. Das einzig sichere Verfahren ist eine über 24 Stunden dauernde Beobachtung.

Die Patienten dieser Klasse haben häufig verborgene Verletzungen. Schock, Pneumothorax, Abdominalblutung, Hirnödem, all dies kann sich erst nach einigen Stunden entwickeln. Eine vernünftige Zahl frühzeitiger Laboruntersuchungen wie Hämatokrit-, Harnstoff-, Leukozytenbestimmung und Urinuntersuchung wird für Ausgangswerte benötigt. Sie sind sehr wichtig, da später oft Veränderungen im klinischen Zustand eintreten können. Nach den heutigen Erkenntnissen ist es anzuraten, Röntgenbilder vom Thorax bei jedem traumatisierten Tier anzufertigen. Hierfür sollten geübte veterinärmedizinische Helfer vorhanden sein. Wiederholte Kurzuntersuchungen auf einem einfachen Krankenblatt notiert, sind wesentlich effektiver als eine einzige Untersuchung. Wir interessieren uns mehr für Veränderungen und Verläufe eines Krankheitsfalles als für einzelne Werte.

Gruppe II

Die Patienten der Gruppe II ähneln denen der Gruppe I, außer daß sie sichtbare Wunden, Hautabschürfungen, Absprengungen, Frakturen oder Luxationen haben. Je schneller die Versorgung der Läsionen, umso besser sind die Endresultate. Wenn möglich – und es ist immer irgendwie möglich – sollten diese Verletzungen besser unter Allgemeinanästhesie versorgt werden. Ohne Narkose besteht eine starke Neigung, Rißwunden und Absprengungen oberflächlich zu versorgen. Unter Allgemeinnarkose werden gründliche Wundreinigung, vollständige Wundtoilette, qualitativ gute Röntgenaufnahmen sowie sorgfältige Wiederherstellung zu einer angenehmen Erfahrung anstatt zu einem frustrierenden Ringkampf.

Weder mit Antibiotikagaben noch mit anderen Medikamenten erreicht man den Grad an Heilung, wie sie die Ergebnisse einer einfachen und sorgfältigen Wundtoilette ermöglichen. Sehr viele Dinge werden „schrecklich einfach" beim Einsatz kontrollierter Beatmung und Allgemeinnarkose im Gegensatz zu anderen Sedations- und Analgesieverfahren, wo diese Dinge „einfach schrecklich" sind.

Frakturen, besonders Frakturen an großen langen Knochen, sollte man im allgemeinen während der ersten frühen Phase nicht versorgen. Falls eine einfache manuelle Reposition und Schienung möglich ist, muß dies natürlich durchgeführt werden. Große orthopädische Chirurgie sollte man besser so lange verschieben, bis die Ausmaße der Verletzungen zu erkennen sind. Die Thomas-Schiene, der Robert-Jones-Verband, Hüft- und Schulterschlingen oder temporär angelegte Schienen lassen sich schnell zum vorübergehenden Schutz dieser Frakturen und des benachbarten Weichteilgewebes anlegen. Wiederum hat uns die Erfahrung gelehrt, daß dafür weitaus besser eine Allgemeinnarkose geeignet ist. Eine Ausnahme bilden die frischen offenen Frakturen. Da eine sofortige und besonders sorgfältige Reinigung und Wundtoilette erforderlich sind, unterstützen oder bejahen die meisten Autoren eine geeignete interne oder externe Fixation innerhalb der gleichen Operationsdauer. Stabilisation der Fraktur ist wichtig, um eine Knochen- und benachbarte Weichteilinfektion zu vermeiden.

Nachdem die oberflächlichen Verletzungen versorgt sind und bevor die Aufwachphase beginnt, ist ausreichend Zeit, um die abdominalen Organe zart und vorsichtig zu palpieren und gute Röntgenaufnahmen des Abdomens anzufertigen. Obwohl es immer noch möglich ist, daß man eine Verletzung im Gastrointestinal- oder Harntrakt in dieser frühen Phase übersieht, werden doch die meisten schweren Läsionen erkannt.

Gruppe III

Diese Patienten befinden sich in einem ernsten bis kritischen Zustand vom ersten Moment der Untersuchung an. Das heißt, A, B und C (Z) oder jede Kombination dieser Systeme sind in einer lebensbedrohlichen Lage. Falls mehrere ausgebildete Leute da sind, sollten wir versuchen, uns um alle drei Bereiche gleichzeitig zu kümmern. Das ist allerdings selten der Fall in einem Tierspital, daher müssen wir rasch jedes System in eigener Prioritätenfolge angehen.

A steht für Atemwege. Falls irgendein lebensbedrohliches Problem im Respirationssystem besteht, ist die Auswahl der Behandlung sehr begrenzt. Ein rigoroses Eingreifen ist das einzig vernünftige. Vier Schritte sind nötig: sofortige tracheale Intubation; assistierte oder kontrollierte Beatmung; Erkennen des Problems durch digitale Untersuchung; Auskultation, röntgenologische Untersuchung und sofortige Versorgung, wenn möglich. Doch dieses energische Eingreifen erfordert eine geeignete Ausrüstung und Vertrautheit in deren Handhabung sowie ein bestimmtes Maß an Mut.

Folgender Fall soll als Beispiel dienen: Eine Hernia diaphragmatica kann eine außerordentlich lebensbedrohliche Situation des Respirationssystems darstellen. In so einem Fall ist eine konservative Behandlung gleichbedeutend mit einer Unterlassung.

Ein ultrakurzwirkendes Barbiturat, fraktioniert i.v. gegeben, rasche Intubation sowie kontrollierte Beatmung mit positivem Druck verändern jedoch eine nahezu fatale Situation in eine ernste, aber doch lenkbare. Eine Verschleppung verbessert selten – falls überhaupt – die Atemnot. Unter kontrollierter Beatmung können Drains in den Thorax eingelegt, Röntgenaufnahmen angefertigt und an eine endgültige Wiederherstellung gedacht werden.

B steht für Blutung. Die zur Gruppe III zählenden Tiere befinden sich meistens im Schock. Unmittelbar nach Unterstützung der Atmung sollte unbedingt die Infusionstherapie beginnen. Man wählt einen weitlumigen Katheter, legt ihn in die größtmögliche Vene und gibt geeignete Infusionslösungen mit den notwendigen Medikamenten so rasch wie möglich. Die ersten Blutproben werden im allgemeinen unmittelbar nach Legen des Katheters entnommen. Mit Beginn der Therapie verhelfen uns die Laborwerte, ein Gefühl für den weiteren Behandlungsverlauf zu bekommen. Nochmals ist zu betonen, daß rasche Operationsentscheidungen notwendig sein können.

Wir sehen sehr selten schwere, äußere Blutungen am Patienten. Tiefe Verletzungen unterhalb des Karpus oder Tarsus sind Ausnahmen. Diese Wunden – besonders die verschiedenen Schnittverletzungen – erfordern einen sofortigen Druckverband oder einen vorübergehenden Esmarch.

C (Z) steht für C(Z)NS. Der ernsthaft erkrankte Patient der Gruppe III zeigt beim ZNS-Trauma Symptome von Schädel- und Rückenmarksverletzungen. Je nach Grad und Lokalisation des Traumas kann eine sofortige Operation notwendig sein.

Gruppe IV

Die Tiere aus der Gruppe IV leiden an irreparablen Verletzungen. Die Frage nach einer Behandlung muß entweder ethisch oder wirtschaftlich, weniger medizinisch begründet werden. Soll z.B. ein 14jähriger Pudel mit multiplen Frakturen zahlreiche Operationen über sich ergehen lassen oder sollte er besser eingeschläfert werden?

Zuerst sollten wir die wirtschaftliche Frage näher betrachten. Wer entscheidet, wieviel unser Kunde investieren will? Viel zu häufig entscheidet der Tierarzt mit Worten und Gesten, daß es das Tier nicht wert ist. Er drängt dem Besitzer sein eigenes Werturteil auf. Derselbe Tierarzt fährt u.U. ein 75 000 DM teures Auto oder trinkt ausschließlich importierte Weine. Der Patientenbesitzer hingegen – wie der Autor – zieht eine Schrottkiste vor und trinkt lieber einen Tischwein. Man sollte nicht den Moment des Streßes benutzen, um teure veterinärmedizinische Leistungen zu verkaufen. Es gibt häufig Situationen, in denen wir genauestens abwägen müssen, was sowohl gut für den Patientenbesitzer als auch für das erkrankte Tier ist. Wenn mich jedoch 35 Jahre tierärztlicher Tätigkeit etwas gelehrt haben, dann, daß wir auf eines Menschen Vergnügen bzw. Hobby kein Preisschild kleben dürfen. Unsere Aufgabe ist es, rasch und einfach den Zustand des Patienten zu beurteilen, einen angemessenen Preis vorzuschlagen, die Prognose zu stellen und dann den Besitzer entscheiden zu lassen.

Gibt es Tiere, denen nicht mehr zu helfen ist? Ja, natürlich! Die meisten von ihnen sind der Kategorie C (Z) zuzuordnen und leiden an schweren Wirbelsäulenfrakturen. Besonders bei diesen Tieren müssen wir sehr vorsichtig unterscheiden zwischen solchen, die wirklich inoperabel sind und solchen, die eventuell operiert werden könnten. Irgendwo – oft in der Nähe – gibt es einen Kollegen, der diesem Tier soweit helfen kann, daß es einigermaßen wieder laufen kann. Falsche Werturteile und unser eigener Stolz bewirken mehr Entscheidungen für die Euthanasie, als daß sich die Besitzer dafür entscheiden würden.

Literatur

1 Jackson, D.A., and Brasmer, T.H.: Blunt thoracic and non-thoracic trauma associated with pelvic fractures in dogs. Unpublished data, University of Minnesota

5. A steht für Atemwege

Einleitung

Traumen des Respirationssystems und des Thorax lassen sich in vier Hauptkategorien einteilen:

Trauma des oberen Respirationssystems;
Trauma des Brustkorbes;
traumatische Verletzungen mit Beeinträchtigung des Pleuralraumes;
Trauma der Brustorgane;

Mit dieser Klassifikation gibt es einige Probleme. Erstens, jedes einzelne Tier kann mehrere Arten von Traumen haben. Ein strenges Klassifikationsschema ist nur sinnvoll, um einzelne Verletzungen gesondert zu beschreiben. Zweitens sind wir gewohnt, Respirations- und Kreislaufsystem als getrennt zu betrachten. Unsere anatomische und physiologische Denkungsweise ist durch frühere Lehrmethoden und Kapitelaufteilung in Büchern geprägt. Im traumatisierten Patienten dagegen sollten wir die Funktion von Respirations- und Kreislaufsystem als eine gemeinsame ansehen. Ihre Hauptaufgabe ist, O_2 der Atemluft (Atmosphäre) aufzunehmen und in die Zellen zu transportieren, sowie CO_2 aus den Zellen in die Atmosphäre abzugeben. In diesem Sinne ist es nur logisch, alle Thoraxorgane unter die allgemeine Erörterung traumatischer Probleme der Atmung zusammenzufassen.

Atmung ist die Summe aller physikalischen und chemischen Prozesse, bei denen O_2 in das System assimiliert und CO_2 abgegeben wird. Ventilation beinhaltet nur den Teil der Respiration, der bis zu dem Augenblick abläuft, bei dem der Gasaustausch zwischen den Alveoli und dem Blut der Lungenkapillaren eintritt.

Insuffiziente Ventilation (IV) und Ventilations-Perfusions-Imbalance (VPI)

Wir können unser Verständnis für das Trauma bezogen auf das Atmungssystem vereinfachen, wenn wir die Respirationsprobleme in zwei Hauptkategorien einteilen:

Die erste nennen wir einfach „insuffiziente Ventilation“ (IV). Die zweite – etwas komplexere – kann als „Ventilations-Perfusions-Imbalance“ (VPI) bezeichnet werden. Beide Hauptkategorien lassen sich noch weiter differenzieren in mehrere, noch genauer definierte Klassifikationen, doch für unseren Zweck sind die zwei Hauptkategorien ausreichend.

Insuffiziente Ventilation entsteht dann, wenn sich zu wenig Luft in und aus den Alveoli bewegt. Weder CO_2- noch O_2-Austausch sind ausreichend. Sowohl das Atemvolumen, d.h. die Menge an Luft pro Atemzug, als auch die Atemfrequenz liegen unter der Norm. Oft sind Atemzugvolumen und Atemfrequenz gleichzeitig erniedrigt. Das Ergebnis ist die insuffiziente alveoläre Ventilation pro Minute oder einfach IV. Während einige Erkrankungen oder Traumastadien die IV hervorrufen, entsteht sie häufiger iatrogen. Wir verursachen weit mehr eine IV als daß sie von einem Unfalltrauma herrührt. Jedesmal, wenn wir ein Barbiturat, ein Inhalationsanästhetikum oder einige Narkotika verwenden, sind wir nahe daran, eine IV zu erzeugen. Falls z.B. der Endotrachealtubus zu schmal oder eingeengt ist, können wir eine IV verursachen.

Leider sind wir ohne bestimmte Messungen gar nicht in der Lage, sicher zu bestimmen, ob die Ventilation insuffizient ist. Falls ein Spirometer zur Hand ist, kann das Atemzugvolumen gemessen werden. Diese Messungen lassen sich dann mit den Durchschnittswerten von gesunden Tieren vergleichen. Der Hund hat ein Ruheatemzugvolumen von ca. 7–15 ml/kg KGW; die Katze etwas weniger = 6–8 ml/kg KGW. Ein Drittel davon nimmt der Totraum ein (Trachea, Bronchien, Nasenöffnungen), der keinen Anteil am 0_2- und CO_2-Austausch hat. Eine oberflächliche, schnelle Beatmung kann das gleiche Minutenvolumen hervorrufen wie eine tiefe, langsame Atmung. Doch bei der oberflächlichen Atmung nimmt der Totraum prozentual mehr vom Atemzugvolumen ein, und damit kann der gesamte Gausaustausch insuffizient werden. IV kann entweder Resultat einer zu langsam Atemfrequenz oder zu oberflächlichen Atmung sein. Falls wir einen Blutgasanalysator besitzen, kann das erhöhte CO_2 gemessen werden. Das gesunde Tier erkennt den arteriellen CO_2-Anstieg und steigert gleichzeitig die Respirationsrate und die -tiefe. Das anästhetisierte Tier jedoch oder jedes Tier mit beeinträchtigtem Atemmechanismus kann nicht in entsprechender Weise reagieren. Währenddessen wird die Ventilation dermaßen gering, daß auch der CO_2-Spiegel im Blut fällt. Wahrscheinlich werden die sichtbaren Schleimhäute des Tieres bei Raumluft allmählich zyanotisch, wenn nicht gerade eine schwerwiegende Anämie vorliegt (Abb. 5.1).

Das Vorhanden- oder Nichtvorhandensein einer Zyanose als Indikator für ausreichende Ventilation zu verwenden, ist recht gefährlich. Falls die Schleimhäute zyanotisch sind, dann ist natürlich die O_2-Versorgung des Blutes sehr gering. Jedoch verändert sich die Farbe kaum merklich, sofern nicht mindestens etwa 5 g reduzierten Hämoglobins pro Liter zirkulierenden Blutes vorhanden sind. Besteht eine schwere Anämie oder eine sehr geringe periphere Perfusion, kann die Hypoxämie lebensbedrohlich werden, bevor eine Zyanose sichtbar. Wird das Tier mit O_2 versorgt, kann die Hypoventilation einen gefährlichen Hyperkapniespiegel hervorrufen, ohne daß eine Veränderung in der Farbe der Schleimhäute eintritt.

Zur exakten Messung inadäquater Ventilation sind Spirometer- oder Blutgasmessungen notwendig. Das einzig sichere Verfahren ist sonst, Atemzug- und Atemminutenvolumen grob zu schätzen, indem man den ausgeatmeten Luftstrom beobachtet und im Zweifelsfalle das Tier assistiert oder kontrolliert beatmet.

Ventilations-Perfusions-Imbalancen entstehen oft durch ein Trauma. Sie sind wesentlich schwieriger zu definieren als IV und vor allem schwieriger zu behandeln. Ein ausreichender Gasaustausch ist nur möglich, wenn normal perfundierte Lungenkapillaren normal

Atem-Frequenz	Atemzug Volumen	Totraum	Alveoläres Minuten-Volumen
10	200	50	1500
20	100	50	1000
30	75	50	750

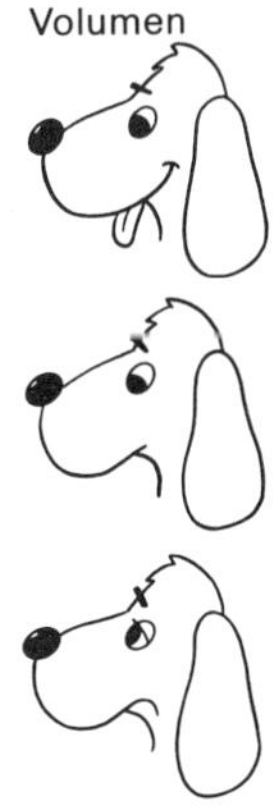

(Atemzug Volumen-Totraum) × Atemfrequenz = Alveoläres Minutenvolumen

Abb. 5.1 Berechnung des Alveolären Minutenvolumens

ventilierten Alveolen gegenüberliegen. Jede Art Eingriff, Erkrankung oder sonstige Veränderung, die dieses Verhältnis stört, kann eine VPI bewirken. Lungenthromben, -ödeme, -hämorrhagien und vaskuläre Verschiebungen (Shunts) sind nur einige Beispiele, die in VPI resultieren. Ganz typisch für die VPI ist, daß ein Teil des Lungenfeldes normal arbeitet und ein anderer Teil ungenügend durchströmt oder ventiliert wird oder beides. Hierbei sind die Befunde der Blutgasanalyse komplett anders als bei der IV. Der CO_2-Spiegel ist entweder normal oder unterhalb der Norm. Erreichen größere Mengen Blut des Lungenkreislaufes mit geringerem O_2-Gehalt den großen Kreislauf, fällt der arterielle PO_2-Spiegel, und das Tier beginnt zu hyperventilieren. In den meisten – außer den ganz schwerwiegenden – Fällen kann das Tier genügend CO_2 abatmen, um eine Hyperkapnie zu verhindern, woraufhin es dann oft genug sogar hypokapnisch wird.

Eine echte IV ist im allgemeinen mit einer herabgesetzten neurogenen Versorgung der Atmung verbunden. Allgemein sind dafür Arzneimittel und Anästhetika verantwortlich. Nur wenige Tiere zeigen eine reine IV auf Grund von Rückenmarks- oder Hirntraumen oder Erkrankungen wie Polyradikulitis (Coonhound-Lähmung). VPI jedoch tritt häufig nach Thoraxtraumen auf.

Intermittierende positive Druckbeatmung (IPDB)

In den folgenden Kapiteln wird häufig auf die kontrollierte oder assistierte Beatmung hingewiesen. Gelegentlich wird sie IPDB = intermittierende positive Druckbeatmung oder IPDV = intermittierende positive Druckventilation genannt. Obwohl an dieser Technik nichts Geheimnisvolles oder Neues ist, ist sie doch nicht ganz ohne Gefahren. Detaillierte Beschreibungen findet man in jedem guten Anästhesiebuch, und es besteht auch nicht die Absicht, mit diesen kurzen Hinweisen oder Anmerkungen die ausführlichen Bücher ersetzen zu wollen. Einige Punkte sollten jedoch in Erinnerung gerufen werden, um vorzubeugen, daß es zu einer Anhäufung von Problemen in den rasch wechselnden Situationen im Notfallaufnahmeraum kommt.

1. Sämtliche Ausrüstung sollte bereitliegen, bevor man etwas tut! Bei einem akut traumatisierten Patienten ist häufig die „O_2-Reserve" nahe dem Nullpunkt. Falls es nötig ist, beruhigende Medikamente zu geben, zu intubieren und mit der IPDB zu beginnen, sollten sämtliche Handgriffe in wenigen Sekunden erledigt sein. Es ist besser, einen kritisch verletzten Patienten vorerst unbehandelt zu lassen, bis das Anästhetikum, der Endotrachealtubus, der Maulspreizer, das Laryngoskop, das Beatmungs- und Narkosegerät griffbereit vorhanden sind. Sobald die Schritte: Anästhesie, Intubation und Ventilation erfolgt sind, kann die Apnoephase auf wenige Sekunden reduziert werden.

2. Vertraue der einfachsten Ausrüstung bis das Tier ausreichend beatmet ist! Komplizierte Beamtmungsgeräte sowie Anästhesietechniken und selbst ein vertrautes Laryngoskop können versagen, wenn sie im entscheidenden Moment gebraucht werden. In einer kritischen Situation sind eine einfache i.v.-Anästhesie, ein zuverlässiger Trachealtubus und ein einfacher Ambu-Beutel* sichere Hilfsmittel. Sobald die Beatmung ausreicht, können komplexere, automatische Maschinen Verwendung finden.

3. Hektische Hyperventilation ist unnötig und dazu gefährlich! Es gibt absolut keine Situation, in der die Respirationsrate 10–12 Min. überschritten werden sollte. Meistens sind 6–8 Min. ausreichend und zu empfehlen. Tiefe Atemzüge mit relativ langer Atempause sind dabei am besten. Die Atempause sollte wenigstens zweimal so lange sein wie die Inspirationsphase.

4. Halte den Inspirationsdruck niedrig und paß auf, daß kein Pneumothorax entsteht! Viele Traumapatienten haben offensichtliche oder versteckte Thoraxverletzungen und einen Pneumothorax. Durch die IPDB kann sehr

---

* Ambu-Beutel (Fa. Draeger, Lübeck)

rasch aus einem wenig bedrohlichen Pneumothorax mit normalem Blutdruck ein Pneumothorax mit tödlichem Ausgang werden. Falls das Atemzugvolumen bei normalem Beatmungsdruck niedrig ist und der Gasfluß des Beatmungsgerätes gleichbleibt, treten ernstliche Probleme auf, die „sofort" abgeklärt werden müssen.

5. Hyperventilation ist fast nie indiziert! Selbst dort, wo eine schwere respiratorische Azidose vermutet wird oder tatsächlich vorhanden ist, ist die normale Beatmung die sicherste Methode. Im Organismus kann trotz eines schwerwiegenden respiratorisch induzierten Abfalles des pH's eine Kompensation bestehen. Durch einen plötzlichen Abfall des PCO_2 kommt es zu einem Verlust des Sympathikotonus, dem ein starker Abfall des Blutdruckes folgt.

6. Bei einem schwer traumatisierten Patienten ist die kontrollierte Beatmung besser als die assistierte! Das heißt simplifiziert, daß das schwer traumatisierte Tier nicht weiß, was für es am besten ist. Es gibt zahlreiche Situationen – bezogen auf ein Trauma – in denen die Weisheit des Körpers nicht Bestandteil der Vernunft ist. Bei diesen Tieren müssen wir die Rolle des Atemzentrums übernehmen. Wird 100% Sauerstoff bei 6–10 tiefen Atemzügen/Min. und einem Druck von 12–15 cm H_2O gegeben, entweder im offenen oder im geschlossenen System, in dem CO_2 gut absorbiert wird, machen wir selten Fehler. Können wir zusätzlich abschätzen oder messen, daß das Atemzugvolumen bei 20–25 ml/kg KGW liegt, ist die Fehlerquote noch kleiner.

Es gibt eine Menge von Gründen, warum wir uns irren können, und das Tier stirbt. Doch sollte das Scheitern nicht Folge falscher oder insuffizienter Beatmung sein. Kommt es doch zu einem Versagen bei dieser Beatmungsmethode, so liegt es irgendwo weiter stromabwärts im gesamten Atmungsprozeß.

Trauma des oberen Atmungssystems

Ein Kopftrauma kann schwere respiratorische Probleme bewirken, jedoch sind die Folgen nur dann schwerwiegend, wenn traumatische Obstruktionen der Atemwege, verbunden mit herabgesetztem Bewußtsein oder ausgeprägter Schwäche bestehen. Frakturen des Oberkiefers, der Gesichtsknochen, Turbinalia oder der Nasennebenhöhlen sind ziemlich häufig. Auch ohne schwere, mit Verlagerung einhergehenden Frakturen, können die Nasengänge durch Blutkoagula vollständig verstopft sein. So lange das Tier durch den Fang atmen kann, sind diese Verletzungen nicht lebensbedrohlich. Tritt jedoch durch den gleichen Schlag Bewußtlosigkeit ein oder wurden Narkose oder tiefe Sedation veranlaßt, kann das Atemzugvolumen derart reduziert sein, daß es schwerwiegende Folgen mit zum Teil tödlichem Ausgang haben kann.

Jeder Atemzug erfordert Energieaufwand. Je enger der Atemweg, umso größer ist der Atemwiderstand und umso größer der Energieaufwand. Das akut traumatisierte Tier sollte nicht genötigt sein, kritische Energiereserven zu gebrauchen, um Luft durch die vielleicht verstopften Nasenluftwege zu erhalten. Die Lösung für diese Probleme ist klar. Besteht irgendeine Obstruktion der Nasenluftwege, sollte nichts unversucht bleiben, die Mundatmung zu erhalten, bis der Tracheotubus in die Trachea eingebracht ist. Einfache Zwangsmaßnahmen, Maulbinde, Lagerung in Bauchlage mit geschlossenem Maul – all dies kann eine hypoxische Krise bei einem geschwächten Tier auslösen. Im vorangegangenen Kapitel wurde eine enthusiastische Empfehlung für eine frühzeitige tiefe Sedation oder Narkose gegeben, um das Tier gut zu untersuchen und weitestgehend wiederherzustellen. Diese Empfehlung ist allerdings nur unter der Voraussetzung zu sehen, daß vorher „stets" die endotracheale Intubation durchgeführt worden ist.

Traumen an Larynx oder Trachea im Halsbereich stammen überwiegend von penetrierenden Wunden. Stumpfe Traumen nach Autounfällen bewirken selten Verletzungen in diesen Bereichen der Luftwege. Bißwunden perforieren im allgemeinen die Trachea im Halsbereich und weniger häufig den Larynx. Auch hier kann eine akute Krise einstweilig abgewendet werden, wenn das Tier sobald als möglich i.v. eine Barbituratinjektion und einen Endotrachealtubus bekommt, der über die verletzte Stelle hinweggeschoben wird.

Selbst dort, wo nur eine minimale Beeinträchtigung in der Atmung auftritt, wird durch Verzögerung wenig erreicht. Sobald einmal die Atmung sichergestellt ist, kann man die Wunden in Ruhe untersuchen und alles für deren Versorgung vorbereiten. Eine vorsichtige und peinlich genaue Wundversorgung des Weichteilgewebes folgt den üblichen Regeln der allgemeinen Chirurgie. Es ist empfehlenswert, Nahtmaterial nicht im Lumen der Trachea zu belassen. In ganz besonders seltenen Fällen können eine Trachealresektion mit Anastomose erforderlich sein. Die Tracheaschleimhaut, wie jede andere Schleimhaut, heilt schnell und gut, jedoch nur, wenn man sehr vorsichtig näht, das Gewege zart behandelt und feinstes Nahtmaterial verwendet. Man kann nur hoffen, daß das Teil, das reseziert wird, sehr kurz ist. Größere Spannnung auf einer Naht führt zu Nekrosen und Zerreißung der Anastomose.

Wunden oder Traumen des Larynx sind besonders zu behandeln. Selbst wenn die Wunde relativ klein ist, können Schwellungen und Ödeme gefährlich werden. Über mehrere Stunden hinweg entwickelt sich ein Teufelskreis, der aus Laryngealödem, verschlechterter Atmung, erhöhtem Energieverbrauch, Schwäche, relativer Hypoxämie, größerer Schwäche, verstärkter Hypoventilation und schwerer Hypoxämie besteht und zur Krise führt. Jetzt ist eine der wenigen Indikationen für eine Tracheostomie bei Hund oder Katze gegeben. Außer im extrem lebensbedrohlichen Fall sollte die Tracheostomie unter Allgemeinnarkose und guten Operationsbedingungen erfolgen. Dies ist möglich, da sich ein Orotrachealkatheter vorsichtig selbst durch einen stark beschädigten Larynx winden kann. Mit einem hypoxämischen Tier ist es ähnlich wie mit einem Sprung ins kalte Wasser, wenn man ein Ultrakurzzeitbarbiturat verwendet und den Trachealtubus rasch *per os* einsetzt. Doch sobald der Katheter liegt, kann die Hypoxie leicht behoben und eine Tracheostomie durchgeführt werden. Der ventrale Bereich des Halses wird für die Operation vorbereitet, dann erfolgt ein kurzer Hautschnitt (ca. 2–3 cm lang), direkt über dem kaudalen Bereich des Larynx und dem kranialen Bereich der Trachea. Nachdem die Mm. sternohyoidea voneinander getrennt wurden, erfolgt ein querverlaufender Schnitt zwischen den 2. und 3. oder 3. und 4. Trachealringen. Diese Inzision kann bis zu 25 und 30 % des Trachealdurchmessers tief sein. Der Endotrachealtubus wird zurückgezogen und ein Tracheotubus eingesetzt. Der Tracheotubus muß erheblich kleiner sein als der Durchmesser der Trachea. Falls man einen größeren Tubus verwendet, kann der Trachealring kranial des Einschnittes kollabieren. Tracheostomien dieser Art heilen rasch und mit nur leichter (ca. 10 %) Reduzierung des Tracheallumens im Durchmesser. Die heroische Tat mit Taschenmesser und Füllfederkappe Tracheostomien zu vollbringen, wie sie in Sensationsblättern beschrieben wurden, kam zu dem Zeitpunkt aus der Mode, als der Kugelschreiber eingeführt wurde.

Nachdem die Tracheostomie durchgeführt ist, wird die laryngeale Wunde sorgfältig betrachtet. Schwellungen und Ödeme sind im allgemeinen die schlimmsten Probleme. Nach einiger Zeit, vernünftigem Gebrauch an Antibiotika und Kortisonen werden sich Schwellungen und Ödeme zurückbilden.

In der Zwischenzeit wird der Tierarzt mit einem schwierigen Managementproblem alleingelassen. Tiere mit Tracheostomien und Verweiltracheotuben fordern eine Rund-um-die-Uhr-Pflege. Tracheaspülungen mit physiologischer Kochsalzlösung sowie Absaugen sollte alle 2–3 Stunden erfolgen. Der alte, doppellumige Silbertracheotubus besaß einige echte Vorteile. Die innere Kanüle konnte zum Saubermachen herausgenommen werden, ohne daß die äußere Kanüle mit herausgezogen wurde. Die neueren Plastik- oder Silikontuben sind bequem. Im allgemeinen haben sie eine aufblasbare Manschette, wie sie für die Anästhesie und positive Druckbeatmung erforderlich ist. Sie können in situ mit feuchten Wattetupfern oder angefeuchteten Pfeifenreinigern gesäubert werden. Schwierig ist es – egal um welchen Tubustyp es sich handelt – den Luftweg freizuhalten. Sehr schnell verstopft der Tubus durch Blut, Schleim und Wundexsudat. Wenn es dem Tierarzt nicht möglich ist, eine Rund-um-die-Uhr-Fürsorge sicherzustellen, kann ein Tracheotubus eine tödliche Gefahr sein.

Diagnostische (Untersuchungs-) Methoden

Bisher haben wir unsere Untersuchungen in A = Atemwege durchgeführt und waren auf unseren Blick, unseren Tastsinn und sogar auf unser Gehör angewiesen, um Schäden im oberen Atembereich zu entdecken. Sobald wir uns weiter tiefer, Richtung Brustkorb, bewegen, werden andere diagnostische Techniken wichtiger.

Die am häufigsten verwendete Technik ist wohl die sorgfältige Auskultation. Am besten läßt sie sich beim Tier im Stehen durchführen. Das ist allerdings beim Traumapatienten kaum möglich. Aber selbst ein komatöses Tier kann in Bauchlage gebracht werden, dabei wendet man den Kopf vom Tisch weg, damit es durch den Mund atmen kann. An den Ohren kann man den Kopf ideal halten. Nasale, laryngeale und tracheale Geräusche lassen sich mit anomalen Thoraxgeräuschen verwechseln, eine Ausnahme bilden die Flüssigkeitsgeräusche. Sobald der Thorax systematisch auskultiert ist, konzentrieren wir uns auf pathologische Flüssigkeitsgeräusche oder Dämpfungsgebiete in der Lunge. Gleichzeitig versuchen wir, Lage und Qualität der Herzschläge zu erfassen. Viele – vielleicht alle – Thoraxabnormalitäten, verbunden mit einem Trauma, können entweder vermutet oder durch sorgfältige Auskultation allein diagnoistiziert werden. In einem echt kritischen Fall kann dies die einzige in Frage kommende Untersuchung sein bevor irgend ein Eingreifen nötig wird.

Die Thorakozentese ist die nächste einfache und direkteste Diagnosetechnik. Ohne allzu große Gefahr läßt sich eine kurze, 18 Gauge-Nadel (= 1,2 mm Durchmesser), in den Pleuralraum einführen. Auch hier ist die Bauchlage mit hochgehaltenem Kopf die ideale Position. Luft (Pneumothorax) steigt nach oben. Mit einer einfachen Punktionsnadel im dorsalen Drittel des 7. und 8. Interkostalraumes läßt sich daher leicht bestimmen, ob es sich um einen ernsthaften Pneumothorax handelt. Außerdem kann man mit einer Punktionsnadel beim Tier in gleicher Lage unten im 8. Interkostalraum feststellen, ob ein Hämo- oder Chylothorax vorliegt. Diese schnelle Thorakozentese ist kein Ersatz für andere Untersuchungen, hilft jedoch im akuten Zustand.

Die Röntgenuntersuchung ist ohne Frage das wichtigste diagnostische Handwerkszeug beim Thoraxtrauma. Bei jedem schwer verletzten Patienten sollten Röntgenaufnahmen vom Thorax gemacht werden, jedoch sind sie nur dann von Nutzen, wenn man sie auch interpretieren kann. Ebenso – wie mit anderen diagnostischen Hilfsmitteln – ist auch hier nur eine gewisse Fertigkeit zu erlangen, wenn man ständig übt und häufig auf grundsätzlich Erlerntes zurückgreift. Zwei schwerwiegende Fehler können bei der röntgenologischen Untersuchung des traumatisierten Patienten auftreten:

Der erste ist ein rein menschlicher. Auf Grund des psychischen Druckes, für das schwerverletzte Tier alles zu organisieren, wird auf die Röntgenaufnahmen häufig nur ein flüchtiger Blick geworfen und schnell ein Urteil gefällt. Das führt zu Versäumnissen und Fehlinterpretationen. Zum Glück bleiben die Röntgenfilme erhalten, so daß man ihnen 1–2 Stunden später mehr Aufmerksamkeit widmen kann.

Der zweite und schwerwiegendste Fehler ist, zu meinen, daß nur hervorragende Röntgenbilder aussagekräftig sind und man darüber den ernsten Zustand des Patienten vergißt. Tiere mit Thoraxtrauma tolerieren keinen zusätzlichen Streß durch wiederholte Röntgenlagerungen. Dies muß immer wieder von jeder neuen Röntgenologengeneration erlernt werden. Schlicht gesagt ist es weitaus besser, eine schlecht geschossene laterale Thoraxröntgenaufnahme mit horizontalem Strahlengang von einem lebenden Tier zu haben, als eine hervorragende Aufnahme von einem toten Tier. Der physische Zwang, der für eine laterale oder ventrodorsale Lagerung angewendet wird, bleibt solange die Todesursache, bis man dies begriffen hat.

Die richtige Interpretation von Blutgasanalysenwerten ist uns eine wichtige Information. Die gemessenen Parameter geben uns direkt Auskunft über das, was zwischen Nasenlöchern und Lungenkapillaren geschieht. Eines Tages werden wir diese Informationen so rasch erhalten, wie das medizinische Team im

Raumschiff Enterprise. Doch heutzutage – trotz enormer Verbesserungen in Ausstattung und technischen Möglichkeiten – liegen diese Daten außerhalb der Reichweite der meisten Tierarztpraxen. Die Messungen von CO_2, HCO_3^- und pH sind nicht annähernd so schwierig wie jene von O_2. Mit einem Minimum an Investition und relativ einfacher Ausstattung lassen sich metabolische Säure-Basen-Abweichungen durch Traumen und Erkrankungen erkennen. Jedoch entgehen uns immer noch respiratorische Einflüsse, außer in sehr großen Praxen oder Lehrkliniken. Seit ca. 10 Jahren allerdings sind die meisten Veterinärstudenten wenigstens mit Blutgaswerten und ihren Änderungen bei einigen typischen Traumapatienten konfrontiert worden. Man kann nur hoffen, daß sie diese Erfahrungen nicht vergessen.

In größeren Städten lassen sich Vereinbarungen mit Zentrallaboratorien treffen, in denen Blutgase von ausgewählten Patienten gemessen werden. Diese Messungen sind besonders wertvoll für den weiteren Krankheitsverlauf des Patienten während des posttraumatischen Zeitraums. In der frühen Phase sind sie wenig nützlich, da die Zeitspanne zwischen Blutabnahme und Ergebnis der Blutprobe zu groß ist.

Pneumothorax

Der Pneumothorax wird allgemein in einen offen und einen geschlossenen eingeteilt. Ein offener Pneumothorax entsteht durch Wunden an der Brustkorbwand. Ein geschlossener Pneumothorax tritt häufig nach stumpfen Thoraxtraumen bei Hund und Katze auf. Sofern nicht Röntgenaufnahmen vom Thorax Teil einer Routineuntersuchung sind, werden viele Fälle von Pneumothorax übersehen.

Der geschlossene Pneumothorax kann weiterhin unterteilt werden in einen a) einfachen Pneumothorax oder b) Spannungspneumothorax (Ventilpneumothorax).

Ein einfacher Pneumothorax ist nicht immer einfach und kann sogar manchmal lebensbedrohlich sein. Ein treffenderer Terminus hierfür ist wohl „normotoner" Pneumothorax, d.h., daß die Luft in der Pleurahöhle denselben Druck hat wie in den Lungen. Sind Lunge oder Hauptluftwege schwer geschädigt, steigt das Volumen des Pneumothorax an und wird somit lebensbedrohlich. Jedoch reichen im allgemeinen die selbstabdichtenden Eigenschaften des Lungengewebes aus, um die Löcher innerhalb kurzer Zeit zu schließen. Beim einfachen Pneumothorax ist das Volumenmaximum kurz nach Eintritt der Verletzung erreicht und nimmt dann nicht mehr zu. Der Spannungspneumothorax ist eine komplett andere Sache. Anfangs kann das Luftvolumen im Pleuralraum recht gering sein. Doch sobald das Tier einatmet, wandert die Luft aus der erweiterten Lunge in den Pleuralraum. Während der Exspiration arbeitet die verletzte Lunge wie ein Einwegventil und bewahrt die Luft vor dem Ausströmen. Bei jeder Inspiration wird immer mehr Luft in den Pleuralraum gepumpt. Der Luftdruck innerhalb des Pleuralraumes kann höher werden als derjenige in den Lungen in allen Phasen der Atmung. Folglich kollabiert immer mehr Lungengewebe. Mit der Drucksteigerung beginnen die Venae cavae zu kollabieren, und der venöse Rückstrom zum rechten Vorhof nimmt ab. Die anfängliche Hypoxie durch unzureichende Atmung nimmt weiterhin zu durch die Hypoxie des Gewebes auf Grund eines unzureichenden Herzminutenvolumens. Der Spannungspneumothorax kann innerhalb kurzer Zeit tödlich sein.

Das Mediastinum von Hund und Katze besteht aus zarten Strukturen. Bisher wurde allgemein vermutet, daß jeder traumatische Pneumothorax bilateral sein würde. Aber es scheint jetzt so, daß das Mediastinum eine wesentlich wirkungsvollere Barriere ist als früher angenommen. Obwohl der traumatische Pneumothorax bilateral vorhanden sein kann, ist er selten – falls überhaupt – symmetrisch. Eine Seite ist immer wesentlich stärker betroffen als die andere.

Die Diagnose Pneumothorax ist leicht zu stellen. Auskultation, Perkussion des Brustkorbes, Thorakozentese mit einer Nadel und Röntgen sind die üblichen Methoden beim Vorliegen des dringenden Verdachts. Nach einem Thoraxtrauma sollte man zuerst an einen Pneumothorax denken, wenn irgendein Tier nach einem Trauma Atemnot hat. Auch wenn die Vorgeschichte unklar ist und keine Anzeichen einer Verletzung sichtbar sind, sollte Atemnot ein Hinweis für das Vorliegen eines Pneumothorax sein. Beim Auskultieren, besonders in den kaudalen Bezirken, weisen abnehmende Atemgeräusche darauf hin, daß ein Pneumothorax vorliegt. Die Perkussion – für jene, die in dieser leicht schwindenden Kunst geübt sind – bringt eine Hyperresonanz in Bezirken des luftgefüllten Pleuralraumes hervor. In stehender oder sitzender Position ist die Hyperresonanz am leichtesten über den kaudalen Bezirken festzustellen.

Bei Tieren mit hochgradiger Atemnot ist die einfache Nadel-Thorakozentese sowohl diagnostisch als auch therapeutisch wirkungsvoll. Eine dicke aber kurze – ca. 14 bis 16 Gauge (1,6–1,4 mm Durchmesser) – Nadel oder ein i.v.-Plastikkatheter wird durch den 7. oder 8. Interkostalraum in den Pleuralraum eingeführt. Da diese Tiere es vorziehen, zu sitzen oder zu stehen, wird sich die Luft dorsal ansammeln, und daher sollte die Nadel ungefähr am Übergang vom mittleren zum dorsalen Drittel der Thoraxwand eingestochen werden. Besteht ein Spannungspneumothorax, dann wird die Luft rasch durch die Nadel entweichen. Bei ausgeglichenen Spannungsverhältnissen muß die Pleuralluft abgesaugt werden. Nadel oder kleiner i.v.-Katheter sind als diagnostisches Handwerksinstrument bestens geeignet. Jedoch bei schwerer Atemnot sind sie für Behandlungsmethoden wirkungslos, außer, daß sie eine kurzfristige Erleichterung bewirken. In schweren Fällen sollte stets eine Thoraxdrainage gelegt werden.

Für eine definitive Diagnose ist die Röntgenuntersuchung die beste Methode. Noch einmal ist darauf hinzuweisen, daß große Gefahren bestehen, wenn man bei den Lagerungen zu couragiert vorgeht. Für eine vorläufige Diagnosestellung reicht es absolut aus, wenn eine laterale Röntgenaufnahme entweder am sitzenden oder stehenden Patienten mit horizontalem Strahlengang angefertigt wird. Die Luft des Pleuralraumes stellt sich als röntgendurchlässig in den dorso-kaudalen Bezirken dar, das Herz ist abgehoben. Der Luftkontrast bildet entlang dem Diaphragma und unterhalb des Herzens eine charakteristische „Golfschlägerkopfform“ (Abb. 5.2 und 5.3). Weitere Röntgenaufnahmen in lateraler und dorso-ventraler Lage sollten erst dann gemacht werden, wenn der Pneumothorax sich verkleinert und das Tier kreislaufstabil geworden ist. Sind erst einmal Thoraxaufnahmen Teil der Routineuntersuchungen bei Traumapatienten geworden, begreifen wir erst die enorme Bedeutung des Pneumothorax. Die Mehrzahl der nicht verdächtigen Fälle zeigten eine kleine Menge Luft im Pleuralraum. Viele von ihnen brauchten keine Behandlung. Jedoch sollten wir bei Thoraxschädigungen auf der Hut sein und uns Operationen mit noch mehr Vorsicht nähern. Seitdem wir den Respirator immer häufiger benutzen, hat sich unser Wissen um diese Dinge immer mehr vertieft. Durch den positiven Druck des Respirators kann sich ein kleiner, einfacher Pneumothorax in einen rasch fatal endenden druckbedingten Pneumothorax umwandeln. Bis wir das begriffen haben, ist die Femurfraktur bestens versorgt, jedoch der Patient gestorben.

Der kleine, einfache Pneumothorax wird am besten behandelt, indem man ihn wissentlich vernachlässigt. Die ersten 24 Stunden sind am wichtigsten. Jede ungünstige Veränderung im Atmungsschema signalisiert einen Luftanstieg im Pleuralraum. Nach 24 Stunden ist die Gafahr weitestgehend gebannt. Lungengewebe verklebt so rasch, daß es kaum noch über einen Tag hinaus zu irgendwelchen Komplikationen kommt. Doch es wird empfohlen, das Tier für einige Tage in einen Käfig zu sperren, bevor es nach Hause in seine normale Umgebung zurückkehren darf. Es dauert ungefähr 10 Tage, bis die Luft reabsorbiert wird und die Lungen sich wieder vollständig entfalten.

Ausgeprägtere bis schwere Stadien eines Pneumothorax sollten intensiver behandelt werden. Obwohl die Aspiration über eine einzelne Nadel genügen kann, ziehen wir bei all diesen Patienten das Anlegen eines Thoraxdrains vor. Dies ist eine relativ einfache Technik (Erklärung im folgenden Kapitel) und reicht aus, um sowohl Erleichterung als auch Kontrolle über einen selbst schweren Pneumothorax zu erhalten. Innerhalb von 48 Stunden ist gewöhnlich eine solide Verklebung des Lungenparenchyms erreicht, dann kann der Drain entfernt werden. Ein geringer Restpneumothorax ist nicht weiter gefährlich.

Selbst größere Lungenparenchymzerreißungen sollten nach 48 Stunden verklebt sein. Strömen auch noch am 3. Tage größere Men-

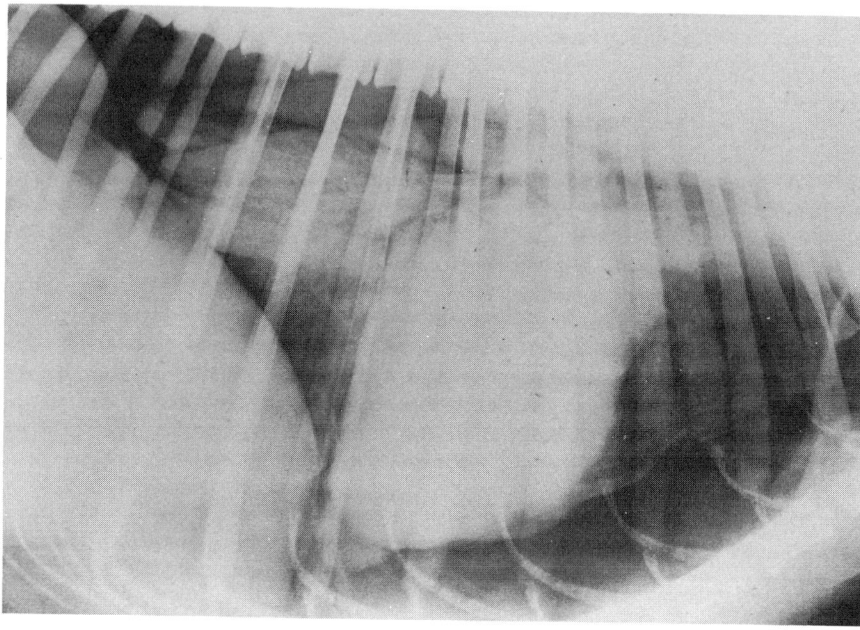

Abb. 5.2 Leichter Pneumothorax

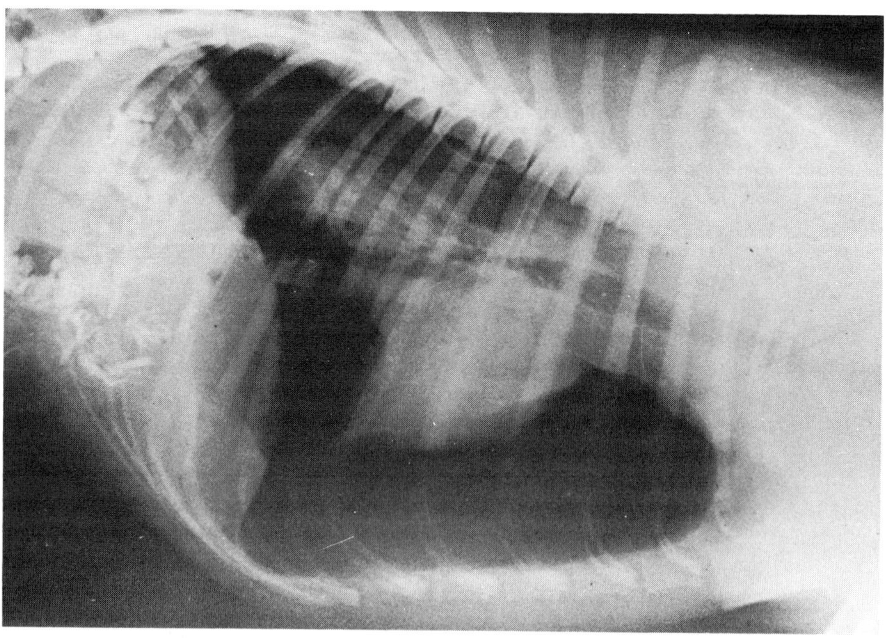

Abb. 5.3 Schwerer Pneumothorax

gen Luft aus dem Thorax, dann ist das Problem wesentlicher ernster. Dann ist entweder die Trachea, ein Hauptbronchus oder der Ösophagus rupturiert. Da sowohl der Inhalt der Hauptbronchien als auch jener des Ösophagus kontaminiert sind, werden die Pleural- oder Mediastinalräume infiziert, und der Pneumothorax wird zu einem Pyothorax. Obwohl einige dieser Bronchialrisse mit der Zeit verkleben, ist es zu gefährlich, länger als bis zum 3. oder 4. Tag des Traumas mit einer Operation zu warten. Ist der Pneumothorax ursprünglich einseitig, wird ein seitlicher Zugang im 6. Interkostalraum benutzt. Besteht ein beidseitiger Pneumothorax, ermöglicht eine mediane Sternotomie die Freilegung des gesamten Thorax.

Ein Riß im Bronchus ist schwer zu lokalisieren, wenn Fibrin und Blutgerinnsel die Hilusbereiche verdecken. Man findet das Loch genauso, als wenn man ein Loch im Fahrradschlauch sucht: Mehrere hundert Milliliter Kochsalzlösung werden in den Thoraxraum geträufelt, dabei wird der Inspirationsdruck vorsichtig erhöht, bis das blasenbildende Loch gefunden ist. Ist der Bronchialriß klein und erscheint das Gewebe lebensfähig, ist ein direkter Verschluß möglich. Besteht irgendein Zweifel über die Lebensfähigkeit des Bronchus oder des dazugehörigen Lungengewebes, ist eine Lobektomie ratsam. Bei Rissen in der Trachea oder im Hauptbronchus wird die Schleimhaut mit 5/0 Dexon* oder Vicryl** verschlossen.

Anlegen und Gebrauch von Thoraxdrains

Thoraxdrainagen, die schon lange von den Humanmedizinern verwendet werden, sind erst seit kurzer Zeit auch bei den Veterinärmedizinern gebräuchlich. Die Abneigung war verständlich. Beim Menschen, der im Bett flach auf dem Rücken liegt, ist es einfacher, einen Thoraxdrain anzulegen, der mit Wasserflaschen für die Drainage und luftdichten Verschlüssen verbunden ist. Einer der Vorteile aus Vietnam war, daß ein einfaches Plastikventil als Thoraxdrain entwickelt worden war – das Heimlich-Ventil. Bevor dieses geniale Gerät serienmäßig hergestellt wurde, war es ausgesprochen schwierig, eine länger bestehende Drainage bei Hund oder Katze zu ermöglichen. Mit diesem Ventil, durch das wenigstens die Luft aus dem Pleuralraum entfernt werden konnte, wurde das Verfahren der Thoraxdrainagen zur Routine.

Ein Thoraxdrain kann dazu benutzt werden, um Luft oder Flüssigkeit aus dem Pleuralraum zu entfernen. Bei traumatisierten Tieren ist es selten, daß akute Atemnot durch Flüssigkeitsansammlung im Pleuralraum entsteht. Hydro-, Pyo- und Chylothorax werden von Zeit zu Zeit bei Hund und Katze beobachtet. Sie treten allerdings wesentlich seltener auf als der Pneumothorax. Sie entstehen – falls durch ein Trauma hervorgerufen – oft erst Tage oder Wochen nach der eigentlichen Verletzung. Den akuttraumatischen Hämothorax allerdings gibt es. Jedoch ist die Beeinträchtigung der Atmung, verglichen mit der akuten Hypovolämie, gering. Beim Hund geschieht es selten, daß er durch eine rupturierte Interkostal- oder interne Thoraxarterie langsam in den Brustkorb hineinblutet.

Beim akuten Trauma wird der Thoraxdrain vorübergehend dazu gebraucht, um Luft aus dem Pleuralraum zu entfernen. Der Pneumothorax, entweder als Spannungspneumothorax oder als Pneumothorax ohne Druckabfall, läßt sich leicht mit einem Thoraxdrain korrigieren oder kontrollieren. Die Anwendungstechnik ist einfach (Abb. 5.4 bis 5.10).

1. Die Thoraxseite wird geschoren, und die Haut für das aseptische Einführen des Drains vorbereitet.

2. Die beste Stelle hierfür ist die Verbindung zwischen dem 7. und 8. Interkostalraum mit dem dorsalen und mittleren Drittel der lateralen Thoraxwand.

3. Eine Allgemeinnarkose ist nicht erforderlich, doch sollten am wachen Tier einige Milliliter eines Lokalanästhetikums unter die Haut und in die Interkostalmuskulatur infiltriert werden.

4. Anlegen eines kleinen (1 cm) Hautschnittes.

---

* BRAUN, Melsungen

** ETHICON, Hamburg-Norderstedt

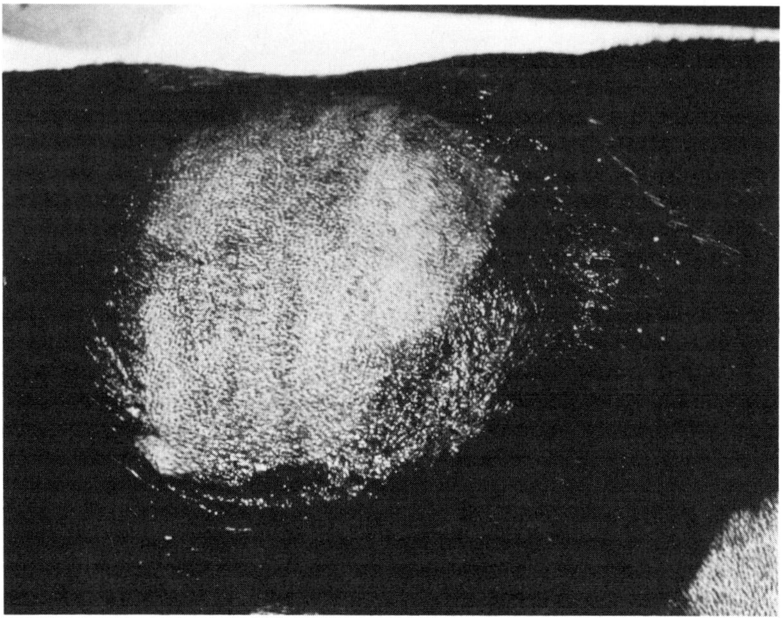

Abb. 5.4 Der Hautbereich für das Einsetzen des Thoraxdrains ist geschoren und aseptisch vorbereitet

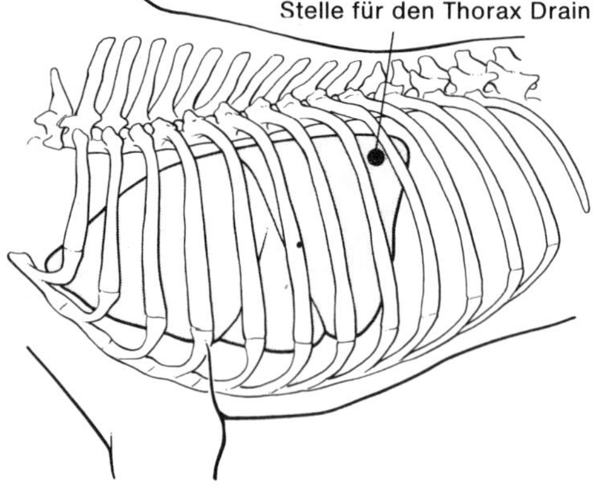

Abb. 5.5 Der Thoraxdrain wird im 7. oder 8. Interkostalraum am Übergang vom dorsalen zum mittleren Drittel der Rippen eingesetzt

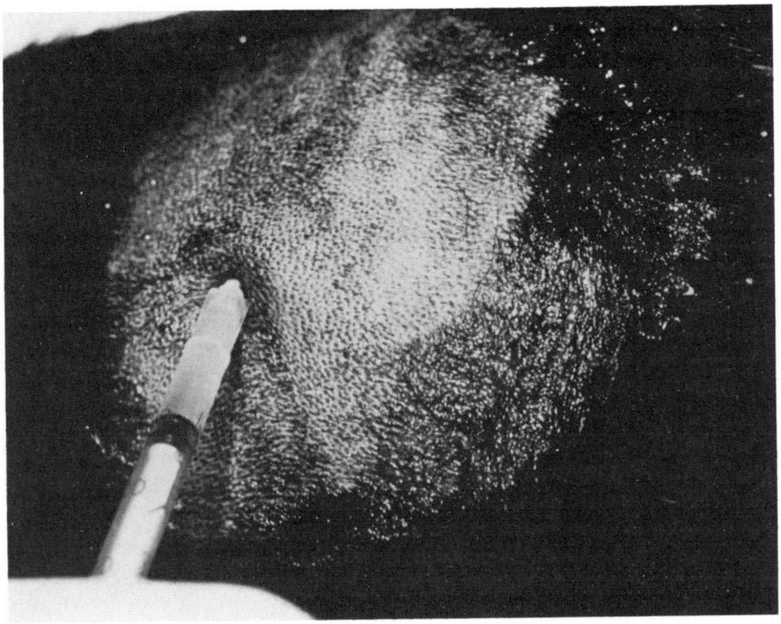

Abb. 5.6 Ein Lokalanästhetikum wird in die Haut und Interkostalmuskulatur infiltriert

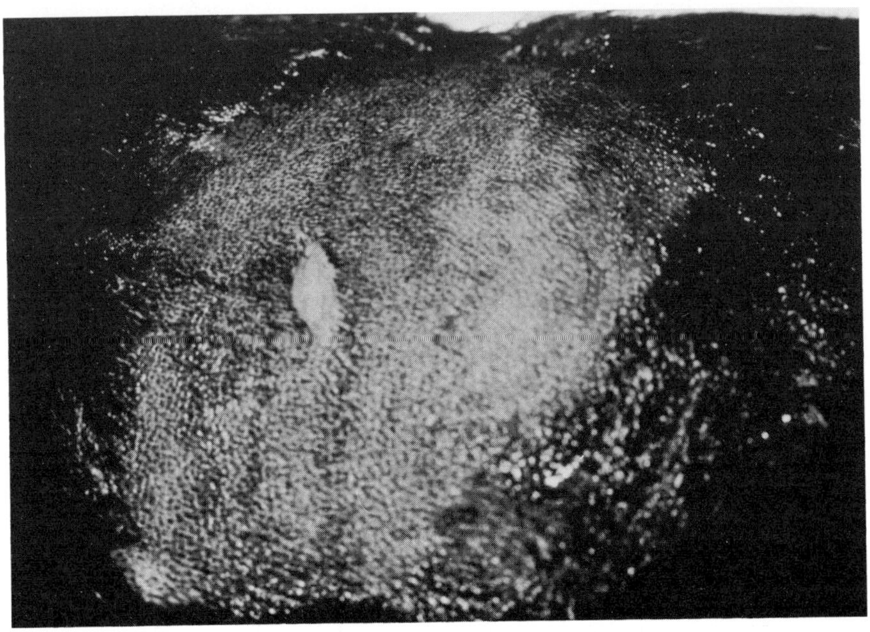

Abb. 5.7 Der Hautschnitt beträgt ca. 1 cm

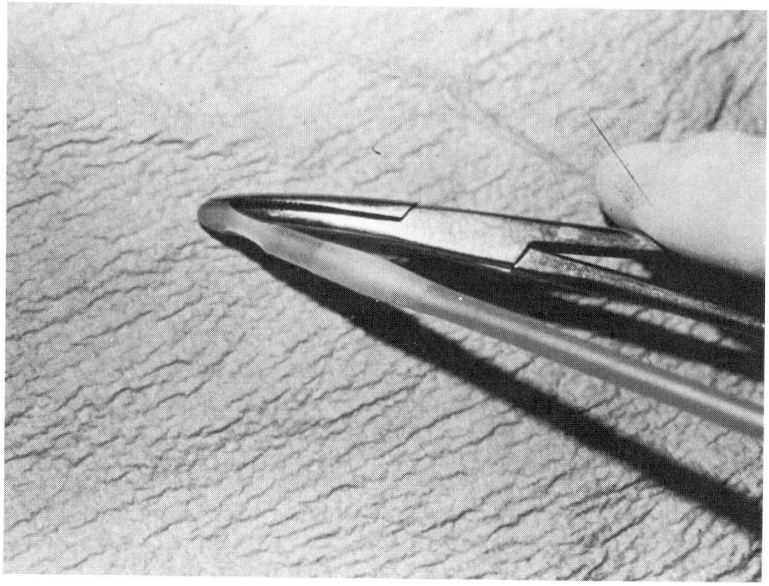

Abb. 5.8 Mit einer großen gebogenen Arterienklemme wird der Thoraxdrain gefaßt

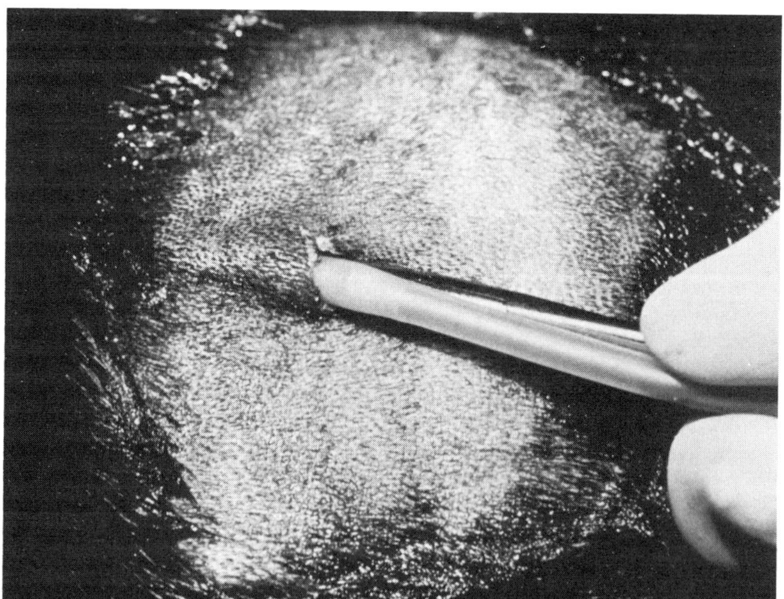

Abb. 5.9 Mit Arterienklemme und Katheter wird subkutan ein Tunnel zum nächsten Zwischenrippenraum nach kranial gebohrt

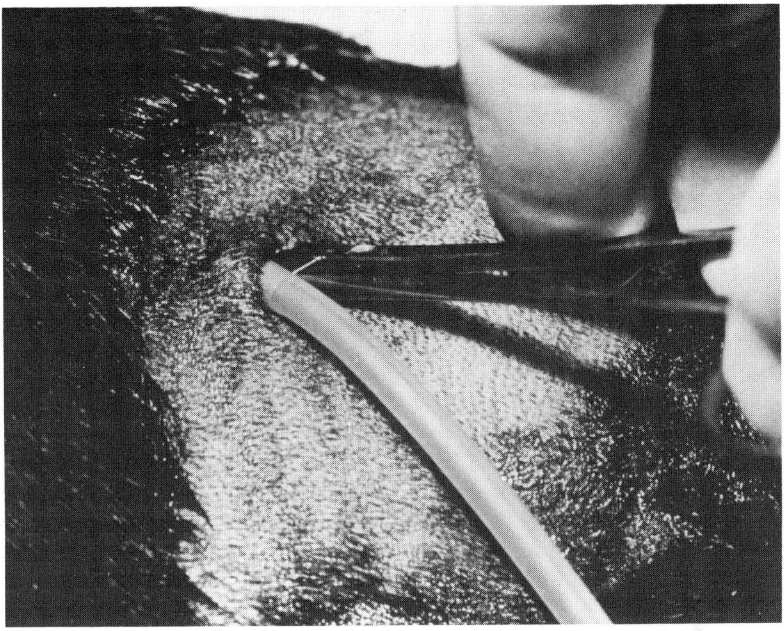

Abb. 5.10 Arterienklemme und Tubus werden kräftig durch die Interkostalmuskulatur gestoßen, dann wird der Tubus mehrere Zentimeter nach vorn in den Pleuralraum geschoben und anschließend an der Haut festgenäht

5. Mit einer langen Arterienklemme wird das Ende des Thoraxdrains gegriffen.

6. Dieses Ende wird dann durch den Hautschnitt eingeführt und durch einen Tunnel gebohrt bis zu einem Interkostalraum weiter nach vorne.

7. Und mit einem plötzlichen Stoß der Arterienklemme wird der Drain durch die Muskulatur und Pleura in den Pleuralraum und dort noch einige Zentimeter weiter in den ventralen Thoraxbereich vorgeschoben.

So weit, so gut – der Thoraxdrain liegt, und der Pneumothorax kann korrigiert bzw. kontrolliert werden. Für diese Technik gibt es einige Tricks. Diejenigen Tiere, die einen schweren Pneumothorax haben und bei denen ein Thoraxdrain gerechtfertigt ist, befinden sich in einem bedenklichen Zustand der Hypoventilation. Sie sollten keinesfalls belastet, bemüht oder zu etwas gezwungen werden. Gewöhnlich wollen sie sitzen oder stehen, und man sollte ihnen auch erlauben, diejenigen Position einzunehmen, die für sie angenehm ist. Als einfachste „Zwangsmaßnahme" sollte das Tier beim Einführen der Thoraxdrainage abgelenkt werden.

Dieser Eingriff sollte so aseptisch als möglich durchgeführt werden. Allerdings kann dies in bedenklichen Situationen bei einem wachen, ängstlichen Tier schwierig oder komplett unmöglich werden. Die Ausführung sollte unter den gegebenen Umständen so gut als möglich erfolgen. Handschuhe, sterile Klemmen, steriler Thoraxdrain und Abdecktücher werden – wenn möglich – benutzt.

Der Thoraxdrain kann sowohl aus weichem Gummi – oder aus Plastikröhrchenmaterial sein. Wir bevorzugen den Foley-Harnkatheter (18–28 Charrière) mit einem aufblasbaren Ballon am Ende. Über die Größe des Tubus gibt es keine Vorschrift, außer, daß man stets den größtmöglichen Tubus für das entsprechende Tier wählen sollte. Der aufblasbare Ballon ist eine Art Sicherheitsgarantie und bewirkt, daß der Tubus genau an der richtigen Stelle im Pleuralraum verbleibt. Der Tubus wird an der Haut durch 1 bis 2 Hefter gesichert; bei einem weicheren Kathetertyp hat sich eine Art Tabaksbeutelnaht bewährt. Falls es beim

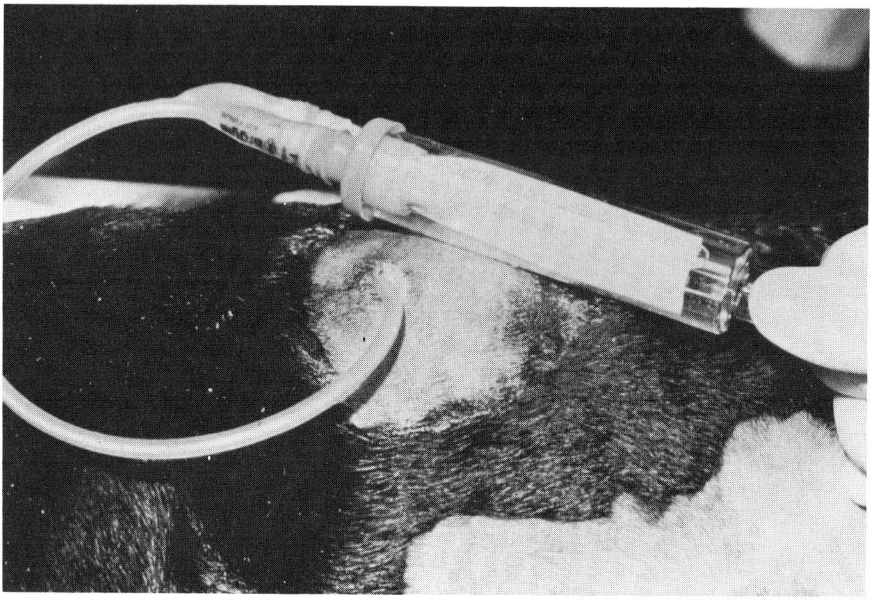

Abb. 5.11 Heimlich-Ventil. Verbunden mit einem Thoraxschlauch. Das Latex-Flatterventil ist durch das transparente Rohr sichtbar

Einführen des Tubus je problematisch wird, dann in dem Augenblick, in dem der Stoß durch die Interkostalmuskulatur und Pleura erfolgt. „Ein zaghaftes Herz gewann noch nie ein hübsches Mädchen!" Der Stoß muß mit einem gewissen Elan durchgeführt werden. Wenn wir zu vorsichtig sind, haben wir es letztlich mit einem sich heftig wehrenden risikogefährdeten Patienten zu tun. Wird der Stoß beherzt ausgeführt, ist alles vorüber und beendet, bevor das Tier überhaupt reagiert.

Sobald einmal der Drain sitzt, wird durch vorsichtiges Absaugen die Luft aus dem Pleuralraum entfernt. Hierbei liegt die Bedeutung auf „vorsichtig". Das ist nun einer der echten Vorteile des Heimlich-Ventils (Abb. 5.11). Sobald das Tier ausatmet, wird die Luft vorsichtig durch das flatternde Ventil getrieben. Während der Inhalation kollabiert der Gummi und somit kann keine Luft in den Thorax. Selbst bei sehr kleinen Tieren reicht die Thoraxkraft aus, dieses Ventil zu bewegen. Es ist eine einfache mechanische Anlehnung an das ältere Unterwasserabdichtungssystem der Thoraxdrainage. Wir haben bei einer Serie von Tieren einen Pneumothorax hervorgerufen und dann einen Thoraxdrain und ein Heimlich-Ventil gelegt. Dabei fanden wir heraus, daß sie tatsächlich den Pleuralraum von Luft befreien konnten, vorausgesetzt, die Tiere wogen über 6 Pfund.

In kritischen Situationen sollte etwas Luft sehr vorsichtig mit Hilfe einer Spritze aus der Drainage abgezogen werden. Wiederum sei hier das Wort „vorsichtig" betont. Übermäßiger Saugdruck öffnet erneut zuvor verklebtes Lungenparenchym.

Ein Thoraxdrain – wie jeder Drain – ist eine Zwei-Weg-Bahn. Während wir in der einen Richtung die Luft herausziehen, ist es wahrscheinlich, daß Mikroorganismen in die andere Richtung in den Thorax hineingelangen. Durch Bandagieren oder eine antibiotische Salbe auf die Haut gegeben, kann man dies ein wenig verlangsamen, jedoch nicht verhindern. Glücklicherweise wird meistens ein Thoraxdrain bei einem traumatisierten Tier nicht länger als 24–36 Stunden benötigt. Wir vermuten, daß eine gewisse pleurale Kontamination bis dahin stattgefunden hat, die mit Antibiotika abzudecken ist.

Falls – aus welchem Grund auch immer – der Thoraxdrain über einen längeren Zeitraum liegenbleiben muß, treten rasch Probleme auf. Durch Beimpfen von Kulturplatten mit Pleuraflüssigkeit läßt sich die Wahl der Antibiotika einigermaßen erleichtern. Unglücklicherweise können durch diese Methode einige der schlimmsten „Übeltäter" nicht aufgedeckt werden. Trotz dieser ominös klingenden Komplikation sind Thoraxdrainagen dieses Risiko wert.

Traumatisches Lungensyndrom (= Schocklunge)

In der Medizin gibt es etwas sehr Paradoxes: Folgendes erscheint unlogisch: Je besser eine Erkrankung erkannt und behandelt wird, umso mehr werden dabei neue Krankheiten entdeckt. Oder anders gesagt: Ist ein Übel gebannt, treten sofort drei neue in Erscheinung. Wenn wir einige der schweren Komplikationen nach einem Thoraxtrauma nicht erkannt haben, lag das meistens an unserer Unwissenheit und auch daran, daß unsere Patienten oft nicht lange genug gelebt haben, um diese Probleme aufzuzeigen. Lange, nachdem die Orthopädie schon fest etabliert war, war die Pathophysiologie stumpfer Thoraxtraumen noch ein großes, unklares Gebiet.

In den späten 60er Jahren wurden bis dahin vernachlässigte Symptome bei Thoraxtraumen allmählich erkannt und verstanden, und man begann darüber zu berichten. Tierärzten wurden verbesserte Respiratoren und Blutgasmessungen vorgeführt. Beinahe einhändig drückte *F. P. Sattler* einen Tracheotubus in unsere eigensinnige Kehle und zwang uns, die Pathophysiologie der Atmung einzuatmen. Zur selben Zeit wurden die ersten Überwachungs- oder Intensiveinheiten in den veterinärmedizinischen Universitäten aufgebaut. *Ellis Leonard* und *R. W. Kirk* von der Cornell-Universität stellten sowohl Ausrüstung als auch Personal für einen derartigen Bereich zusammen. Innerhalb kurzer Zeit wurden ganze Serien von vorher unbeschriebenen Krankheitssyndromen der Tiermedizin zuerkannt.

Eines dieser Krankheitssyndrome nennen wir ziemlich vereinfacht traumatisches Lungensyndrom (TLS) = Schocklunge. Dies scheint ein passender Terminus zu sein, um sich in der heute üblichen Weise einem medizinischen Problem zu nähern. Später realisierten wir – ebenso wie die Mediziner – daß es viele Arten respiratorischer Insuffizienzen gab, die sekundär nach einem Trauma entstanden. Heute sind diese verschiedenen pathopsychologischen Veränderungen zusammengefaßt unter der großen Überschrift: Posttraumatisches Atemnotsyndrom. Nur einer dieser Vorgänge sollte mit TLS bezeichnet werden: und zwar die Lungenquetschung, hervorgerufen durch ein direktes Trauma. TLS sollte keinesfalls mit irgendeinem der 30 oder mehr Synonyma für traumatisches oder schockbedingtes Atemnotsyndrom verwechselt werden. Man sollte daran denken, daß TLS aus einem direkten Lungentrauma resultiert, und daß das respiratorische Krankheitssyndrom des Traumas und Schocks in Patienten vorkommt, die überhaupt kein direktes Lungentrauma gehabt haben.

Jede Beschreibung über Mechanik, Physik und Pathophysiologie des TLS ist weitestgehend spekulativ. Trotz der anatomischen Unterschiede zwischen Mensch und Hund können wir einige der Beschreibungen aus der humanmedizinischen Literatur für uns verwenden und heranziehen. Darüber hinaus sind wir genötigt, uns innerlich eine Reihe von Ereignissen vorzustellen, die wahrscheinlich im Moment des Zusammenpralles abgelaufen sind.

Man stelle sich für einen Moment einen typischen Hund vor, der eine typische Straße überquert, auf der ein typisches Auto herannaht (Abb. 5.12). Wahrscheinlich tausendstel Sekunden vor dem Zusammenprall ahnt der Hund, was geschehen wird. Reflektorisch wird er womöglich nach Luft schnappen, dabei die Lungen aufblähen und wahrscheinlich die Stimmritze schließen. Im Moment des Zusammenpralls laufen zwei Dinge ab: Für einen Augenblick hält das Trägheitsmoment den Hund fest am Platz. Betrachtet man das Gewicht des Hundes sowie Gewicht und Geschwindigkeit des Autos, so ist die Zeitspanne sehr kurz. Dann wird der Hund unverzüglich – wie eine Billardkugel – nach vorne und vom Auto weggeschleudert. Mit viel Glück befördert ihn diese Kraft zu einer Seite, so daß die Räder nicht über ihn hinwegrollen. Während dieses Augenblicks entsteht das TLS.

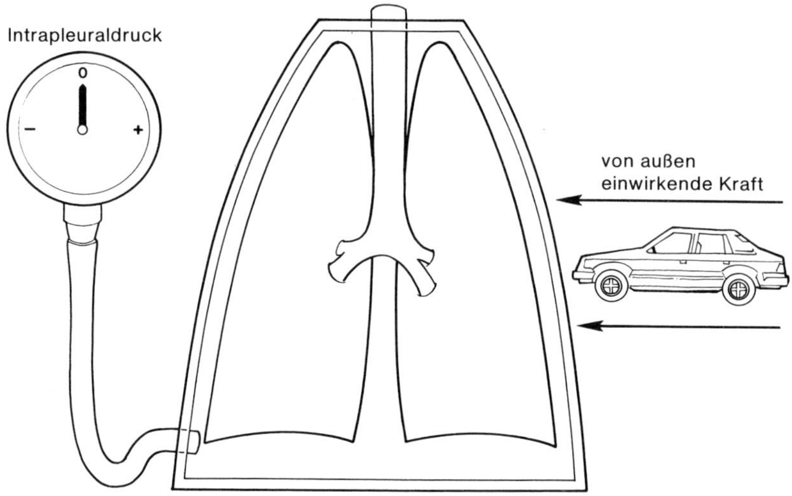

Abb. 5.12 Schocklunge vor dem Moment des Aufpralles

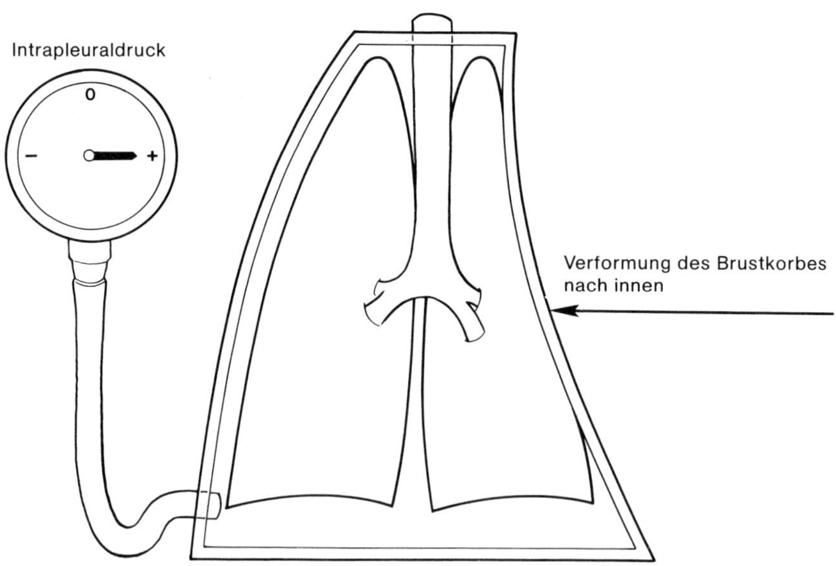

Abb. 5.13 Schocklunge kurz nach dem Aufprall. Beachte die Deformation des Brustkorbes und der Lunge

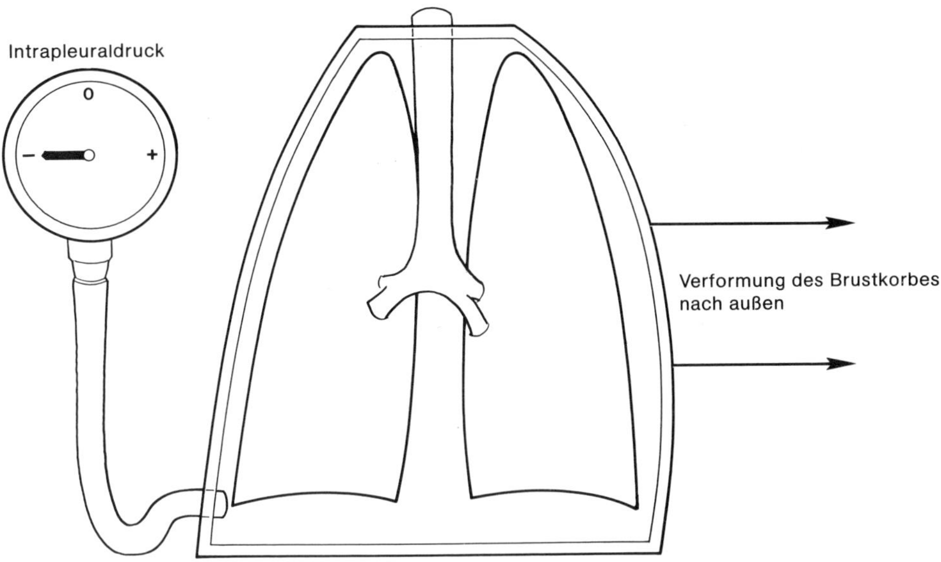

Abb. 5.14 Schocklunge, verstärkte Aktivität des Brustkorbes

Der Brustkorb verhält sich wie die neuen, flexiblen Autostoßstangen. Da sich der Thorax nach innen eindrückt, wird der intrathorakale oder transpulmonale Druck größer. Wir wissen nicht, wie hoch die Drucke werden. Jedoch können wir uns vorstellen, wenn die Drucke mehrere 100 ja vielleicht 1000 Torr überschreiten, daß der Brustkorb bis zur Mitte hin oder sogar noch darüber hinaus eingeengt wird (Abb. 5.13). In diesem Bruchteil einer Sekunde kann die Luft aus der Lunge herausgedrückt werden, allerdings, ohne daß sich die gefüllten Alveolen und kleineren Luftwege entsprechend rasch entleeren können.

Genauso rasch wie die Kompression erfolgt, kommt es auch genauso schnell zur Dekompression und die Rippen schnellen federähnlich in ihre normale Position zurück. Abhängig von der vorher herausgestoßenen Luft kann der intrathorakale Druck in der Dekompressionsphase weit unter dem atmosphärischen Druck liegen (Abb. 5.14).

Die pathologischen Veränderungen beim TLS ergeben sich nicht durch Rippen- oder Sternumfrakturen. Frakturen können das Problem komplizieren, das TLS jedoch entsteht ohne jegliche Fraktur. Die direkten (unmittelbaren) pathologischen Veränderungen sind mit Traumen der Lungenkapillaren verbunden. Intraalveoläre, interstitielle oder interalveoläre Hämorrhagien sowie Kapillarthrombosen entstehen sehr rasch. Ein sekundäres Ödem entwickelt sich im interstitiellen Bereich und wird rasch zum intraalveolären Ödem. Der interstitielle hydrostatische Druck wächst, und es kommt in dessen Folge zum Kollaps der Lungenkapillaren. Sobald die Kapillaren nicht mehr funktionstüchtig sind, erhöht sich der pulmonäre Widerstand, der Druck in den Lungenarterien nimmt zu, und die arteriovenösen Shunts entlasten mehr und mehr die alveolären Gebiete. Was man erwartet tritt ein: Der Sauerstoffgehalt des Blutes in den Arterien sinkt, und der arterielle CO_2-Gehalt steigt an.

Wie häufig das TLS beim traumatisierten Hund auftritt, ist unbekannt. Beim Menschen liegt die Häufigkeit nach stumpfen Traumen zwischen 30 % und 75 %. In unserer Untersuchungsreihe, in der nur Tiere mit Beckenfrakturen überprüft wurden, hatten 48 von 100 Hunden Verletzungen des Respirationsapparates oder des Thorax. 40 % von ihnen zeigten röntgenologisch Lungenkontusionen oder ein TLS. Die wahre Häufigkeit von TLS bei diesen Tieren lag wahrscheinlich noch viel höher. Nur Serienröntgenbilder, verbunden mit Werten der Blutgasanalyse, vermitteln uns eine vollständige Diagnose.

Ebenso ist auch nicht die Mortalitätsrate vom TLS bekannt. Unsere Untersuchung gibt uns keine verläßlichen Daten über die Mortalität. Sie beinhaltet nur Hunde mit Beckenfrakturen, und da viele Fälle von Kollegen überwiesen wurden, wurden uns nur wenige Fälle direkt nach dem Trauma vorgestellt. Der Unfallnotdienst des Veterinary Hospital der Universität in Pennsylvania konnte statistisch belegen, daß 600 Tiere durch Motorfahrzeuge verletzt wurden. Ein Drittel von ihnen (190/600) erlitt nur oberflächliche Weichteilverletzungen. Es ist nicht bekannt, ob von dieser großen Gruppe Routineröntgenaufnahmen des Thorax oder Blutgasanalysen durchgeführt wurden. Von den verbleibenden 410 schwerer verletzten Tieren zeigten 17 % (71/410) Verletzungen der Thoraxorgane. Lungenkontusionen (TLS) wurden am häufigsten diagnostiziert (41/71). Das heißt, daß in dieser großen Untersuchungsreihe ca. 7 % aller verletzten Hunde Lungenkontusionen zeigten. Ungefährt 10 % der schwerer verletzten Tiere hatten ein TLS oder eine Lungenkontusion. Dies sind gültige Daten, jedoch vermuten wir, daß die tatsächliche Häufigkeit von TLS beträchtlich höher liegt. Nur wenige Veterinärkliniken machen routinemäßig Thoraxröntgenaufnahmen oder Blutgasanalysen bei allen verletzten Tieren.

Wir müssen uns also überwiegend aufs Spekulieren verlegen und annehmen, daß die Häufigkeit und Mortalitätsrate von TLS niedriger liegt als die beim Menschen. Sie liegt jedoch vermutlich höher als wir von den wenigen tierärztlichen Berichten wissen. Dies ist auch nicht weiter verwunderlich, denn die hauptsächlichen Verletzungen beim Menschen erfolgen während eines Zusammenstoßes durch die Lenkradsäule.

Wir haben von den klinischen Untersuchungen den Eindruck gewonnen, daß TLS häufiger bei großen als bei kleinen Hunderassen festgestellt wird. Allerdings fehlen dafür eindeutige Belege. Es mag auch nur ein zufälliges Zusammentreffen sein, da zur selben Zeit, als sich unser Interesse für TLS entwickelte, auch die Popularität für Gebrauchshunde und Riesenrassen zunahm. Zum anderen kann es auch etwas mit der Form des Thorax, der Größe, der Rippenlänge und dem Gewicht der Riesenrassen zu tun haben. Man könnte sich weiterhin vorstellen, daß die nach innen gerichtete Bewegung der langen Rippen von den Riesenrassen eine andere ist, als diejenige kürzerer Rippen von Terriern. Wenn wir uns an den Untersuchungsergebnissen von Menschen orientieren, so trifft auch bei uns zu, daß dicke Tiere seltener ein TLS erleiden als dünne. Die Fettschichten wirken als schützendes Polster auf dem Thorax.

TLS-Patienten lassen sich in 3 Gruppen einteilen: gering, mäßig und schwer betroffene Patienten. Die Gruppe mit geringen Beschwerden wird sehr oft in der tierärztlichen Praxis übersehen (Abb. 5.15). Sie zeigt kaum entsprechende Symptome. Falls Tachypnoe und -kardie vorhanden sind, werden sie überwiegend der Aufregung oder den Schmerzen, verbunden mit anderen Verletzungen wie Femur- oder Beckenfrakturen, zugeschrieben. Feuchte Rasselgeräusche können auftreten. Falls Röntgenaufnahmen vom Thorax angefertigt wurden, findet man schwer zu erkennende Verdichtungen über eine oder zwei Lungenhälften verbreitet. Der Zeitpunkt für das Anfertigen von Röntgenbildern kann jedoch das Problem erschweren. Bei den meisten wird bei Einlieferung ein Röntgenbefund von TLS vorliegen. Bei einigen entstehen die charakteristischen Röntgensymptome erst einige Stunden nach den Verletzungen.

Falls wir Blutgase bestimmen können, findet sich in der gering betroffenen Patientengruppe kaum eine Abweichung von der Norm. Sowohl der PaO_2 (75–90 Torr) als auch der $PaCO_2$ (25–30 Torr) sind leicht erniedrigt. Gibt man 100%igen Sauerstoff, steigt der PaO_2-Spiegel auf über 300 Torr an. Diese Patienten erholen sich rasch bei der üblichen Krankenpflege. Bei vollständiger Käfigruhe, Vermeidung von Streß, Antibiotikumschutz werden sie nach wenigen Tagen wieder in Ordnung sein.

Die größe Gefahr liegt wohl darin, daß ein TLS nicht erkannt wird. Viele der Tiere haben andere – nicht auf den Thorax bezogene – Verletzungen. Ein Übermaß an Infusionen sollte bei den Tieren mit gequetschter Lunge unbedingt vermieden werden. Diese Tiere sind nämlich weitaus empfänglicher für ein Lungenödem als jene mit gesunden Lungen.

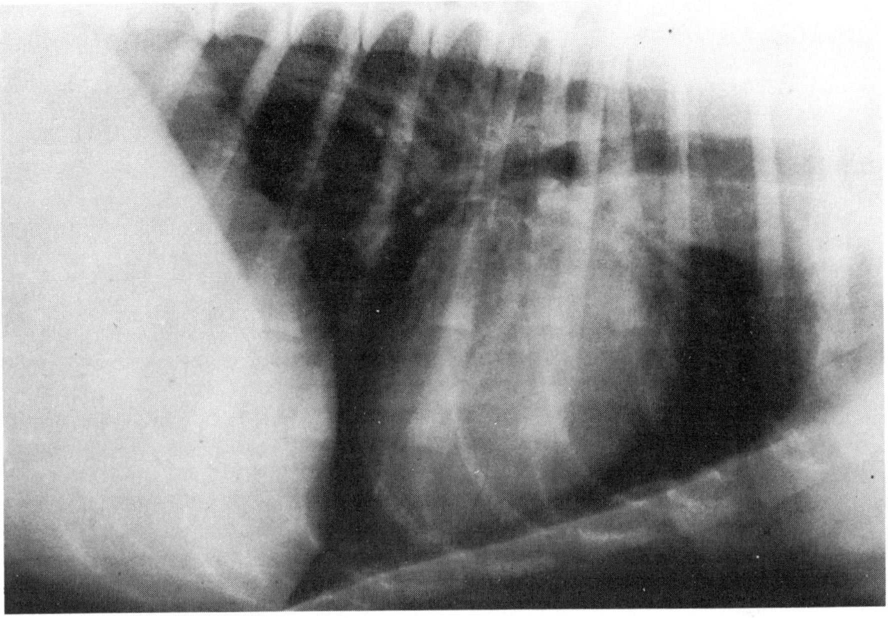

Abb. 5.15 Leichte Schocklunge

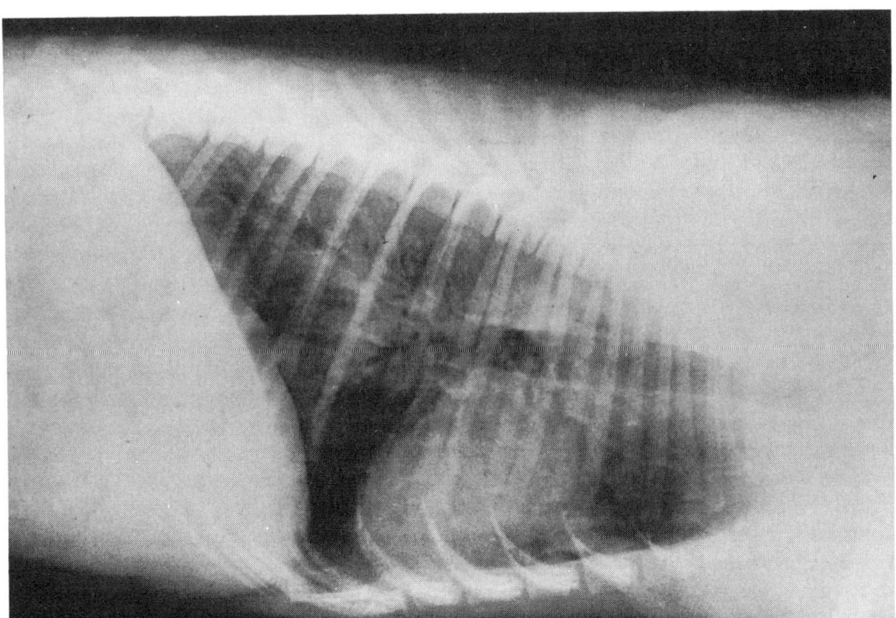

Abb. 5.16 Mittelgradige Schocklunge

Größere orthopädische Operationen sollten – wenn möglich – verschoben werden. Falls das nicht geht, muß die Atmung während der Narkose besonders sorgfältig kontrolliert und unterstützt werden. Dabei ist ein reichlicher O_2-Flow und eine hohe O_2-Konzentration zu wählen. In der heutigen Zeit mit steigenden Kosten sträuben wir uns, unnötige Ausgaben zu empfehlen. Jedoch sind wir der festen Überzeugung, daß von allen Tieren, die durch ein Auto verletzt wurden, eine laterale Röntgenaufnahme vom Thorax zum Routineteil der ersten Untersuchung gehören sollte. Dies ist die einzige Möglichkeit, um ein TLS und seine Komplikationen nicht zu übersehen. Ist das TLS schwerwiegender, dann muß die Therapie noch intensiver erfolgen (Abb. 5.16). Diese Tiere werden uns mit deutlicher Atemnot vorgestellt. Ihre Atmung ist beschleunigt und hechelnd, sie legen sich ungern nieder und zeigen Ruhelosigkeit und Angst. Anfänglich – abgesehen von feuchten Rasselgeräuschen – kann man diesen Typ von TLS kaum von anderen Thoraxtraumen unterscheiden. Klinisch ähneln sie jenen Tieren, die an einem Pneumothorax, schwerwiegendem Hämothorax oder einer Hernia diaphragmatica leiden. Auskultation oder Thorakozentese können zur Differenzierung hilfreich sein. Röntgenaufnahmen jedoch sind die beste Methode, um eine frühzeitige Diagnose stellen zu können. Wie bei anderen Thoraxerkrankungen darf es durch das Röntgen nicht zum Streß bei den Tieren kommen. Falls nur eine stehende oder sitzende laterale Aufnahme ohne Gefahr für den Patienten gemacht werde kann, sollte dies genügen.

Im allgemeinen sind mehrere Arten von Thoraxtraumen zur selben Zeit vorhanden. Zum Beispiel ist häufig das TLS mit einem Pneumothorax vergesellschaftet. Ist der Pneumothorax schwerwiegend, kann das kollabierte Lungenfeld das Ausmaß der Lungenkontusion verdecken. Nach Absaugen der Luft aus dem Pleuralraum werden zusätzliche Röntgenaufnahmen klären, warum der Hund noch nicht normal atmen kann.

Bei diesen Tieren sind – auf Grund des größeren Lungenschadens – die Werte der Blutgase deutlicher verändert (Tab. 5.1). Der PaO_2 beträgt oft nur 50–90 Torr. Gewöhnlich liegt der $PaCO_2$ unter der Norm. Ist er jedoch erhöht, dann ist das ein Zeichen für eine schwere Lungenschädigung.

Tabelle 5.1 Typische Blutgaswerte beim traumatischen Lungensyndrom

$PaCO_2$	= 25 mm Hg (40 mm Hg)
PaO_2	= 50 mm Hg (100 mm Hg)
paH	= 7.25

Der Kontusionsgrad läßt sich abschätzen, wenn sowohl Röntgenaufnahmen als auch Blutgaswerte mit den klinischen Symptomen gemeinsam betrachtet werden. Röntgenaufnahmen allein können irreführend sein. Die Therapie bei schweren TLS-Patienten ist nicht leicht. Der Zustand kann sich innerhalb von Stunden verschlechtern. Schleimsekretionen, die durch das Trauma hervorgerufen wurden, bewirken weiterhin Atelektasen und blockieren die kleinen Luftwege. Der Luftwiderstand nimmt zu und die Dehnbarkeit der Lungen ab. Die Anstrengung zu atmen steigt ebenso wie der Sauerstoffbedarf. Hypoxie breitet sich aus. Es kommt zur kompensatorischen Tachykardie, und nach einiger Zeit kann das hypoxische Herz die Arbeitsbelastung nicht mehr aushalten. Es kommt zur Dekompensation und anschließend zum Herzversagen. Während dieser Zeit entsteht durch Hypoxämie und mangelhafte Perfusion des Gewebes eine metabolische Azidose. Die anfängliche respiratorische Alkalose wird allmählich zur respiratorischen Azidose, da immer mehr Lungenanteile nicht mehr funktionstüchtig sind.

Eine Behandlung kann nur dann erfolgreich sein, wenn sie frühzeitig, energisch und kontinuierlich erfolgt. Am wichtigsten scheint für den Körper ein erhöhter Sauerstoffspiegel im Blut zu sein. Und gerade in diesem kritischen Zustand ist es für den Tierarzt schwierig, es dem Mediziner gleichzutun. Ideal wäre, wenn die Tiere zusätzlich Sauerstoff erhielten. Der Sauerstoffspiegel sollte so hoch sein, daß eine PaO_2 von 65–70 mm Quecksilber erreicht wird. Dies ist beim Hund nicht einfach.

Sauerstoffkäfige sind bei manchen Tieren hilfreich. In handelsüblichen Sauerstoffkäfigen kann eine Atmosphäre von 40 % Sauerstoff erreicht werden, wenn der einströmende Sauerstoff-Flow entsprechend hoch ist (5 l/Min), und der Käfig nicht geöffnet wird. Man muß sehr aufpassen, daß die Temperatur innerhalb des Käfigs niedrig bleibt. Ohne ein spezielles Kühlsystem können diese Käfige bei einer Umgebungstemperatur von 38 °C regelrechte Todesfallen sein. Jede Erhöhung der Körpertemperatur, egal ob um 1 oder 2 °C, bewirkt einen Anstieg des Sauerstoffbedarfs über den kritischen Bereich. Ein richtig konstruierter und sicherer Sauerstoffkäfig braucht einen klimatisierten Kompressor für alle Tiere, außer den kleinsten. Gefahr durch zu hohen CO_2-Gehalt ist geringer als durch zu hohen Sauerstoffzustrom. Die meisten Käfige sind genügend undicht, so daß der gemessene CO_2-Gehalt nahe dem Normalgehalt in der Luft bleibt. Ist aus irgendeinem Grund der Sauerstoffkäfig einmal offen, dann dauert es mindestens 5 Minuten bei sehr schnellem Sauerstoff-Flow (15 l/Min), bis eine Sauerstoffkonzentration von 40 % wieder hergestellt ist. Größere Hunde (über 25 kg) sind ein besonderes Problem. Nur wenige Sauerstoffkäfige haben für diese großen Rassen Platz. Nasale Sauerstoffkatheter werden kaum toleriert. Ein i.v.-Katheter mit einem Durchmesser von 14 Gauge kann in die Trachea geschoben werden. In Höhe des 3. oder 4. Trachealringes wird ein kleiner Hautbezirk rasiert und desinfiziert. Mit Hilfe einer dicken Kanüle wird dort die Haut durchstochen, und der Katheter in die Trachea bis zur Thoraxapertur vorgeschoben. Das Ende des Katheters wird dorsal am Hals festgeklebt. Ohne große Schwierigkeit kann dann der Katheter an ein druckreduziertes Ventil einer Sauerstoffflasche angeschlossen werden. Dabei werden 2 oder 3 Liter Sauerstoff pro Minute in den Endbereich der Trachea geflutet. Durch diese Technik werden sowohl die Trachea als auch die oberen Bronchien ausgewaschen und der anatomische Totraum verkleinert. Damit kommt es leicht zu einem hohen Sauerstoffgehalt in den Alveoli. Durch den hohen Sauerstoff-Flow trocknet die tracheo-bronchiale Schleimhaut stark aus. Zur Abhilfe wird eine einfache Sprudelflasche mit Wasser in die Sauerstoffzufuhr zwischengeschaltet. Doch kann dadurch das Austrocknen auch nicht ganz verhindert werden. Wenige Milliliter einer physiologischen Kochsalzlösung sollte man mehrmals in der Stunde direkt in den O_2-Katheter injizieren.

Falls die zusätzliche Sauerstoffversorgung nicht ausreicht, ist eine vollständige Beatmung notwendig. An diesem Punkt angelangt, sollte der Tierarzt realistisch werden. Viele Tierkliniken haben ausreichend Personal und Ausrüstung, um eine kontrollierte Beatmung durchzuführen. Dazu sind nur ein Trachealtubus und eine Möglichkeit für die intermittierende Druckbeatmung (IPDB) nötig. Doch läßt sich der TLS-Zustand nicht innerhalb weniger Stunden beheben. Es ist möglich, daß die unterstützende Beatmung über mehrere Tage bis eine Woche erfolgen muß. Das kürzeste ist eine ständige Überwachung rund um die Uhr. Für eine langdauernde Unterstützung eignet sich ein einfacher oraler Trachealkatheter nicht. Stattdessen sollte eine Tracheostomie durchgeführt werden. Es ist wichtig, wiederholte Bestimmungen der Blutgase und des Säure-Basen-Haushalts durchzuführen. Bei der IPDB über mehrere Stunden können und werden sich ernstliche Komplikationen entwickeln. Wahrscheinlich gibt es nur wenig private Praxen und Lehrkliniken, in denen diese Behandlungsmöglichkeit erfolgen kann. Wirtschaftlich gesehen ist es jedoch für die meisten von uns und unseren Klienten zu viel und zu teuer. Unsere Mortalitätsrate wird darum viel höher als 15–20 % liegen, wie wir sie aus der Humanmedizin in der entsprechenden Gruppe erfahren haben.

Noch andere, zusätzliche Maßnahmen sind wichtig:

1. Versuche, den PaO_2 über 60 mm Quecksilber zu halten, egal mit welchen Mitteln.
2. Erhalte den Hämatokrit, falls nötig, mit frischem Vollblut auf seinem normalen Wert!
3. Bronchodilatatoren können nützlich sein!
4. Gib Natriumbikarbonat, damit der pH-Wert des arteriellen Blutes nicht unter 7,35 sinkt!
5. Kortikosteroide in hohen Dosen tragen wesentlich dazu bei, das Lungenödem im Bereich der Lungenkontusion zu reduzieren. Beginne sofort damit und setze es über mehrere Tage (3–5) fort!
6. Verwende Breitbandantibiotika!
7. Schränke die Ringer-Laktat-Infusion oder andere kristalloide Lösungen auf eine Erhaltungsdosis von 50 mg/kg ein, sobald der Schock unter Kontrolle ist!
8. Gib eine Initialdosis an Furosemid und setze, falls nötig, die Behandlung fort, um eine leichte Diurese anzukurbeln!

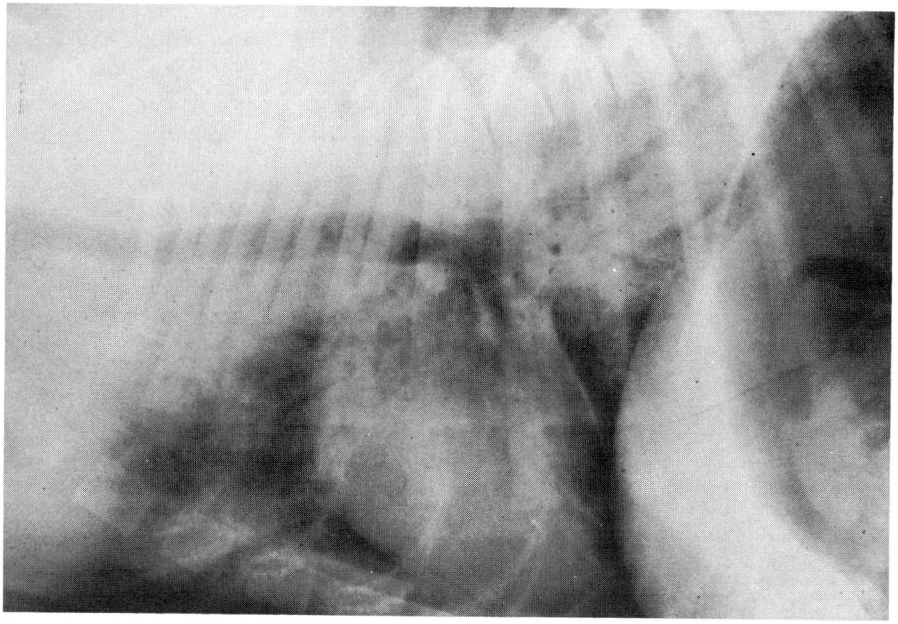

Abb. 5.17 Schwerwiegende Schocklunge

Die schwerste Form des TLS ist im allgemeinen tödlich (Abb. 5.17). Wenn uns die Tiere vorgestellt werden, leiden sie unter schwerer Atemnot. Dabei können sie zyanotisch sein. In der Trachea befinden sich große Mengen an schaumig-blutiggefärbtem Schleim oder freiem Blut. Legt man einen Trachealtubus ein, sind er und der Respirator rasch mit schaumigen Blut gefüllt. Diese Tiere leben kaum lang genug, um Röntgenaufnahmen oder Blutgasuntersuchungen zu machen, sie ertrinken im wahrsten Sinne an ihrem eigenen Blut und Schleim. Die einzige Überlebenchance, die sie haben, wäre, sie sofort an ein Herz-Lungen-Bypass-Gerät anzuschließen. Lungenkontusion oder TLS sind wenig befriedigende Krankheitszustände. Wenn wir etwas von ihrer grundlegenden Pathophysiologie verstehen lernen und dazu häufig die Verdachtsdiagnose stellen, wird der daraus resultierende Fortschritt in der Überlebensrate befriedigender sein.

Lungenverletzungen

Verletzungen der Lunge entstehen entweder als Folge von:

stumpfen Traumen, Schußwunden oder Eindringen scharfer Gegenstände in den Thorax.

Das Lungengewebe füllt vollständig den verfügbaren Raum im Brustkorb aus. Daher ist es unumgänglich, daß ein spitzes Rippensegment, ein Geschoß oder Messer, das in den Thorax eindringt, die Lunge schädigt. Das augenscheinlichste Symptom bei Lungenrissen ist der Pneumothorax. Wenn sonst keine wichtigen Gefäße geschädigt sind oder noch dazu ein direktes Herztrauma besteht, ist der Pneumothorax das einzige Symptom.

Wäre das Lungengewebe anders aufgebaut, würde jeder Lungenriß ein Problem darstellen. Doch da die Mehrzahl der Pneumothoraxe spontan verschwindet, läßt dies vermuten, daß das Lungengewebe einige ungewöhnliche Eigenschaften besitzt. Die Lungen scheinen eine Art selbstheilende Fähigkeit zu haben. Kleine Risse oder Perforationen verkleben innerhalb von Minuten. Größere Verletzungen, selbst von einigen Zentimetern Länge, verkleben innerhalb von Minuten oder Stunden. Zweifellos besteht ein labiles Gleichgewicht zwischen Fibrin- und Gerinnselbildung, transpulmonalem Druck, elastischem Rückstoß des Lungengewebes und anderen Faktoren. In den meisten Fällen – falls der Pneumothorax temporär durch Thoraxdrainage kontrolliert wird – verklebt die Lunge klinisch innerhalb von 48 Stunden.

Eine Ermahnung ist hier angebracht: Durch unsere Bemühung, die Luft aus dem Pleuralspalt zu entfernen, bringen wir häufig das labile Gleichgewicht, das die verletzte Lunge verkleben helfen soll, durcheinander. Nimmt man entweder eine Spritze oder eine mechanische Absaugevorrichtung für die Thoraxdrainage, dann muß die Luft aus dem Pleuralspalt ganz allmählich und ohne extrem negativen Druck entfernt werden. Das verklebte oder verklebende Lungengewebe kann sehr leicht wieder durch große transpulmonale Druckänderungen einreißen. Die gleiche Vorsicht gilt für die IPDB. Wendet man IPDB an, kann der mögliche Schaden noch größer sein. Es passiert sehr schnell, daß sich ein leichter Pneumothorax in einen tödlichen Spannungspneumothorax mit Überdruckbeatmung verwandelt. Weder das Heimlich-Ventil noch die Absaugflaschen können so ein Problem hervorrufen. Das Anlegen einer Drainage mit Absaugflasche ist beim Tier schwierig. Mit dem Heimlich-Ventil kann der Tierarzt einfach und wirkungsvoll jede Art von Pneumothorax behandeln.

Bei manchen Lungenrissen ist eine Operation erforderlich. Doch dies ist relativ selten. Wir warten erstmal 48 Stunden ab, damit das Lungengewebe verkleben kann. Während dieser Zeit wird der Pneumothorax über einen Thoraxdrain, ein Heimlich-Ventil oder durch vorsichtiges Absaugen kontrolliert. Falls nach 48 Stunden immer noch durch ein Loch Luft in den Pleuralraum gelangt, ist eine explorative Thorakotomie gerechtfertigt. Falls man weiß, auf welcher Seite sich der Lungenriß befindet, ist der seitliche Zugang im 6. Interkostalraum am besten. Durch diesen Zugang lassen sich alle Lungenlappen und der Bronchialbereich inspizieren. Sobald der undichte Bereich gefunden ist, kann entweder eine partielle oder vollständige Lobektomie, eine einfache Nacht auf die Verletzung oder, wie wohl am häufigsten, ein Verschluß des Hauptbronchus durch eine Naht erfolgen.

Penetrierende Wunden – hervorgerufen durch ein Geschoß oder Messer – gehören in eine besondere Kategorie. Hier muß man entscheiden, wann eine Exploration sinnvoll ist. Wird eine konservative Behandlung gewählt, besteht die Gefahr der pleuralen und pulmonalen Kontamination und Infektion. Bei Hund und Katze dringt immer Fremdmaterial mit in diese Wunden ein. Doch kann dieses Fremdmaterial von dem Geschoß weggewischt werden, wenn es die äußeren Muskelschichten durchdringt. Ein Zufallsbefund bei Röntgenaufnahmen, die aus anderen Gründen gemacht wurden, sind häufig Schrotkugeln im Brustkorb. Sie sind vollständig abgekapselt im fibrösen Gewebe und stellen keine Bedrohung für das Tier dar. Andererseits können diese kontaminierten Wunden abszedieren und benötigen zu einem späteren Zeitpunkt eine extensive chirurgische Behandlung.

Keine Faustregel ist perfekt, doch bevorzugen wir, diese Art von Wunden konsequent anzugehen. Sobald das Tier stabilisiert ist, wird der wahrscheinliche Weg des Geschosses durch Untersuchung der Ein- und Austrittwunden sowie Röntgenaufnahmen bestimmt. Dann erfolgt eine exploratische Thorakotomie. Traumatisiertes oder kontaminiertes Gewebe wird mittels Wundtoilette entfernt, und das Geschoß oder sein Fragment herausgeholt. Müssen beide Seiten des Brustkorbes auf Grund irgendeiner Ursache untersucht werden, wählt man entweder eine mediane Sternotomie oder einen transsternalen Zugang. Obwohl dies eine übertrieben aggressive Methode zu sein scheint, ermutigen uns die Erfolge, so weiterzumachen.

Hernia diaphragmatica

Unbestreitbar war die Hernia-diaphragmatica-Operation erster richtiger Anstoß für die Einführung der Thoraxchirurgie in der Veterinärmedizin. Früher versuchten die Tierärzte wochenlang, diese akute traumatische Atemkrise zu bekämpfen. Die Hilfsmittel dafür waren unglaublich primitiv. Auch wußte man wenig über die Pathophysiologie der Atmung. Das gesamte Feld der Thoraxchirurgie wurde als avantgardistisch betrachtet. Mehr als 30 Jahre mußten vergehen, ehe man damit anfing. Aus diesen ersten Tagen schleicht noch immer etwas Mystisches oder Voreingenommenes in der heutigen Literatur herum.

Heute kennt jeder junge Tierarzt die Pathophysiologie sowie die Operationsmethode der H. diaphragmatica. Oder etwa nicht? In der heutigen aufgeklärten Zeit ist es möglich, daß zuviel Wissen aber zu wenig Erfahrung vorhanden ist. Warum ist denn sonst die Mortalitätsrate immer noch so hoch? Sterben die Tiere deswegen, weil sie auf die Operation warten? Oder weil sie an eine Klinik überwiesen werden? Müssen wir uns wirklich fragen, warum der Patient jetzt tot ist, obwohl er uns lebend übergeben wurde? Was haben wir daraus gelernt?

Eine H. diaphragmatica sollte am Unfalltag sofort operiert werden. Das bezieht sich nicht nur auf die Patienten, die direkt nach einem akuten Trauma und schwerer Atemnot vorgestellt werden, sondern auch auf jene, bei denen der Unfall ein oder zwei Wochen zurückliegt. Es erscheint unlogisch, daß ein kreislaufstabiler Hund mit H. diaphragmatica sofort operiert werden muß. Hat doch das Tier ein oder zwei Wochen durchgehalten, was ist daran jetzt ein Notfall? Unglücklicherweise ist keine H. diaphragmatica wirklich stabil. Die Situation kann sich innerhalb von Minuten oder Stunden ändern. Nur wenn der Patient ständig überwacht wird, darf man die Operation bis zum nächsten Morgen verschieben.

Von Zeit zu Zeit hört man, daß eine H. diaphragmatica für die Operation vorbereitet werden sollte. Hierbei stellt sich allerdings die Frage, was man vorbereiten soll. Die Ateminsuffizienz kann nur mit Hilfe der Operation beseitigt werden. Hypovolämie und Schock lassen sich innerhalb von ein oder zwei Stunden vor Operation behandeln. Sind Leber oder Dünndarm stranguliert – wie es manchmal sein kann – dann werden weder Zeit noch Medikamente die Vaskularität strangulierter Organe verbessern. Befindet sich das Tier in einem kritischen Zustand, dann braucht gerade dieses Tier all die guten Sachen, die von einer erfolgreichen Operation zu erwarten sind.

Vor ca. 30 Jahren entflammte ein bitterer Kampf zwischen denen, die den Zugang zur H. diaphragmatica über den Brustkorb und jenen, die ihn über das Abdomen wählten. Heute erscheint uns dieser Streit albern. Jeder dieser alten Idealisten hielt an seinen Vorurteilen fest. Die Argumente waren töricht. Jeder dieser Zugänge ist geeignet, und jeder sollte in bestimmten Fällen angewandt werden.

Den meisten Tierärzten ist der Zugang über das Abdomen geläufiger. Das ist auch der Grund, warum man ihn ursprünglich gewählt hat. Der abdominale Zugang erlaubt sowohl die rechts- als auch linksseitige Operation einer H. diaphragmatica. Es muß, je nachdem, auf welcher Seite des Tieres man steht, von rechts nach links oder umgekehrt genäht werden und bringt weiterhin mehr Schwierigkeiten bei der Reposition der Hernie mit sich. Ein in der Linea alba gelegter Schnitt läßt sich leicht zu einer medianen Sternotomie ausdehnen, um eine bessere Übersicht über die Brusthöhle zu erhalten. Außerdem läßt sich von der Linea alba aus parakostal ein Schnitt legen, mit dem der Zwerchfellschenkel freigelegt werden kann.

Der thorakale Zugang bietet einen deutlichen und ungehinderten Blick auf das Zwerchfell und die vorgefallenen abdominalen Organe. Verklebungen in alten Hernien oder stranguliertes Gewebe lassen sich unter Sichtkontrolle lösen. Anschließend kann die konvexe Oberfläche des Diaphragmas genäht werden. Der einzige Nachteil ist, daß durch den interkostalen Zugang nur eine Seite des Thorax gut zu sehen ist.

Mit Hilfe einzelner Matratzennähte durch nicht resorbierbares Material läßt sich der Riß im Diaphragma verschließen. Oft ist es besser, erst einmal mehrere Hefte zu setzen, bevor man sie verknotet. Wenn man im Thorax oder Abdomen in der Tiefe arbeitet, sind handgeknüpfte Knoten den Instrumentenknoten überlegen. Die Griffigkeit und Verarbeitungsqualität von Seidennähten wurde nie vollständig von synthetischem Material erreicht.

Ist das Zwerchfell von der Brustwand abgerissen, so ist es etwas anstrengender, dieses zu verschließen. In der Regel wird das Diaphragma an einer Rippe und der interkostalen Muskulatur befestigt und so in seine ursprüngliche Lage gebracht. Es ist nicht nötig, daß der Verschluß luftdicht ist.

Die Mehrzahl der Zwerchfellhernien läßt sich leicht reponieren und verschließen. Nur wenige sind kompliziert. Die schwierigsten Fälle bestehen meistens schon länger. Ist die Leber vorgefallen, kann ein gefährlicher Hydrothorax entstehen. Von der Oberfläche der teilweise strangulierten Leber sondert sich ein Transsudat ab. Die sich entwickelnden Atembeschwerden sind erheblich. Die Flüssigkeit im Thorax erschwert sowohl die Röntgendiagnose als auch die Auskultation. Häufig ist keine Vorgeschichte über das Trauma zu erfahren. Als Differentialdiagnose kommt eine lange Liste nicht traumatischer intrathorakaler Krankheiten infrage. Sowohl eine Thorakozentese als auch Röntgen mit Kontrastdarstellung sind für eine präoperative Diagnosestellung hilfreich. Bestehen immer noch Zweifel hinsichtlich der Ätiologie und sind die Atembeschwerden weiterhin heftig oder verschlechtern sich sogar, dann muß sofort eine Thorakotomie eingeleitet werden. Hierbei bietet die mediane Sternotomie den besten Zugang zur gesamten Brusthöhle. Die Vorteile dieser Art Diagnosestellung und Wiederherstellung des Zwerchfells erscheinen uns so eindeutig und klar, daß wir immer wieder über die Abneigung einiger, den Thorax auf diese Weise zu öffnen, erstaunt sind. Die Internisten sind entschuldigt. Sie sind die Philosophen unserer Zunft. Sie ziehen die Diskussion der Aktion vor. Kaum zu entschuldigen sind jede, die chirurgisch orientiert sind. Einige alte Tabus vernebeln die Logik, und dabei wird der Thorax als heiliger Tempel betrachtet.

Zwei weitere Komplikationen können bei länger bestehender H. diaphragmatica auftreten: Verklebungen der Bauchorgane mit der Lunge oder mit dem Perikard. Hierbei muß ausgesprochen vorsichtig sowohl scharf als auch stumpf präpariert werden, damit die Verklebungen gelöst und weder die thorakalen noch die abdominalen Organe beschädigt werden. Gelegentlich kommt es zu einer tatsächlichen Nekrose strangulierter Viszera, bevor man eine Diagnose gestellt hat. Gewöhnlich ist die Leber betroffen, aber auch Milz und Dünndarm können darin einbezogen sein. Eine partielle Hepatektomie, Splenektomie oder Dünndarmresektion mit Anastomose durchzuführen, ist dann die einzige Möglichkeit.

Bei unkomplizierten Zwerchfellhernien sollten die Mortalitätszahlen niedrig liegen. Im Jahr 1971 wurde über die größte Fallzahl in der veterinärmedizinischen Literatur berichtet. Das Patientenmaterial stammte aus den Jahren 1959 bis 1969 (6). Ungefähr 35 % der Tiere starben vor, während oder nach der Operation. Es wäre unfair zu sagen, daß es sich hierbei um eine Montagmorgenbeschäftigung handelte, doch kommt es hierbei zu einigen interessanten aber spekulativen Angaben über Zeit und Todesursache. 19 (= 16,8 %) der Tiere starben vor der Operation. Von diesen starben 15 Tiere während der Röntgenuntersuchung, klinischen Erhebung oder einleitenden Anästhesie. Die Angaben sagen uns einiges über die Gefahren bei Manipulation, Aufschub und konservativer Behandlungsweise. 6 Tiere (= 5,1 %) starben während der Operation. Die Ursache dafür waren sowohl die applizierten Anästhetika als auch peripherer Gefäßkollaps. Obwohl 5 % noch eine akzeptable Mortalitätsrate sind, zeigt uns dieses Ergebnis, daß derartige Patienten eine Überanästhesierung, Hypoventilation oder mangelhafte Infusion nicht tolerieren. 14 Tiere (= 21,1 %) starben post operationem. Bei vier von ihnen besteht die Vermutung, daß technische Fehler während des Verschlusses der Hernie eintraten. Zwei Tiere starben am Schock aufgrund einer verlängerten Aufwachphase aus der Narkose. Die restlichen waren nicht genau untersucht worden. Wahrscheinlich waren ungewöhnliche Komplikationen aufgetreten. Nochmals: Diese Zahlen liegen höher als nach unseren eigenen Erfahrungen. Sie deuten jedoch klar darauf hin, wie nötig es ist, peinlich genau die Hernie zu operieren und die postoperative Phase zu beobachten.

Um fair zu sein, muß man hinzufügen, daß diese obengenannten Angaben einer Zeit entstammen, in der unsere Kenntnisse über Anästhesie und Schock noch in den Kinderschuhen steckten. Zum anderen kommen die Berichte aus einem großen Lehrinstitut. Die Fälle sind hier oft komplexer als in einer Durchschnittspraxis. Es ist bekannt und doch spricht man kaum darüber, daß bei der Versorgung kritischer Patienten durch Studenten oder ganz junge Assistenten häufig Probleme auftreten. Trotzdem kann im Jahre 1983 eine Gesamtmortalitätsrate von 35 % nicht mehr akzeptiert werden.*

Unsere Erfahrungen – sie beruhen auf 35 Jahre Tätigkeit in der Praxis und dreier Lehrinstitute – sind völlig anders. Wenn unsere Ergebnisse besser sind, dann nur wegen unseres aggressiven Vorgehens. Wir zögern keineswegs, radikaler vorzugehen und den Patienten bei extremer Atemnot sofort zu anästhesieren, zu intubieren und zu beatmen. Selbst Patienten mit schwerer H. diaphragmatica können beatmet werden. In der Zwischenzeit können die diagnostischen Untersuchungen durchgeführt werden. Wir versuchen eine H. diaphragmatica immer gleich am selben Tag zu operieren. Wir bemühen uns, auf die Probleme des Schocks und der iatrogenen Hypothermie einzugehen, die bei Thoraxoperationen entstehen. Zu unserer ewigen Schande sei gesagt, daß weder Kongreßsitzungen noch engagierte hausinterne Diskussionen uns zurückhalten können, uns ins Getümmel zu stürzen, wenn die Situation kritisch ist. In einem der vorherigen Sätze wurde gesagt, daß 35–40 % Mortalitätsrate 1983 nicht mehr akzeptabel ist. Die Diskussion darüber kann schnell beendet werden, wenn gesagt wird, daß im Jahre 1952 dies auch schon nicht mehr akzeptiert wurde. (1).

Hämothorax

Ein massiver Hämothorax ist bei Hund und Katze selten. Die Humanmedizin ist im Gegensatz zur Veterinärmedizin häufig damit konfrontiert. Die Unterschiede zwischen Mensch und Tier liegen sowohl in der Art der Verletzungen als auch in der Anatomie. Bei einem Autounfall passiert es dem Fahrer häufiger, daß er heftig gegen die Lenkradsäule geworfen und das Sternum direkt gegen Herz und große Gefäße gedrückt wird. Dadurch entsteht vielfach sofort eine erhebliche Blutung oder erst später, wenn ein vorgeschädigtes Gefäß platzt. Verblutet der Patient nicht sofort, muß der Notarzt die akute Hypovolämie als Folge eines massiven Hämothorax bekämpfen und sich dann für oder gegen eine sofortige Operation entscheiden. Weniger starke Verletzungen können interkostale oder innere thorakale Arterien bzw. Mamma-Arterien beim Menschen zerreißen. Über mehrere Stunden können diese Arterien große Mengen Blut in den Brustkorb pumpen.

Der Tierarzt hingegen bekommt ähnliche Notfälle nur sehr selten zu sehen. Wir haben nur wenige Tiere mit zerrissener Aorta gesehen und das nur in der Pathologie. Die Interkostalarterien sind häufig verletzt, sie bluten jedoch nur begrenzt. Falls die innere Thoraxarterie häufig gerissen wäre, so wäre dies sowohl unserer klinischen als auch röntgenologischen Untersuchung entgangen. Tatsächlich haben wir bei Übersichtsaufnahmen des Brustkorbes manchmal einen Hämothorax entdeckt. Jedoch war das Ausmaß im allgemeinen gering, die Blutungen hörten von allein auf, und die Atemfunktion war nicht ernsthaft gefährdet. Bestand eine ausgeprägte Hypovolämie, so rührte sie von Blutungen her, die außerhalb des Thorax bestanden. Obwohl es für diese Unterschiede zwischen Tier und Mensch keine eindeutige Erklärung gibt, könnte man annehmen, daß der lateral komprimierte Thorax des Hundes evtl. einen besseren Schutz bietet als der anteroposterior gequetschte Brustkorb des Menschen. Zum anderen haben Hunde eine kürzere Gerinnungszeit als der Mensch. Es gibt auch beim Hund massive posttraumatische Hämorrhagien, jedoch scheinen sie mehr auf das Abdomen begrenzt zu sein. Selbst Schußwunden – außer sie sind sofort tödlich – rufen selten anhaltende, langsame Blutungen hervor.

Was immer der Grund sein mag, der Hämothorax beim Hund stellt nur eine kleinere Komplikation bei Brustkorbverletzungen dar. Außer in ganz seltenen Fällen ist keine weitere Behandlung nötig. Da, wo es erforderlich ist, bringt eine Thoraxdrainage oder Thorakozentese befriedigende Ergebnisse.

---

* Anmerkung des Herausgebers: An der Colorado State University Veterinary Teaching Hospital lag von 1972–1982 die Mortalitätsrate der operierten Tiere bei 14,4 %

Chylothorax

Da der Chylothorax so selten auftritt, bedarf er einiger besonderer Bemerkungen. Er ist ungefährlich in der unmittelbaren posttraumatischen Phase. Tritt er jedoch eine Woche bis 10 Tage nach dem Trauma in Form von Atembeschwerden in Erscheinung, dann ist er besorgniserregend. Es gibt keine pathognomischen Symptome für einen Chylothorax. Der Patient wird auf Grund wachsender Dyspnoe, Leistungsabfall, Müdigkeit und Gewichtabnahme vorgestellt. Hin und wieder weist die Vorgeschichte auf ein Trauma hin. Die Dyspnoe ist häufig schwerwiegend, jedoch besteht weder Husten noch Fieber. Liegt ein unilateraler Chylothorax vor, dann sind die Herztöne auf der betroffenen Seite entweder gedämpft oder gar nicht vorhanden. Das Herz ist zur anderen Seite hin verlagert. Die einzig klaren Lungengeräusche sind im dorsalen Bereich des Thorax zu hören, denn die Lunge schwimmt buchstäblich auf einem See aus Chylus.

Einige oder auch alle diese klinischen Symptome sind bei der H. diaphragmatica und anderen mit Trans- oder Exsudation einhergehenden Erkrankungen der Brusthöhle vorhanden. Röntgenaufnahmen können nützlich sein, sind jedoch nicht spezifisch für die Diagnose. Zum Beispiel stellt sich bei einer Leeraufnahme der Chylothorax ähnlich dar wie eine H. diaphragmatica mit Transsudation einer eingeklemmten Leber. Natürlich kann eine Thorakozentese weiterhelfen. Die Flüssigkeit wird allgemein als milchig oder fettig bezeichnet. Das einzig wahre diagnostische Charakteristikum ist das Vorhandensein von Chylomikronen unter den Leukozyten.

Der Chylotorax kann entweder medikamentell oder operativ behandelt werden. Beides ist nicht so zufriedenstellend, wie wir es uns wünschen würden. Bei schwerer Dyspnoe bewirkt eine Thorakozentese eine zeitweilige Erleichterung. Wiederholte Thorakozentesen sind nicht ratsam. Denn bei der Thorakozentese besteht die Möglichkeit der pleuralen Kontamination. Eine eitrige Pleuritis, verbunden mit einem Chylothorax, ist ein schwieriges Problem.

In einer Hochschule wird die Ansicht vertreten, daß durch Reduzierung der Fette in der Diät ein rupturierter Ductus thoracicus heilen kann. Genau gesagt heißt das, daß langkettige Triglyzeride über die Dünndarm-Lymphgefäße aufgenommen werden und von da zur Cisterna chyli und dem Ductus thoracicus gelangen. Die mittellangkettigen Triglyzeride werden direkt von den Kapillaren aufgenommen und gelangen über das Pfortadersystem in den Kreislauf. Es stehen synthetische Fette zur Verfügung, die nur mittellangkettige Triglyzeride enthalten. Die Erfolge mit dieser Diät aus synthetischen Fetten waren für Menschen mit Chylothorax ermutigend. Einige Tierärzte berichten über mäßige bis gute Ergebnisse mit einem ähnlich konservativen Vorgehen. Der Heilungsprozeß ist langsam, und die Diät sollte sorgfältig kontrolliert über mehrere Wochen gegeben werden. Ist der Patientenbesitzer motiviert und intelligent, lohnt es sich, den konservativen Weg zu versuchen.

Vor Jahren wurde die operative Korrektur eines Chylothorax in der Veterinärliteratur beschrieben (5). Das Konzept hört sich einfach an und ist es auch. Wir lokalisieren den Riß im Ductus thoracicus und ligieren ihn. Man könnte vermuten, daß die Erfolgsquoten bei dieser Operation besser wären, wenn nicht bei den Beschreibungen in diesem Buch einige lebenswichtige Details weggelassen worden wären. Das tatsächliche Problem liegt aber im anatomischen Aufbau des Milchbrustganges. Er besteht aus einem brüchigen – schwierig zu lokalisierenden – vielgängigen und anastomosenreichen Strang (Abb. 5.18). Der Chylothorax kann aus zahlreichen Rissen des Ganges entstanden sein. Verschiedentlich ist versucht worden, den Gang an seinem Ursprung – der Cisterna chyli – zu ligieren. Andere haben mit Hilfe der Lymphangiographie versucht, die Stelle des Risses zu identifizieren. Fettlösliche Farbstoffe – so wurde vermutet – seien für das Auffinden hilfreich. Unseres Wissens nach hat keine der Maßnahmen den Operationserfolg verbessert.

Im allgemeinen – aber nicht immer – liegt der Riß des Ductus im rechten kaudalen Brustkorb zwischen Diaphragma und Herzbasis. Unglücklicherweise führt der Gang auf die linke Seite des Thorax durch das Mediastinum, bevor er mit der Vena cava cranialis zusammentrifft. Da der Riß meistens im rechten kaudalen Thorax liegt, sollte der Zugang rechts im 7. oder 8. Interkostalraum erfolgen.

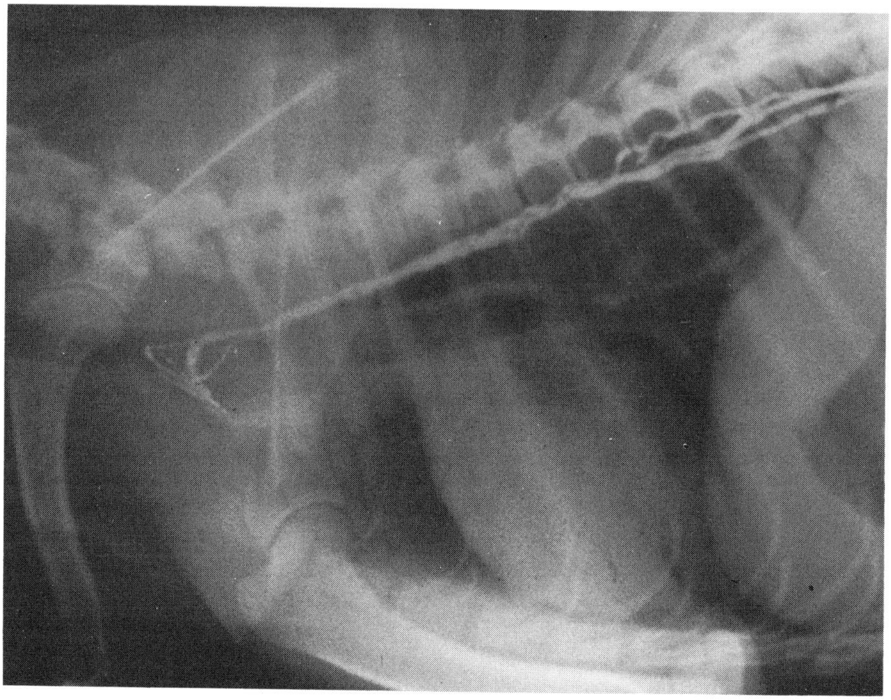

Abb. 5.18 Darstellung des Ductus thoracicus mit einem Positivkontrastmittel

Das nüchterne Tier zeigt meistens einen Ductus von transparenter Struktur. Farbstoffe färben das umgebende Gewebe derart stark, daß die Identifikation sehr schwierig wird. Gibt man jedoch dem Tier 1–2 Stunden vor der Operation mehrere Milliliter Sahne oder Kondensmilch vermischt mit Maisöl, findet sich der fettgefüllte Ductus leicht. Er liegt dorsal der Aorta und ventral der Vena azygos zwischen Diaphragma und der Höhe des 6. Thoraxwirbels. Bevor er durchtrennt wird, sollte man ihn einige Minuten beobachten. Ist die Lymphe recht fettig – verursacht durch eine präoperative Sahnefütterung – so sammeln sich Lymphtropfen im Bereich des Risses an. Es kommt vor, daß sich mehr als ein Riß zeigt. Der Gang wird vom parietalen Pleurablatt überzogen. Jede Art pleuraler Entzündung erschwert das Auffinden des Ganges. Dies ist ein Grund, weshalb wiederholte Thorakozentesen vermieden werden sollten, zum anderen besteht die Möglichkeit der bakteriellen Kontamination.

Ist der Riß identifiziert, so ligiert man den Ductus kranial und kaudal davon. Besonders vorsichtiges Präparieren wird empfohlen, um den Ductus zu isolieren. Die Ligaturen müssen ohne große Zugkraft um den Ductus gelegt werden. Man verwendet hierbei feines, nicht resorbierbares Nahtmaterial (z. B. 4/0 oder 5/0 Seide) und knüpft die Knoten mit der Hand. In einigen Fällen haben sich auch Metallclips, die sonst zur Blutstillung verwendet werden, bewährt. Die Spitzen der Clips werden über und unter den Ductus gesetzt. Durch ständigen, vorsichtig nach innen gerichteten Druck perforieren die Spitzen die Pleura. Dann schließt die Klemme die Clips. Da der Lymphgang ein Gefäß mit sehr niedrigem Druck ist, reicht ein minimaler Druck aus, den Ductus zu verschließen. Egal ob Clips oder Ligaturen, beides muß kranial und kaudal des Risses gelegt werden.

Soweit scheint es einfach zu sein, die Ursache des Chylothorax zu beseitigen. Doch manchmal ist es unmöglich, den Ductus oder den Riß zu finden. Fortgesetztes Hungern und Dehydration vermindern den Fluß, hingegen erhöht eine kristalloide Flüssigkeitstherapie den Strom in den peripheren Lymphgefäßen als auch im Ductus thoracicus. Vor der Operation sollte das Tier genügend Wasser bekommen, und während der Einleitungsphase zur Operation sollte mit der Flüssigkeitstherapie (Ringer-Laktat-Lösung; 80 ml/kg Körpergewicht) begonnen werden. Diese Flüssigkeitsmengen werden bei einem normovolämischen Tier rasch in den interstitiellen Raum gelangen und den Lymphstrom erhöhen.

Wenn dies alles fehlschlägt, muß der Ductus an seinem kaudalen Ursprung ligiert oder geklammert werden. Mit Anlegen der kaudalen Ligatur darf ein Erfolg nicht vorausgesetzt werden. Der Ductus ist kein einfaches, gut umgrenztes Gebilde, sondern vielfältig und sehr unterschiedlich. Weniger erfolgreiche Operationsergebnisse bei der Korrektur des Chylothorax können auch durch die Angst vorm Versagen hervorgerufen werden. Nach mehreren Wochen diätetischer Behandlung und wiederholter Thorakozentese versucht man eine Operation als nun letzte therapeutische Maßnahme. Diese Patienten – oft noch mit ausgeprägter Pleuritis behaftet – tragen wenig zur Verbesserung der Operationsergebnisse bei.

Dem Chylothorax – wie vielen anderen Krankheiten auch – begegnet man am sichersten, indem man eine bestimmte Methode verfolgt. Entweder wird konservativ oder operativ behandelt. Sobald einmal die Diagnose feststeht, sollte der ursprüngliche Plan fortgesetzt werden, ohne daß die Untersuchungen wiederholt werden oder etwas geändert wird. Bei der diätetischen Behandlung ist es kaum nötig, Flüssigkeit aus dem Brustkorb zu entfernen, außer für die anfängliche diagnostische Abklärung. Wählt man den operativen Behandlungsweg, sollten wiederholte Thorakozentesen, die zur besseren Röntgendiagnostik beitragen, unterbleiben, da sie die Situation nur weiter verschlechtern. Sorgfältiges Studium der regionalen Anatomie, ordentliche präoperative Vorbereitung und gefühlvolle Finger tragen zu einer Verbesserung des operativen Ergebnisses bei.

Brustkorbtrauma

Perforationswunden

Die häufigsten Perforationswunden am Thorax entstehen durch Streitigkeiten zwischen großen und kleinen Hunden. Zudem stehen in manchen Gegenden Schußwunden an zweiter Stelle. Von einigen Großstädten wissen wir, daß Stichwunden von Messern recht oft vorkommen. Glücklicherweise haben wir niemals in diesen Zentren der Kultur und Erleuchtung praktiziert. Doch wir sind davon überzeugt, daß Wunden, die von einem Messer herrühren, nicht schwerwiegender sind als jene, die durch Hornstoß oder Wildschweinhauer entstehen, wie sie uns aus unserer etwas ländlichen Praxis her bekannt sind.

All diese Wunden haben mehreres gemeinsam: Die Hautwunde ist meistens klein und erscheint relativ harmlos. Fast immer handelt es sich um eine extensive Zerreißung der Interkostalmuskeln, oft verbunden mit Rippenfrakturen. Ein Pneumothorax ist stets vorhanden, und es kann sogar ein offener Pneumothorax bestehen. Häufig liegt ein subkutanes Emphysem vor. Thoraxwand und Pleuraraum sind durch Haare oder anderes Fremdmaterial tief in der Wunde kontaminiert. Oft befindet sich das Tier während der Erstvorstellung im Schock und leidet an akuter Atemnot.

Den einzigen echten Fehler, den man hierbei machen kann, ist, diese Wunden nur oberflächlich zu versorgen. Da es sich um eine stark kontaminierte Wunde einer wichtigen Körperhöhle handelt, die wahrscheinlich mit erheblichen Veränderungen der Atemmechanik und aller möglichen Verletzungen der Brustorgane einhergeht, ist das einzig richtige Vorgehen, eine vollständige chirurgische Untersuchung mit Wundtoilette und Verschluß vorzunehmen. Die größte Gefahr liegt im Herauszögern der Versorgung und einer konservativen Behandlungsweise.

Besteht keine Atemnot, dann kann man mit intravenösen Infusionen beginnen, Antibiotika und Kortikosteroide geben und für die Operation einen großen Bereich scheren. Die Narkoseeinleitung sollte rasch erfolgen und derart ausgeführt werden, daß Streß und Abwehrbewegungen unterbleiben. Auch hier bevorzugen wir fraktionierte Dosen eines ultrakurzwirkenden Barbiturates. Nach rascher Intubation erfolgt die Beatmung mit viel Gefühl assistiert, denn falls das Lungenparenchym traumatisiert oder verletzt ist, besteht die Gefahr eines Spannungspneumothorax. Das Sicherste ist dann sofort eine Thoraxdrainage mit großem Durchmesser (22–28 Fr*) zu legen, die weit genug vom Traumabereich entfernt liegt. Der inspiratorische Druck sollte niedrig eingestellt werden, ca. 12 cm H_2O. Es ist wichtig, daß das Tier beatmet wird, um ein ausreichendes Atemzugvolumen zu erhalten. Das Lungengewebe sollte jedoch nicht durch exzessiven inspiratorischen Druck überstrapaziert werden.

Von hier an werden die Wunden genauso behandelt wie andere, stark kontaminierte Wunden. Daß es sich hierbei um eine Brustkorbwunde handelt, hat keinen Einfluß auf sauberes operatives Vorgehen. Auch hier sind die gleichen Richtlinien zu befolgen: Großzügiges Freilegen, sorgfältige Untersuchung, peinlich genaues Säubern und gründliche Wundtoilette. Der Hautschnitt sollte direkt über dem betroffenen Interkostalraum gelegt werden und vom Querfortsatz der Thoraxwirbel bis unterhalb der Knorpel-Knochenverbindung der Rippe verlaufen. Der kraniokaudale Sitz der Wunde bestimmt, welche Muskeln zurückgezogen oder durchtrennt werden. Da die thorakalen Organe stets anzusehen sind, muß die interkostale Inzision genauso lang sein wie für die laterale Routinethorakotomie. Die tatsächliche Untersuchung und Wundtoilette beginnen dann von innen heraus.

Früher war es üblich, bei Verletzungen der Lunge Teil- oder Totallobektomien durchzuführen. Wir unterschätzen mit diesem Vorgehen die Verklebungs- und Heilungsfähigkeit des Lungengewebes. In den letzten Jahren wurden bei Lungenverletzungen kaum noch Lobektomien gemacht. Solange der Lungenriß nur Lungenparenchym und keinen Bronchus betrifft, heilen und verkleben selbst größere Bezirke rasch. Wichtig ist eine exakte Untersuchung und gründliche Spülung des Lungengewebes und der Pleurahöhle, um Haare, Blutkoagula und irgendwelche Fremdkörper zu entfernen.

In seltenen Fällen kommt es vor, daß durch einen gerissenen Bronchus die Situation kompliziert wird. Dann muß entweder der Bronchus genäht oder der bzw. die betroffenen Lungenlappen entfernt werden. Es gibt hierbei keine strengen oder starren Regeln. Vom Grad des Bronchialtraumas und der Erfahrung des Chirurgen ist es abhängig, wie so ein Riß zu operieren ist, welche Entscheidung gefällt bzw. verworfen wird. Bestehen Zweifel, dann ist der sicherste Weg eine Lobektomie. Selten befindet sich ein Riß in einem Hauptbronchus. Dann sollte der Versuch unternommen werden, ihn zu nähen anstatt eine Lungenresektion vorzunehmen.

Schußwunden

Schußwunden, hervorgerufen durch Gewehr, Pistole oder Schrotflinte, gehören in eine besondere Kategorie. Nachdem eine sichere Narkose eingeleitet und der Kreislauf stabilisiert wurde, werden laterale, dorsoventrale bzw. ventrodorsale Röntgenaufnahmen angefertigt, um definitiv sicher zu sein, wo sich das Geschoß befindet. Alle Wunden, die durch ein Geschoß entstehen, müssen genauestens untersucht werden. Das besagt nicht, daß das Wiederauffinden des Geschosses das eigentliche Ziel ist. Das wahre Ziel sollte sein, die Organschäden zu beurteilen und zu heilen. Das Geschoß kann an einer Stelle liegen, wo es entfernt oder nicht entfernt werden kann. Zum Beispiel kann ein kleines Geschoßteilchen, das tief in der linken Kammerwand steckt, relativ harmlos sein. Das Geschoßteilchen zu entfernen, ist wesentlich gefährlicher, als es zu belassen. Jedoch sollten Haare, Knochenfragmente oder andere Trümmerstückchen unbedingt aus der Pleurahöhle bei der Untersuchung entfernt werden.

Das Problem der Schußwunden wird komplizierter, wenn das Projektil den Brustkorb durchquert oder rechtwinklig aus dem Thorax ins Abdomen gelangt ist. Sofern nicht Blutungen oder Atemprobleme zunehmen, verhält man sich zunächst eher konservativ. Der Kreislauf des Tieres sollte stabilisiert werden, während alles für die zeitaufwendige operative Exploration vorbereitet wird. Man sollte hierbei überlegen, ob es nicht besser ist, den

---

* Fr = Synonym für Charrière

Patienten an eine Klinik zu überweisen, die vom Personal und der Ausstattung her umfangreicher ausgerüstet ist. Beide Körperhöhlen lassen sich über eine mediane Sternotomie/Abdomen-Inzision untersuchen. Obwohl dieses Vorgehen technisch nicht schwierig ist, erfordert es doch Zeit und die Mithilfe des Patienten.

Der Verschluß dieser Thoraxverletzungen erfolgt in üblicher Weise. Nach sorgfältiger Reinigung der Wunden wird sämtliches tote Muskel-, Fett-, Faszien- und sonstiges Gewebe entfernt. Rippenfrakturen werden reponiert. Es ist jedoch selten notwendig, hierfür Implantate wie Nägel oder Cerclage zu verwenden. Überwiegend reicht es aus, die Fraktur annähernd voreinander zu stellen und darüber mit gesundem Gewebe zu vernähen. Die interkostale Inzision wird genauso verschlossen, wie es bei den lateralen Thorakotomien üblich ist. Es empfiehlt sich, eine Drainage ins Gewebe einzulegen, wenn eine schwere Kontamination besteht oder eine Infektion gar schon vorhanden ist. Die Thoraxdrainage, die man entweder vor oder während der Operation legt, sollte solange liegengelassen werden, bis die Gefahr des Pneumothorax gebannt ist. Dies dauert in der Regel nur wenige Stunden bis nach der Operation, wenn kein direktes Lungentrauma besteht, oder aber 24–48 Stunden, wenn ein Lungentrauma vorhanden ist. Weitere allgemeine unterstützende Maßnahmen sowie eine Antibiotikatherapie werden wie bei jeder anderen großen kontaminierten Wunde weitergeführt.

Rippenfrakturen

„He died, he did – He died of a broken rib". Wir wissen nicht ganz genau, woher dieses kleine Verschen stammt, aber wie viele dieser „Schwesternreime", enthält es ein Körnchen Wahrheit. Rippenfrakturen sollte man nicht belächeln. Sie werden zwar oft in Krankenberichten und auf Röntgenbildern erwähnt, doch wird ihnen als Nebenbefund nur eine geringe Bedeutung beigemessen. Das heißt im wahrsten Sinne mit Scheuklappen herumlaufen!

Denken Sie, was passieren kann, wenn eine oder mehrere Rippen gebrochen sind. Das ist doch von entscheidender Wichtigkeit. Die Rippe, ein flexibler, federartiger Knochen, bedeckt eine luftgefüllte, komprimierbare Höhle. Jede plötzliche Gewalt, die auf die Thoraxwand ausgeübt wird, wird sowohl auf die Lunge übertragen als auch von der Lunge abgefangen. Wir wissen sofort, wenn eine oder mehrere Rippen frakturiert sind, daß die einwirkende Gewaltanwendung sehr groß war und die darunterliegende Lunge ein erhebliches Trauma erfahren hat. Von daher gesehen erscheint die gebrochene Rippe in einem ganz anderen Licht. Daher drängt sich sofort die Frage auf: „Wie stark werden die Brustorgane geschädigt, wenn eine Fraktur entsteht?" Weichteilverletzungen sind hierbei wesentlich ernster zu nehmen als jene, die bei Frakturen der langen Röhrenknochen entstehen.

Wir können vermuten, daß auch hier eine Schocklunge auftritt. Dabei kommt es zu Störungen durch mangelhafte Belüftung des Lungengewebes. Aber dieses Ereignis bringt noch eine andere Schwierigkeit mit sich. Rippenfrakturen tun weh, und der Schmerz verhindert eine ausreichende Atmung. Zur Behinderung der Atemtätigkeit kommt eine Perfusionsstörung des Lungengewebes. An dem obengenannten Schwesternreim ist also tatsächlich etwas Wahres dran.

Eine Einschränkung der Atembewegung durch einen Thoraxverband kann die Schmerzen lindern. Dies führt jedoch oft zu einer weiteren Atembehinderung. Analgetika auf Morphinbasis verringern den Schmerz, andererseits ist bekannt, daß dadurch Atemdepressionen hervorgerufen werden. Morphium ist ein spezifisches Atemdepressivum. Seine Wirkung kann nach einer einzigen subkutanen Applikation über mehrere Stunden andauern. Meperidin scheint weniger atemdepressiv zu sein. Das aber mag an seiner geringen Wirksamkeit und Kurzlebigkeit im Plasma des Hundes liegen. Beim Menschen verursachen gleich wirksame analgetische Dosen halbsynthetischer Morphinderivate den gleichen Grad an Atemdepression wie Morphin selbst.

Daher werden Narkotika nicht zur Routinebehandlung von Tieren mit Rippenfrakturen gegeben. Leidet das Tier unter großen Schmerzen, wird eine kleine Testdosis Morphin (1–2 mg/kg Körpergewicht) gegeben und dabei neben der Atemfrequenz das Atemzugvolumen genauestens beobachtet. Falls eine Atemdepression eintritt, kann die Morphinwirkung durch Nalorphin oder Levallorphan aufgehoben werden.

Rippenfrakturen brauchen in den seltensten Fällen reponiert und fixiert zu werden. Eine Ausnahme ist der instabile Thorax, der im folgenden Kapitel behandelt wird. Die meisten Rippenfrakturen sind nicht wesentlich verschoben und heilen rasch. Die ersten Tage während der Phase der Atemdepression sind am wichtigsten. Die weniger schlimmen Fälle lassen sich am besten durch Käfigruhe und geringste Behandlung versorgen. Die schwierigeren Fälle wurden bereits im Kapitel TLS abgehandelt.

Instabiler Thorax

Sowohl bei Katzen als auch bei Hunden kommt der instabile Thorax ausgesprochen selten vor. Er bedarf allerdings einer Erwähnung, da er schwerwiegende Veränderungen in der Atemmechanik hervorruft. Der instabile Thorax entsteht dann, wenn mehrere Rippen sowohl dorsal als auch ventral frakturiert werden (Abb. 5.19). Die dazwischenliegenden Fragmente mit den dazugehörigen Interkostalmuskeln sind zu einem instabilen bzw. freien Segment geworden. Während der Inspiration bewegt sich der Brustkorb normalerweise nach außen. Luft strömt in die Luftwege, weil der intrathorakale Druck – verglichen mit dem atmosphärischen Druck – leicht negativ ist. Während der Ausatmung kehren sich die relativen Luftdrucke um und werden dabei im Thorax größer als außerhalb des Thorax.

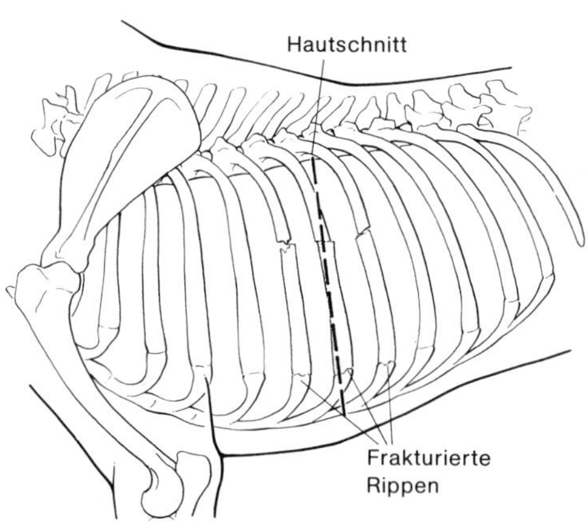

Abb. 5.19 Hautschnitt für den Zugang zum instabilen Thorax

Das sogenannte freie oder instabile Segment, das nicht fest mit der Thoraxwand verbunden ist, bewegt sich nur nach Änderung der Luftdrucke. Das bedeutet, daß dieses Segment eine paradoxe Bewegung ausübt, die genau entgegengesetzt der des gesunden Thorax ist. Der instabile Teil der Brustwand wird bei der Einatmung nach innen gesogen und bei der Ausatmung nach außen gedrückt.

Dies scheint nur von theoretischem Interesse zu sein, außer, wenn die paradoxen Bewegungen zu einer Zerstörung der Alveolarventilation führen. Es sind nicht länger mehr die thorakalen Druckverhältnisse vorhanden, die nötig wären, um ein ausreichendes Atemzugvolumen zu erhalten. Der Effekt ist der gleiche, wie bei einem schweren Pneumothorax oder einer Brustkorblähmung. Zusätzlich zu dieser schweren Verletzung der Brustwand kommt es ständig in unterschiedlicher Stärke zu Lungenverletzungen (TLS).

Glücklicherweise ist die Behandlung eines instabilen Thorax recht einfach. Sie erfordert ein mutiges Vorgehen. Dem Syndrom kann man von der Praxis her ohne Narkose nicht begegnen. Narkoseeinleitung und Intubation müssen rasch erfolgen. Es bleibt wenig Zeit zu größeren Überlegungen. Sobald die Intubation abgeschlossen ist, beginnt man mit einer Art intermittierender Druckbeatmung. Sofort ist damit die abnorme Bewegung des instabilen Segmentes behoben, da die IPDB die normalen Atmungsdrucke umkehrt. Während der Inhalation ist der intrathorakale Druck, verglichen mit dem atmosphärischen Druck, positiv. Die Wand des Brustkorbes wird durch den inneren Druck nach außen gedrückt, wobei das instabile Segment mit der übrigen Thoraxwand bewegt wird. Innerhalb kurzer Zeit sind sowohl Hyperkapnie als auch Hypoxie behoben. Nun besteht ausreichend Zeit, die Thoraxwand für die operative Wiederherstellung vorzubereiten.

Nach großzügiger Freilegung werden die instabilen Segmente und die mit ihnen verbun-

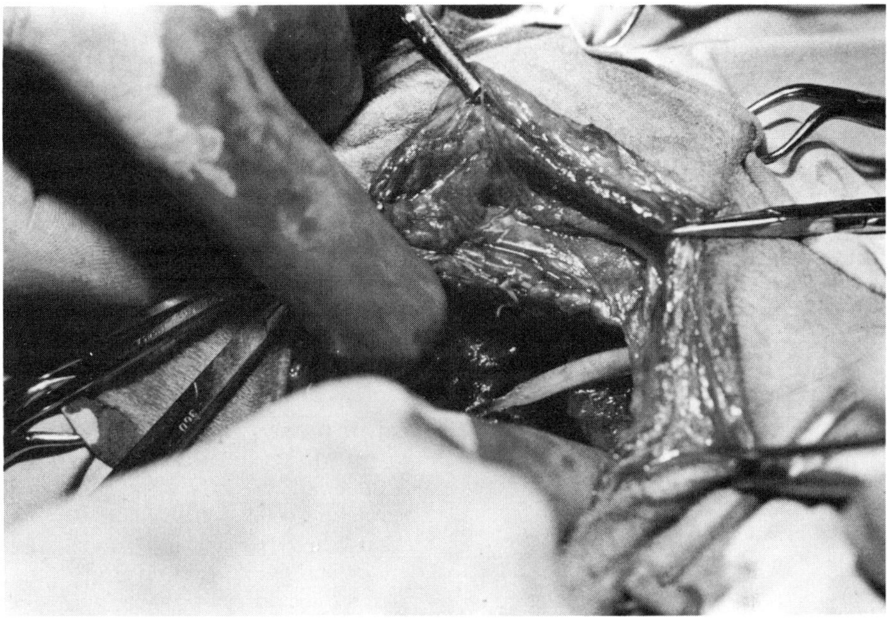

Abb. 5.20 Freilegung des instabilen Thorax. In diesem Fall war der Pleuralraum eröffnet, man sieht eine frakturierte Rippe, die in die Brusthöhle ragt

dene Interkostalmuskulatur an die gesunden Rippen mit resorbierbarem Nahtmaterial angeheftet (Abb. 5.20). Im weiteren ist es dann nicht mehr schwierig, eine gute anatomische Reposition allein durch das Zusammennähen des Weichteilgewebes zu erhalten. Bevor die Pleura verschlossen wird, werden mehrere nicht resorbierbare monofile Fäden durch die Haut, die oberflächliche Brustwandmuskulatur und den interkostalen Raum kranial des instabilen Segmentes gesetzt. Die Fäden verlaufen bis hin zum instabilen Segment und tauchen in gleicher Weise nur einen Interkostalraum weiter kaudal vom instabilen Segment wieder auf (Abb. 5.21). Sie bleiben lang und unverknotet. Wenn das gesamte Weichteilgewebe und die Haut vollständig verschlossen sind, werden diese langen Haltefäden über einer Schiene auf der Thoraxwand verknotet. Diese Schiene kann aus modellierbarem Gips, bei kleineren Tieren aus Gazekissen oder einer größeren Binde bestehen (Abb. 5.22). Die stärkste Bewegungsbelastsung wird auf die tiefer liegenden Nähte in der Interkostalmuskulatur übertragen. Die Haltefäden und die Schiene helfen nur, das Segment zu stabilisieren, während das Weichteilgewebe heilt. Hier – wie bei den meisten Thoraxoperationen – sollte eine Thoraxdrainage für die Dauer der Wiederherstellung angelegt werden. Sie wird so lange belassen, bis die letzte Luft aus dem Brustraum entfernt ist.

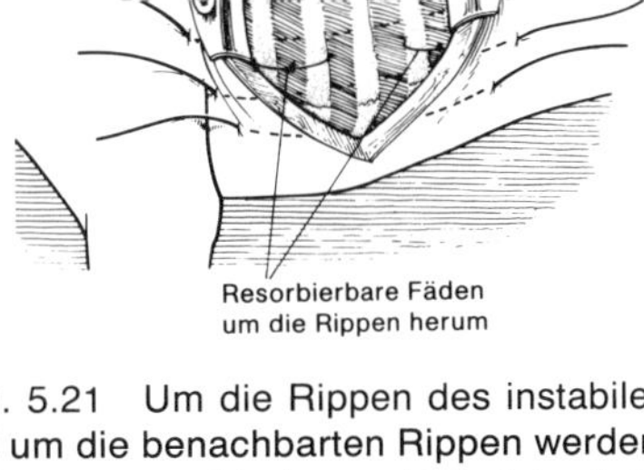

Abb. 5.21 Um die Rippen des instabilen Teils und um die benachbarten Rippen werden lange Fäden aus resorbierbarem Material gelegt. Nicht resorbierbare Fäden liegen in der Haut bis tief zum instabilen Segment

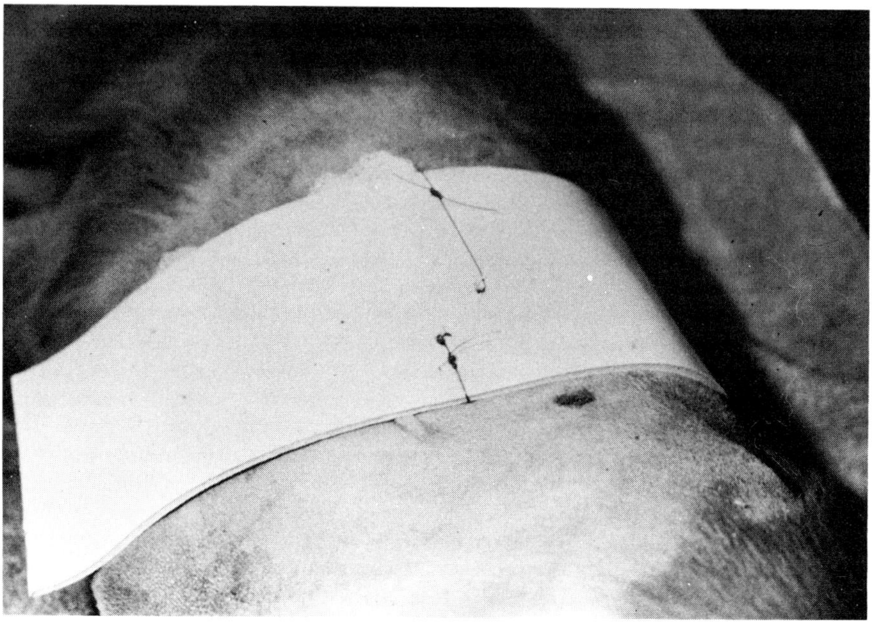

Abb. 5.22 Die nicht resorbierbaren Fäden werden über modellierbarem Gips verknotet

Literatur

1 Brasmer, T.H., and Witter, R.E.: Diaphragmatic hernia: A series of cases. North Am. Vet. 33 (1952) 108

2 Harvey, C.E., and Goldschmidt, M.H.: Healing following short duration transverse incision tracheotomy in the dog. Vet. Surg. 11 (1982) 77

3 Jackson, D.A., and Brasmer, T.H.: Blunt thoracic and non-thoracic trauma associated with pelvic fractures in dogs. Unpublished data.

4 Kolata, R.J., Kraut, N.H., and Johnston, D.: Patterns of trauma in urban dogs and cats. J. Am. Vet. Med. Assoc. 164 (1974) 499

5 Patterson, D.F., and Munson, T.O.: Traumatic chylothorax in small animals. J. Am. Vet. Med. Assoc. 133 (1958) 452

6 Wilson, G.P., Newton, C.D., and Burt, J.K.: A review of 116 diaphragmatic hernias in dogs and cats. J. Am. Vet. Med. Assoc. 159 (1971) 1142.

6. B steht für Blutung

Schock – Definition und Erkennung

In den Kapiteln 1 und 2 sind mit geisttötender Genauigkeit einige der pathophysiologischen Effekte des Streß-Trauma-Schock-Komplexes beschrieben worden. Dieses Kapitel handelt dagegen in pragmatischer Weise vom Schock. Zwei Fragen werden beantwortet: Wie erkennt man einen Schock? Wie wird ein Schock behandelt?

Die Erkennung des Schocks und seine Diagnose sind einfach, wenn wir eine einfache Schockdefinition zugrundelegen. Wenn Schock ein Zustand anhaltender inadäquater Gewebeperfusion ist, dann gibt es einige Parameter, die ihn anzeigen. Tatsächlich können wir in einer Notsituation alle bekannten Veränderungen eines Schocks auf ein einziges Kriterium reduzieren. Kapilläre Füllungszeit (KFZ, capillary refill time). Diese Methode zur Beurteilung der peripheren Perfusion ist so einfach und so genau, daß Zweifel hinsichtlich ihrer Zuverlässigkeit aufkommen könnten, denn die kapilläre Füllungszeit ist eine echte Daumenregel. Drückt man mit dem Daumen auf die peripheren Schleimhäute, gewöhnlich auf die Gingiva, und läßt plötzlich los, so ist die KFZ die Zeitspanne bis zum Wiedererscheinen der ursprüngichen Farbe. Bei einem gesunden Tier erwarten wir eine KFZ von einer Sekunde oder weniger, während bei einer KFZ von einer bis zwei Sekunden eine Störung der peripheren Zirkulation angenommen werden muß. Beträgt die KFZ über zwei Sekunden, liegt ein Schock vor. Diese ausgesprochen einfache Technik kann zu Verwirrung führen. Eine geringe periphere Perfusion kann auch Folge einer chronischen Kranheit sein, beim akut traumatisierten Tier zeigt sie aber immer einen Schock an. Wenn die Gingiva stark pigmentiert ist oder die Schleimhäute extrem blaß sind, dann kann ersatzweise sehr gut die Zunge benutzt werden.

Man kann berechtigt einwenden, daß die KFZ keine Aussage über die Schwere des Blutverlustes macht. Eine akute, nicht tödliche Blutung ruft ungefähr die gleichen Veränderungen der KFZ hervor, wie eine tödliche Blutung. Der Unterschied in der KFZ zwischen kompensiertem und nicht kompensiertem Schock ist gering, es existiert aber in dieser Situation keine andere Möglichkeit, den Schock quantitativ zu messen. Die Schwere eines Schocks kann immer nur retrospektiv beurteilt werden und zeigt sich erst deutlich nach Erholung oder Tod.

Es gibt viele andere Parameter, die wir messen können oder die wir gern messen würden (Tab. 6.1), und jeder davon könnte uns wertvolle zusätzliche Informationen liefern. In jeder Praxis sollte man so viel wie möglich dieser Meßwerte in das Auswertungsprotokoll beim Schock aufnehmen. Neben diesen Informationen ist aber die KFZ wichtigster und genauester Indikator. Zudem verändert er sich mit fortschreitender Therapie und ist damit ein guter Indikator für Erfolg oder Mißerfolg des Behandlungsverlaufs.

Flüssigkeitstherapie

Da der hypovolämische Schock beim Trauma eine Folge des verminderten Blutvolumens ist, sollte die primäre Therapie darauf gerichtet sein, das effektiv zirkulierende Blutvolumen wiederherzustellen. Das effektive Blutvolumen eines Schockpatienten ist nicht das gleiche wie das normale Blutvolumen, denn das Zwei- bis Vierfache des normalen Blutvolumens ist nötig, um das pathologische Fortschreiten des hypovolämischen Schocks aufzuhalten. Der Volumenfaktor ist weit wichtiger als die einzelnen Bestandteile.

Im Juli 1978 präsentierten wir eine Arbeit beim A.V.M.A.-Kongreß in Dallas. In dieser

Tabelle 6.1 Nützliche Parameter

Atemfrequenz
Atemzugvolumen
Alveoläres Minutenvolumen
Eingeatmete Luft - % O_2 und % CO_2
PaO_2
$PaCO_2$
Arterielle und venöse O_2-Sättigung
Herzfrequenz
EKG
Systolischer und diastolischer Blutdruck
Herzminutenvolumen
Peripherer Widerstand
Arterieller und venöser Blut-pH
Blutvolumen
CVP
Druck des rechten und linken Vorhofes
EEG
Verhältnis von Blutlaktat zu Pyruvat
Vollständige Elektrolyte des Blutes
Lungencompliance

Arbeit, die vollständig an anderer Stelle veröffentlicht wurde (1), stellten wir unsere aktuellen Empfehlungen für die Flüssigkeitstherapie beim traumatisierten hypovolämischen Tier vor. Ein Teil davon wird hier direkt zitiert, unterbrochen von einigen zusätzlichen Kommentaren zur Erläuterung.

In der Schocktherapie gibt es ein Axiom – ein absolutes, das einfach heißt: „Die Flüssigkeitstherapie ist nützlich". Unglücklicherweise sagt das Axiom nicht mehr aus. Wir werden alleingelassen mit den Fragen, welche und wieviel Flüssigkeit wie und wann verabreicht werden soll.

Die Wirksamkeit einer einfachen Kochsalzlösung bei der Therapie eines akuten hypovolämischen Schocks bei Cholera wurde 1832 beschrieben. 1891, in der Viktorianischen Ära, erschien ein hervorragender Bericht über den ersten Einsatz einer einfachen Kochsalzlösung beim akuten hämorrhagischen Schock in LANCET. Dieser erste erfolgreiche Einsatz einer kristallinen Lösung war Resultat experimenteller Beobachtungen bei Hunden. Dennoch dauerte es noch bis zur Mitte der sechziger Jahre, bis diese Beobachtungen in die klinische Praxis übernommen wurden.

Dieser Zeitabstand zwischen Entdeckung und ihrer Übernahme in die allgemeine medizinische Praxis ist eines der großen Mysterien in der Medizin. Aber die Verzögerung der Behandlung des hypovolämischen Schocks geht über jedes Vorstellungsvermögen hinaus.

Was erwarten wir von der Flüssigkeitstherapie?

Einfach ausgedrückt soll die Flüssigkeit ein ausreichendes Gefäßvolumen wiederherstellen, damit alle Zellen des Körpers versorgt werden. Einfache Retransfusion verlorenen Blutes an das Versuchstier produziert keine zufriedenstellenden Überlebensraten. Es ist heute gesichert, daß das benötigte Flüssigkeitsvolumen weit über den aktuellen Blutverlust hinausgeht. Die besten Überlebensraten wurden mit dem Mehrfachen (2– bis 4fach) des verlorenen Blutvolumens erreicht. Wenn der Blutverlust 75 % des normalen Blutvolumens beträgt, sind noch größere Ersatzvolumina für das Überleben notwendig. Die Flüssigkeitsmenge muß ausreichen, ein zirkulierendes Blutvolumen, zwei- bis dreimal größer als das physiologisch vorhandene, zu erreichen. Es scheint, als müßten alle Arterien und Venen des Körpers vollständig gefüllt und die Perfusion aller kapillären Gefäße fast 100 %ig sein. Während das Gefäßvolumen bei der Flüssigkeitstherapie zunimmt und die arterioläre und venoläre Konstriktion sich löst, müssen alle bis dahin schlecht perfundierten kapillären Gefäße gleichzeitig versorgt werden. Das Volumen, das schnell verabreicht wird, ist noch wichtiger als die Art der Flüssigkeit. Sogar mit destilliertem Wasser in ausreichenden Mengen wurden, obwohl dies natürlich nicht empfohlen werden kann, erstaunlich gute Ergebnisse erzielt.

Die Unkenntnis des Volumenbedarfs war möglicherweise eines der Haupthindernisse für die klinische Einführung der Flüssigkeitstherapie. Auch heute noch gibt es Versuchsprotokolle, die gleiche Volumina eines Kolloids, wie Albumin, einer Elektrolytlösung, wie Ringer-Laktat-Lösung und Vollblut miteinander vergleichen. Schlimmer noch, diese Volumina sind oft willkürliche Anteile des Blutes, die entzogen wurden, um ein Hypotensionsschockmodell zu schaffen. Die einzige sinnvolle Vergleichsmethode ist, beim Versuchsobjekt wieder Präschockwerte herzustellen, gleichgültig, welche Parameter gemessen und welche Lösungen oder welche Medikamente geprüft werden. Es bleibt zu hoffen, daß eine lange Überlebenszeit einer der wichtigsten Parameter bleibt, der erhoben wird. Die Gesamtmenge an benutzter Lösung ist nur dann wichtig, wenn es Probleme mit der Toxizität, adversen Reaktionen oder mit besonders hohen Kosten gibt.

Können wir uns theoretisch eine ideale Flüssigkeit für die Schocktherapie vorstellen? Falls wir es können, gibt es eine enge Übereinstimmung mit dem Ideal, das sich klinisch bewährt hat? In der Klinik werden am häufigsten die Fälle nach einem akuten Trauma eingeliefert, die vor dem Ereignis gesund waren. Wir nehmen dann an, daß vor dem Trauma Herz-, Lungen-, Nieren- und Leberfunktion normal waren. Wir setzen auch voraus, daß die zellulären Elemente des Blutes, Plasmaprotein, Serumelektrolyte, Blutzucker und Serumenzyme vor dem Trauma im Normalbereich lagen.

Diese Annahme ist nicht immer richtig. Die Traumapatienten in den meisten Praxen sind aber im allgemeinen vorher gesunde Tiere. Es ist viel unwahrscheinlicher, daß die alten, kranken und geschwächten von zu Hause ausrücken und von einem Auto überfahren oder von einem wütenden Nachbarn angeschossen werden. Ist das Tier ein neuer Patient in der Praxis, gibt es keine Vorinformationen auf einem Krankenblatt. Wir haben keine Basisdaten und müssen deshalb annehmen, daß das Tier vor dem Unfall gesund war.

Gehen wir von dieser Annahme aus, was geschieht dann, wenn wir große Volumina einer gebräuchlichen Elektrolytlösung einem gesunden Tier verabreichen? Man hat dies mit verschiedenen Lösungen versucht. Besonders interessant ist das Ergebnis, wenn man fast das Doppelte des Blutvolumens an Ringer-Laktat-Lösung über eine Periode von einer Stunde verabreicht. Wie erwartet, nehmen die Werte für Plasmaproteine, Hämatokrit und Hämoglobin mit der Hämodilution ab. Der zentrale Venendruck steigt auf einen Wert von ungefähr 10 cm H_2O über dem Basiswert. Der mittlere arterielle Druck bleibt normal. Bei den Plasma-Elektrolytwerten, den Blutgaswerten oder dem Blut-pH tritt jedoch keine Veränderung ein. Wird, auf der einen Seite, eine 5 %ige Dextroselösung benutzt, dann fällt der Serum-Na^+-Spiegel scharf ab. Sogar Lösungen mit einem Mehrfachen des normalen Plasmagehaltes an K^+ werden von gesunden Hunden nonchalant toleriert, wenn das einfache Blutvolumen über 20 Minuten verabreicht wird.

Die Flüssigkeit, die in diesen Mengen und in diesen Zeiträumen gegeben wird, sollte nahezu isoionisch sein. Obwohl Veränderungen der intrazellulären und Plasmaelektrolyte beim Schock auftreten, sind diese mehr Ausdruck einer Umverteilung zwischen den Körperbereichen als eines schweren Verlustes. Der aktuelle Verlust an Ionen beinhaltet nur diejenigen, die im verlorenen oder sequestrierten Blut enthalten sind. Frühe Versuche mit einer normalen Salzlösung wurden wegen der hohen Na^+- und Cl^--Werte und des Mangels an K^+ in normalen Salzlösungen aufgegeben. Es stellte sich heraus, daß überschüssiges Na^+ bis zu 24 Stunden im Körper bleibt, während überschüssiges K^+ schnell ausgeschieden wird. Es gibt Hinweise, daß Schockpatienten einen erhöhten Na^+-Bedarf haben. Wenn wir große Volumina einer fast isoionischen Flüssigkeit infundieren, werden verlorene Ionen ersetzt, und eine Ionenumverteilung zwischen verschiedenen Körperbereichen beginnt, wenn die zellulären Funktionen sich normalisieren.

Wie wichtig ist die Transfusion von zellulären Elementen des Blutes oder von Plasmaproteinen? Unerfahrene Kliniker verfallen in Panik, wenn sie den Hämatokrit während und nach der Flüssigkeitstherapie messen. Immer, wenn beim Schock nichtzelluläre Ersatzflüssigkeiten benutzt werden, tritt eine extreme Blutverdünnung auf. Wird das Blutvolumen auf Normalwerte und dann auf das Doppelte expandiert, sinkt der Hämatokrit schnell ab. Trotz Milzkontraktion geschieht es nicht selten, daß der Hämatokrit von einem Prätraumawert von 45 % auf 25 % oder weniger abnimmt. Solche Kliniker sollten sich beruhigen bei dem Gedanken an einige anerkannte Tatsachen, die mit der Hämodilution verbunden sind. Hämodilution steigert die totale Sauerstofftransportkapazität bei klinisch gesunden Hunden. Diese Steigerung wird hervorgerufen durch eine Erhöhung des Herzminutenvolumens und verbesserter Perfusions-Charakteristika. Bis zu einem Hämatokrit von 25 % liegt die totale Sauerstofftransportkapazität über der von klinisch gesunden Hunden im Ruhestand.

Schon 1886 wurde hypotonische Salzlösung dazu benutzt, eine akute „Verdünnungsanämie" bei Hunden zu induzieren. Ausgezeichnete Überlebensraten wurden bis zu einem Hämatokrit von 15 % beobachtet (8). Bei kontrollierter Beatmung mit 100 %igem Sauerstoff überlebten alle Versuchshunde eine Blutverdünnung mit Ringer-Laktat-Lösung bis zu Hämatokritwerten von 4,7 bis 6,3 % (10). Wichtiger noch, wenn gesunden Hunden stufenweise Blut entzogen wird und das verbleibende Blut mit normaler Salzlösung bis zu Hämatokritwerten von 11,5 ± 4,7 % verdünnt wird, dann bleibt im Ruhezustand die Sauerstoffversorgung des ganzen Körpers, der Niere und des Magen-Darm-Traktes ausreichend (14).

Niemand würde ernstlich behaupten, daß ein Hämoglobinwert von 3 g/dl besser ist als ein Wert von 12 g/dl. In der Schocktherapie gibt es eine Grenze für den Ersatz von verlorenem Hämoglobin und von roten Blutzellen. Experimentell wurden immer die besten Überlebensraten erreicht, wenn Vollblut, Erythrozytenkonzentrat oder Hämoglobin zusätzlich zu einer Elektrolytlösung verabreicht wurden. Die Frage für den Veterinärmediziner ist mehr die nach dem Praktischen und Möglichen als nach dem Idealen. Anders als beim Versuchstier haben wir beim klinischen Patienten keine Möglichkeit, das verlorene oder sequestrierte Blutvolumen zu messen. Weder stromafreies oder kristallines Hämoglobin ist erhältlich, noch gibt es Erythrozytenkonzentrate. Unsere einzige Quelle für rote Blutzellen oder Hämoglobin ist der gute alte, klinikseigene Blutspender. Gekühltes ACD-Blut ist aber ein schlechter Ersatz gegenüber frisch gewonnenem Blut, und die Produktionskapazität unserer Blutspender ist begrenzt.

Dies sind die harten Fakten der täglichen Praxis. Die Folge davon ist, daß wir das wichtige Frischblut für die Situationen aufsparen, für die es unbedingt gebraucht wird. Es gibt bisher keine Laboruntersuchung, die uns wirklich zeigt, ob Vollblut benötigt wird. Transfundiert man z. B. einem gesunden Hund schnell sein einfaches Blutvolumen (100 ml/kg KGW) an Elektrolytlösung, würden wir eine Hämodilution erwarten, wobei der Hämatokrit von Werten um 45 % auf Werte um 25 % fällt. Zwei Stunden später, nachdem über den Urin Flüssigkeit abgegeben wurde, werden wieder Werte um 35 % erreicht. Gab es deswegen einen kritischen Bedarf für rote Blutzellen nach der anfänglichen Hämodilution? Offensichtlich nicht.

Derselbe Hund könnte von einem Auto überfahren werden und einen Blutverlust von 50 % erleiden. Bei der Einlieferung in die Klinik wäre sein Hämatokrit vielleicht durch die kapilläre Resorption normal oder nur leicht erniedrigt. Wir besitzen also keine Informationen über den aktuellen Blutverlust. Die Flüssigkeitstherapie wird angewandt und die Menge entsprechend dem einfachen Blutvolumen verabreicht. Anschließend bewegt sich der Hämatokrit zwischen 20 bis 25 %. Gibt uns das nun irgendeinen Aufschluß über die Schwere der Blutung? Leider nicht.

Mit der Hämodilution tritt ein scharfer Abfall der Gesamtplasmaproteinwerte auf. Nachdem der Schock unter Kontrolle ist, tritt die überschüssige Flüssigkeit schnell aus dem Gefäßbereich aus. Schon während der Therapie gelangen Wasser und Elektrolyte in den interstitiellen Bereich und bei besonders kühn behandelten Patienten können sich Ödeme der peripheren Gewebe entwickeln. Durch diese Flüssigkeitsverschiebungen steigt der interstitielle hydrostatische Druck und damit der Durchfluß von Lymphe. Vorhandenes Albumin gelangt über den Ductus thoracicus in die Gefäßbahn. Daher haben wir oft beobachtet, daß das Gesamtplasmaprotein bei behandelten Schockpatienten viel schneller ansteigt als der Hämatokrit.

Dies sind gute Gründe für die Verwendung einer Albumin- oder albuminähnlichen Lösung beim Schock. Benutzt man eine Elektrolytlösung, fallen die Plasmaproteinwerte schnell ab. Unmittelbar nach der Infusion großer Volumina einer Ringer-Laktat-Lösung liegt der Plasmaproteinspiegel ungefähr bei 60 % der Kontrollwerte. Innerhalb einer Stunde erreich das Gesamtplasmaprotein wieder ungefähr 70 bis 85 % der Kontrollwerte. Interessant ist die Feststellung, daß sich die Serumalbuminfraktion der Plasmaproteine schneller erholt als die verschiedenen Globulinfraktionen. Gibt man Tieren 2,5 % menschliches Albumin in Ringer-Laktat-Lösung, sind die Serumalbumin- und Plasmaproteinspiegel sehr gut mit denen normaler Tiere zu vergleichen. Ähnlich ist es, wenn der kolloidosmotische Druck gemessen wird. Kristalline Lösungen, wie Ringer-Laktat-Lösung, erscheinen dann als Lösung zweiter Wahl gegenüber Lösungen mit einer Plasmaprotein-Fraktion.

Theoretisch schließlich sollen diese Albumin- oder albuminähnlichen Lösungen einem Flüssigkeitsverlust in den Intestinalraum und, wichtiger noch, einem Lungenödem vorbeugen. Wir sind nun gezwungen, uns zu fragen, ob bei der Verabreichung großer Volumina an Ringer-Laktat-Lösung beim Schock die ernste Gefahr eines Lungenödems besteht. Die Diskussion wird heftig geführt. Diejenigen, die an eine extreme Volumenexpansion unter Benutzung von Ringer-Laktat-Lösung glauben, haben überzeugende Argumente dafür, daß Elektrolytlösungen keine klinisch bedeutsamen Lungenödeme hervorrufen.

Bei der Behandlung vom hämorrhagischen Schock bei Pavianen wurde Ringer-Laktat-Lösung mit 5 %iger Albuminlösung verglichen. Die Dehnbarkeit der Lunge, ihr Wassergehalt sowie die Ultrastruktur wurden untersucht. Es gab keinen Hinweis für das so oft wiederholte Altweibermärchen, daß Ringer-Laktat-Lösung ernste Lungenödeme hervorruft (11).

Es gibt natürlich Grenzen für die Menge kristalliner Lösungen, die man ohne ernste Nebenwirkungen verabreichen kann. Diese Sicherheitsgrenzen variieren von Tier zu Tier. Je dringender der Bedarf an Blutvolumen, je größer also das benötigte Volumen ist, umso größer ist auch das Volumen, das sicher infundiert werden kann. Viele Befürworter der Kristallösungen behaupten, daß das 4- bis 19fache des verlorenen Blutvolumens vertragen wird (11). Das 2- oder 3fache des Volumens wird oft ohne jeden klinischen oder labordiagnostischen Befund eines Lungenödems verabreicht.

Bei vorher gesunden Tieren ohne Lungentrauma ist eine geringe Steigerung des Wassergehaltes der Lunge ohne klinische Bedeutung. Der arterielle PO_2 sinkt erst ab, wenn der Gesamtwassergehalt der Lunge stark angestiegen ist. Wesentlich vorsichtiger muß man sein, wenn eine Erkrankung oder ein Trauma der Lunge vorliegen. Genauso können sich massive Infusionen von Elektrolytlösungen katastrophal auswirken, wenn sich ein zerebrales Ödem entwickelt hat oder eine solche Entwicklung befürchtet wird.

Es ist daraus nicht zu schließen, Anämie oder Hypoproteinämie wären erwünscht. Experimentelle Daten bei einer Reihe von Spezies sowie klinische Erfahrungen mit Menschen und Tieren stützen jedoch die Annahme, daß eine zeitlich begrenzte Blutverdünnung nicht gefährlich ist. Sogar extreme Hämodilution nach massiven Blutungen geht mit ausgezeichneten Überlebensraten einher.

Da die Erholung vom Schock Folge der Flüssigkeitstherapie ist, verbessert sich gleichzeitig die renale Durchblutung und eine deutliche Diuresesteigerung tritt auf. Innerhalb von Stunden erreicht das Körpergewicht der Versuchstiere fast den Zustand von dem vor der Blutung. Der Körper stellt ein nahezu physiologisches Blut- und Flüssigkitsverhältnis her, die Konzentration des Gesamteiweiß normalisiert sich fast völlig. Bei Hunden stabilisiert sich der Hämatokrit in Bereichen, die durch Kontraktion der Milz höher liegen als theoretisch erwartet. Tritt kein weiterer Blutverlust auf, dann werden die roten Blutkörperchen ersetzt und ein normales Albumin-Globulin-Verhältnis stellt sich ein.

Einer der allerwichtigsten kompensatorischen Mechanismen nach einer Flüssigkeitstherapie ist die Diurese. Wir erwarten das Einsetzen der Diurese, sobald sich die hämodynamischen Verhältnisse durch Ringer-Laktat-Lösung gebessert und stabilisiert haben und sind erfreut darüber. Vergleicht man Ringer-Laktat-Lösung mit 5 %iger Albuminlösung, stellt man fest, daß sich die tubuläre Funktion der Niere, der Urin-Output, das Wasser- und Elektrolytverhältnis, viel schneller nach Behandlung mit Ringer-Laktat-Lösung normalisieren. Werden große Volumina einer kristallinen Lösung einem normalen Hund verabreicht, beginnt er schnell, verdünnten Urin in einer Rate von 5 bis 6 ml/Std. zu produzieren, bis das Plasmavolumen fast wieder normal ist. Ein Hund mit einer Blutung konserviert Wasser, bis er durch Flüssigkeitszufuhr wieder ein effektives Blutvolumen erreicht hat. Danach liegt die Diurese im mittleren Bereich. Dies ist natürlich ein sehr günstiges klinisches Zeichen.

Die ideale Infusionslösung für die Schocktherapie sollte isotonisch, nahezu isoionisch, leicht gepuffert bei normalem pH, nicht toxisch und nicht allergen sein. Außerdem muß sie sicher, auch bei der Verabreichung großer Volumina, und schnell erhältlich sein. Ein Pragmatiker würde hinzufügen, daß der Preis für den Gebrauch bei Tieren in vernünftigen Grenzen liegen muß. Wie oft haben wir den Therapiebeginn herausgezögert bei einem scheinbar kompensierten Schock, um uns und dem Klienten unnötige Kosten zu ersparen? Dieser Aufschub – dieses sehr menschliche Zögern, wenn wir abhängig sind von einer teuren und komplizierten Therapie – verwandelt oft ein Problem, das am Anfang furchtbar einfach war, in eines, das einfach furchtbar ist.

Abgesehen von einigen Nachteilen erfüllt Ringer-Laktat-Lösung diese Kriterien. Sie ist isotonisch und fast isoionisch, wenigstens für die wichtigsten Anionen und Kationen Na^+. K^+ und Cl^-. Obwohl sie, wie vom Hersteller geliefert, einen ziemlich niedrigen pH hat, genügt wenig Blutpuffer, um die Lösung auf einen normalen pH einzustellen. Sie kann sicher und schnell in großem Volumen verabreicht werden und weder Versuchsobjekte noch klinische Patienten zeigen Anzeichen allergischer oder toxischer Reaktionen.

Am Rande sollte angemerkt werden, daß ein Liter Ringer-Laktat-Lösung ungefähr ein Fünfzigstel des Preises für menschliches Serumalbumin kostet.

Kritiker haben eingewandt, Natriumlaktat in der Ringer-Laktat-Lösung sei schädlich. Auf den ersten Blick scheint der Gebrauch einer Laktatlösung angesichts einer bekannten Milchsäureazidose kontraindiziert. Es ist jedoch nicht das überschüssige Laktat beim Schock, das den Ärger macht. Überschüssiges Laktat ist eine Folge, nicht die Ursache des Problems. Exogenes Laktat, mit Ringer-Laktat-Lösung appliziert, steigert weder beim Gesunden noch beim Schockpatienten die Blutlaktatkonzentration. In einer Reihe von 23 nichtanästhesierten Hunden, denen 60% ihres errechneten Blutvolumens entzogen wurden, stieg der mittlere Laktatspiegel von einem Basiswert von 13 mg/dl innerhalb von 30 Minuten nach der Blutung auf 91 mg/dl. Wurden sie mit Ringer-Laktat-Lösung behandelt, so stieg die mittlere Laktatkonzentration nur leicht an (±9 mg/dl) (2). Vergleicht man die Daten der Überlebenden mit den Daten der Nichtüberlebenden, ist der Anstieg des Laktats bei den Nichtüberlebenden mehr den metabolischen Abnormalitäten beim Schock zuzuschreiben als dem exogenen Laktat. Sobald die normale Gewebeperfusion wiederhergestellt war, sank die Blutlaktatkonzentration schnell wieder auf Basiswerte zurück.

Beim Schockpatienten befassen wir uns nicht mit dem Gewebemetabolismus des Laktats und der eventuellen Produktion von Bikarbonat. Laktat wird in der Ringer-Laktat-Lösung anstelle von Bikarbonat verwendet, einfach wegen seiner Stabilität und wegen der Haltbarkeit dieser ausgewogenen isotonischen Lösung.

In der oben zitierten Arbeit sind offensichtlich einige Dinge ausgelassen worden. Ein Teil der Schlußfolgerungen erscheint auf den ersten Blick vielleicht sehr kühn. Da wir uns weder für die Auslassungen noch für die Schlußfolgerungen entschuldigen, sind vielleicht einige Erklärungen am Platze.

Die auffälligste Lücke im Protokoll der Flüssigkeitstherapie betrifft die hochmolekularen Agentien. In den letzten 30 Jahren haben wir folgende Substanzen benutzt, soweit sie erhältlich waren: bovines Serumalbumin, Gelatine, Stärke, Dextran (hoch- oder niedermolekular), gefrorenes oder frisches Hundeplasma, Albuminlösung vom Hund und andere mehr. Mit der Aufnahme dieser Substanzen in die Beschreibung der Flüssigkeitstherapie könnte man eine glänzende theoretische Abhandlung verfassen.

Alle jedoch schieden von der Verwendung wegen schlechter Erhältlichkeit, Nebenwirkungen oder einfach wegen der Kosten aus. Als wir anfingen, größere Volumen Ringer-Laktat-Lösung zusätzlich, wenn nötig zusammen mit frischem Vollblut zu benutzen, war die Verbesserung der klinischen Resultate beim hypovolämischen Schock offensichtlich. Kein Mensch kann eine Lösung herstellen, die bei fast vollständiger Exsanguination hilft. Aber Ringer-Laktat-Lösung allein ist ein befriedigender Ersatz für 75% der roten Blutzellen und des Plasmas. Unsere Patienten tolerieren diesen Grad der Hämodilution viel besser als Menschen. Während des Prozesses kann durch Hypoxie ein geringer Verlust an empfindlichen Neuronen eintreten. Unsere Patienten sind jedoch keine Nuklearphysiker oder Konzertviolinisten. Vielleicht ist das Herz der Kaniden, unbeeinflußt von mehr als 50 Jahren Altersveränderungen, einfach eine bessere Pumpe. Warum auch immer, die klinischen Resultate sprechen eine deutliche Sprache, wie unannehmbar dies für den Wissenschaftler am grünen Tisch auch sein mag. Es erscheint daher als ein unnötiger und ungerechtfertigter Aufwand zu versuchen, alle therapeutischen Empfehlungen, die in der Humanmedizin üblich sind, zu imitieren.

Antibiotika beim Schock

In einem früheren Kapitel wurden die Veränderungen des immun- und retikuloendothelialen Systems beim Schock beschrieben. Neben anderen negativen Eigenschaften öffnet der Schock beim Tier Tür und Tor für eine Reihe möglicherweise fataler Infektionen.

Außerdem ist der traumatisierte Patient ein lebendes Kulturmedium, dessen Blut, Plasma, abgestorbenes Gewebe, Wunden, Abrisse und offene Frakturen ein idealer Nährboden für bakterielles Wachstum sind. Die Verwendung von antimikrobiellen Substanzen ist nie Ersatz für die chirurgische Wundausschneidung oder für die Wiederherstellung einer adäquaten Gewebeperfusion, aber der vernünftige Einsatz von Antibiotika beim Traumapatienten sollte einen Teil der initialen Therapie darstellen. Sowohl der Zeitpunkt als auch die Dosierung sind wichtig. Im Experiment können Antibiotika vor dem Schockgeschehen gegeben werden und bei so vorbehandelten Tieren ist die Morbiditäts- und Mortalitätsrate beim experimentellen Schock vermindert. Da der Kliniker nicht vorbeugen kann, bleibt ihm nichts anderes übrig, als das zweitbeste zu tun, nämlich Antibiotika zum frühestmöglichen Moment zu verabreichen. Es gibt kein optimales Antibiotikum für alle Gelegenheiten, aber wenn wir uns auf ein einziges zum Gebrauch beim traumatisierten Tier beschränken müßten, so würden wir das Penicillin wählen. Penicillin besitzt die meisten der erwünschten Eigenschaften, da es intravenös gegeben werden kann, bakterizid, nicht toxisch und preiswert ist und in hohen Dosen ein breites antimikrobielles Spektrum hat. Obwohl allergische Reaktionen auf Penicillin bei Hunden und Katzen selten sind, muß der Praktiker sich dieser Gefahr bewußt sein, wenn er Kalium-Penicillin intravenös verabreicht. Natrium-Penicillin kann dagegen in der Bolusdosierung sicher intravenös gegeben werden. Kalium-Penicillin muß mit dem ersten Liter Flüssigkeit (Ringer-Laktat-Lösung) verdünnt werden, um ernste Herzarrhythmien zu verhindern. Im allgemeinen werden 150000 bis 200000 Einheiten kristallines Penicillin pro Kilogramm Körpergewicht dem ersten Liter Flüssigkeit zugesetzt. Eine etwas kleinere Dosis, 80000 bis 100000 Einheiten Procainpenicillin pro Kilogramm werden zur gleichen Zeit intramuskulär injiziert.

Kortikosteroide beim Schock

„Benutzen oder nicht benutzen, das ist hier die Frage." Es hätte wenig Zweck, in diesem Band die Arbeiten anderer Autoren aufzuführen und einige Tausend Literaturhinweise über die Anwendung von Kortikosteroiden beim Schock zu zitieren. Es gibt auf beiden Seiten unzählige Argumente. Aber innerhalb des riesigen Beweismaterials gibt es solche Unterschiede in den Modellen, Methoden und Schlußfolgerungen, daß der Leser völlig verwirrt würde. Jeder Autor kann leicht 20 bis 30 Arbeiten finden, die seine eigenen Vorurteile untermauern. Der Fairness halber sollte am Anfang vermerkt werden, daß der Autor für den Einsatz von Kortikosteroiden ist. Sollte der Leser durch die dargebotenen Fakten nicht überzeugt sein, kann er zur nächsten medizinischen Bibliothek gehen und eine eigene Literaturstudie beginnen.

Seit fast 25 Jahren werden Kortikosteroide bei der einen oder anderen Form des Schocks verwendet. Sie wurden für prospektive, retrospektive und einige Doppelblindstudien benutzt. In vivo und in vitro wurden sie bei vielen Spezies und bei vielen Schocktypen eingesetzt. Zu ihren Gunsten sprechen gewichtige Befunde. Das heißt, daß Kortikosteroide in richtiger Dosierung und zur richtigen Zeit verabreicht, für Schockpatienten eine gute Sache sind. Diese einfache Feststellung hat viel Ärger verursacht. Sofort taucht die Frage auf, wie, wo und warum die heilsame Wirkung zustandekommt. Dutzende von Mechanismen wurden vorgeschlagen, experimentell bewiesen und später wieder in Frage gestellt. Es scheint ziemlich sicher, daß, was immer sie auch tun, es entweder an der Zellmembran oder im intrazellulären Milieu oder in beiden Bereichen geschieht. Irgendwie wirken diese Substanzen unterstützend bei der Behebung von Schäden an der Zelle selbst. Einige Zelltypen haben vielleicht mehr Vorteile als andere, und einige interne Funktionseinheiten der Zelle profitieren mehr als andere.

Wenn Kortikosteroide eine heilsame Wirkung haben, dann sollte diese Wirkung meßbar sein. Dies ist die wirkliche Krux dieses Problems: Welche Parameter wählen wir für die Messungen aus? Wie entwickeln wir ein in-vivo- oder in-vitro-Modell, das statistisch signifikante Unterschiede beweist? Können wir die in-vitro-Ergebnisse auf die in-vivo-Verhältnisse übertragen? Können wir die Ergebnisse zwischen verschiedenen Arten oder verschiedenen Kortikosteroiden oder verschiedenen Schocktypen übertragen?

Im Januar 1973 wurde in Philadelphia ein Kongreß abgehalten, um zu versuchen, einige dieser Fragen zu beantworten. Der Kongreßbericht wurde veröffentlicht und zeigt die Kampflinien zwischen dem Pro und Kontra der Kortikosteroide beim Schock (4). Die Lektüre lohnt sich, denn der Bericht enthält nicht nur Meinungen sondern auch einige sehr harte Fakten. Besonders interessant sind die Daten über das Überleben bei menschlichen Patienten, gleichgültig, ob alle sonstigen Faktoren in Betracht gezogen oder abgewiesen werden. Die einzige unabdingbare Grundbedingung einer Therapie ist schließlich das Überleben des Patienten, egal ob Mensch oder Tier.

Bei einer retrospektiven Studie über den bakteriell bedingten Schock zum Beispiel stieg die Überlebensrate von 17 % auf 43 %, wenn hohe Kortikosteroiddosen verwendet wurden. Bei einem Modell mit hämorrhagischem Schock bei Ratten stieg die Überlebensrate ähnlich von 10 % (Kontrolle mit Salzlösung) auf 100 % mit Dexamethasonbehandlung. In einer anderen kleineren Studie überlebten 73 % der menschlichen Patienten mit traumatischem Schock nach einer Kortikosteroidtherapie, die auf Versuche, die Blutung unter Kontrolle zu bringen und auf Flüssigkeitstherapie nicht reagierten (12).

In einer weiteren Arbeit wurden die Prüfkriterien und Behandlungsmethoden auf prospektiver Basis erarbeitet. Der Schock wurde als septisch, kardiogen oder traumatisch angesehen. Alle Patienten waren in einem kritischen Zustand. Von diesen Patienten, die entweder Methylprednisolon oder Dexamethason erhielten, waren nach 72 Stunden ungefähr 75 % stabilisiert und 33 % wurden schließlich entlassen. An dieser Stelle ist vielleicht ein direktes Zitat angebracht: „In dieser Serie von Patienten war die wichtigste Wirkung des Dexamethasons oder des Methylprednisolons, den Zustand des Patienten so zu verbessern, daß dem Arzt ein längerer Zeitraum für die Behandlung der Erkrankung, die den Schock verursacht hat, bleibt ... Da wir im Augenblick keine schädlichen Wirkungen nach hohen Steroiddosen erkennen können, halten wir es für richtig, sie bei Patienten im Schock zu verwenden ..." (7).

In letzter Zeit haben einige veterinärmedizinische Forscher ihre Ergebnisse publiziert (3). In ihrer Untersuchung benutzten sie wache hypovolämische Hunde, das heißt ein stark klinisch orientiertes Modell. Zugegebenermaßen war die Kortikosteroiddosis, die sie verwendeten (8 mg/kg KGW Prednisolon-Natrium-Sukzinat (Solu-Decortin® i.v.) viel niedriger als normalerweise empfohlen. Außer den Kortikosteroiden wurde keine andere Therapie angewandt. Bei keinem der gemessenen Parameter konnten sie einen statistisch signifikanten Unterschied zwischen den steroidbehandelten und den unbehandelten nachweisen. Aber, und dies ist wichtig, die steroidbehandelten Tiere lebten länger.

Dies gleicht so sehr unseren eigenen Erfahrungen, daß es uns sofort ins Auge fiel, als wir es lasen. In unserem eigenen Modell verwendeten wir viel Mühe darauf, identische Hunde zu bekommen; Rasse, Alter, Geschlecht, Gewicht und sogar die Bezugsquelle waren gleich oder sehr ähnlich. Der Blutentzug wurde beim wachen Tier vorgenommen und die Behandlung bestand in einem errechneten Volumen an Ringer-Laktat-Lösung (das 2,5fache der entnommenen Blutmenge) und entweder Dexamethason oder der kommerziellen Trägersubstanz ohne Dexamethason. Die Blutung war schwerwiegend (65 % des errechneten Blutvolumens) und lag damit über der LD_{100}-Marke für unbehandelte Tiere. Bis heute waren wir nicht in der Lage, einen deutlichen statistischen Unterschied bei einem einzelnen gemessenen Parameter nachzuweisen außer bei einem: Mit Dexamethason behandelte Hunde hatten eine längere Überlebenszeit als unbehandelte.

Es ist möglich, daß alle unsere Versuchstiere überlebt hätten, wenn die Dosis unserer Flüssigkeitstherapie höher gewesen wäre. Andere Untersucher bestätigen das. Aber der Versuchsplan war darauf angelegt, festzustellen, ob bei minimaler Flüssigkeitstherapie die Anwendung von Dexamethason einen Unterschied ausmacht. Die einzige Schlußfolgerung, die wir daraus ziehen konnten, ist, daß dieser Unterschied besteht. Irgendwie war, ohne daß wir es erklären können, die Überlebenszeit verlängert; wenn wir dies auf den klinischen Tierpatienten übertragen, so gewinnen wir Zeit, um die Ursache des hypovolämischen Schocks zu bestimmen und zu behandeln.

Kortikosteroide in hohen Dosen scheinen also nützlich zu sein. Können sie aber auf der anderen Seite dem Patienten irgendwie schaden? Wir sollten uns nichtg verwirren lassen durch die Resultate einer Langzeit-Kortikosteroidtherapie (länger als 3 oder 4 Tage) verglichen mit einer massiven Kurzzeittherapie. Beim Schock sind wir weder daran interessiert, noch beabsichtigen wir, Kortikosteroide länger als 12 bis 36 Stunden anzuwenden, da sie eine reine Krisentherapie sind. In dieser Weise angewandt, wurden nie schädliche Effekte nach Kortikosteroiden beobachtet. Dies gilt sowohl für Patienten der Human- als auch Veterinärmedizin.

Es gibt ein Problem bei der Anwendung von Kortikosteroiden, das geklärt werden sollte. Kortikosteroide allein sind keine ausreichende Behandlung beim Schock. Sie sind keine magische Waffe. Als einzige Behandlung können sie sogar schädlich sein, da sie eine Wirkung auf die glatte Muskulatur der Gefäße haben und eine Vasodilatation hervorrufen. Dies ist erwünscht, wenn die Gefäße durch die Flüssigkeitstherapie gefüllt sind; verabreicht man aber Kortikosteroide vor oder ohne Infusionen, kann das Ergebnis ein katastrophaler Abfall des Blutdrucks und eine weitere Verschlechterung der Gewebeperfusion sein.

Gibt es einen Unterschied zwischen den erhältlichen Kortikosteroiden? Sicherlich gibt es einen chemischen Unterschied zwischen den Salzen, die kommerziell hergestellt werden. Es gibt auch Unterschiede bei den Trägersubstanzen und der Basis dieser Salze. Studien mit Isotopen-markierten Steroiden zeigen, daß einige schneller in die Zelle eindringen als andere, und daß einige schneller aus dem Blutkreislauf eliminiert werden als andere. Aber wenn man den Versuch macht, die chemischen und pharmakologischen Wirkungen mit den physiologischen und klinischen zu vergleichen, so sind die Antworten alles andere als klar. Beispielsweise wurde Dexamethason auf alkoholischer Basis normalerweise von Tiermedizinern verwendet. Man hat behauptet, daß es wegen seiner Löslichkeit und anderer metabolischer Einflüsse bis zu 6 Stunden benötigt, um pharmakologisch wirksam zu sein. Nimmt man die Urinausscheidung und den Blutdruck als Prüfgrößen für die Aktivität von Dexamethason-Alkohol, dann zeigt sich nach einigen Minuten der Behandlung ein signifikanter Unterschied zwischen den mit Dexamethason behandelten Tieren und den mit Salzlösung behandelten Kontrollen. Außerdem hatten die Tiere, die im Schock nur mit Dexamethason-Alkohol behandelt wurden, eine längere Überlebenszeit als die mit physiologische Kochsalzlösung behandelten Kontrollen. An Leberzellen und Erythrozyten von Ratten im Schock, zwei Stunden nach intraperitonealer Injektion von Dexamethason entnommen, konnte deutlich eine günstige Wirkung auf die Funktion der Zellmembran nachgewiesen werden (5). Der Beginn der Wirkung auf diesem Gebiet liegt irgendwo zwischen zwei Minuten und zwei Stunden. Unser eigener klinischer Eindruck, so gefährlich dies auch sein mag, ist der, daß Dexamethason-Alkohol innerhalb weniger Augenblicke nach der intravenösen Injektion dramatische Veränderungen der peripheren Gefäße hervorruft.

Die gesamte Diskussion um „gute" Kortikosteroide ist wahrscheinlich rein akademisch und ähnelt derjenigen um Gürtel und Hosenträger. Beide halten die Hosen oben, oder wie in dem schon vorher zitierten Symposium festgestellt wurde: „...wenn Sie mich fragen, was ich tue, wenn ein Patient in meine Notaufnahme kommt, bei dem ich Steroide anwenden will: Ich greife nach der nächsten Flasche, egal was zufällig dort steht" (7).

Es gibt natürlich einen Unterschied in der pharmakologischen Wirksamkeit der Kortikosteroide. Vergleicht man sie auf der Basis Milligramm gegen Milligramm, so ist die antiinflammatorische Wirkung von Dexamethason 6mal stärker als bei Prednisolon. Allein auf dieser Wirksamkeit basierend nimmt man an, daß die Dosis Dexamethason beim Schock ungefähr ein Sechstel der δ-Cortisoldosis ist. Die in der Klinik verwendeten Dosen scheinen jedoch vollkommen willkürlich gewählt zu sein. Es gibt keine Daten, die uns Aufschluß geben über die minimale, maximale oder optimale Dosis. Als wir feststellten, daß massive Dosen notwendig sind, kamen wir überein, ungefähr 4 mg Dexamethason-Alkohol/kg zu empfehlen. Zweifellos handeln wir hier nach dem Motto „wenn wenig gut ist, ist viel besser". In den letzten 10 Jahren scheint sich die empfohlene Dosis etwas erhöht zu haben, und heute ist es nicht ungewöhnlich, 8 mg/kg in schweren Fällen zu verabreichen.

Ich kann hier nicht widerstehen, *R.C. Lillehei* zu zitieren, als er 1973 die Konferenz über Steroide eröffnete und über diejenigen Leute sprach, die gegenüber neuen Techniken und besonders gegenüber Kortikosteroiden beim Schock eine negative Einstellung einnehmen. „Sehr häufig sind sie Präsidenten von Gesellschaften und Vorstände von Kliniken. ... Es sind immer dieselben Leute, die mit all ihren administrativen Pflichten Schwierigkeiten haben, eine neue Idee zu würdigen, entweder weil sie selbst nie eine gehabt haben oder weil es schon zu lange her ist, als daß sie die Anzeichen und Symptome erkennen würden. Sollte jemand, auf den diese Beschreibung paßt, im Auditorium sein, bereuen Sie! Für den reuigen Sünder gibt es im Himmel große Freude" (9). Diesem können wir nur ein inbrünstiges Amen hinzufügen.

Drei Klassen von Bestandteilen bilden die Grundlage der Schocktherapie: Flüssigkeit, Kortikosteroide und Antibiotika. Besondere Situationen können andere Medikamente erforderlich machen. Es gibt eine fast endlose Liste empfohlener Substanzen. Viele davon werden wegen mangelnder Wirkung nicht mehr benutzt, wie zum Beispiel Antihistaminika. Einige, die früher angewendet wurden, sind heute ausdrücklich kontraindiziert, wie z.B. Amphetamine oder direkte adrenergische Stimulantien, und andere, die neuer auf dem Markt sind, müssen ihre Wirksamkeit erst noch beweisen. Es besteht ein großes Interesse an den Wirkungen solcher Stoffe wie Dopamin, Glukagon, ATP-$MgCl_2$ und anderen. Sicher wird die Trias Flüssigkeit-Kortikosteroide-Antibiotika nicht das letzte Kapitel in der Geschichte der Schocktherapie sein, aber der Tierarzt muß geduldig die Versuchsperiode abwarten, bis die Kosten und die Verfügbarkeit eines neuen Stoffes in einem vernünftigen Rahmen liegen.

Natriumbikarbonat beim Schock

Es ist allgemeine Praxis, kristallinen Lösungen, die man beim Schock verwendet, routinemäßig Natriumbikarbonat zuzufügen. Dies geschieht normalerweise, indem rein empirisch 4–8 mval/kg KGW dem ersten Liter Ringer-Laktat-Lösung zugesetzt werden. Um genauere Angaben machen zu können, wird der Bikarbonatbedarf aus dem Plasmabikarbonatspiegel oder der Basenabweichung errechnet. Auch hier wird die Bikarbonatdosis nur über den Daumen angegeben. Zum Beispiel: Basenabweichung x kg Körpergewicht x 0,3 = benötigte mval HCO_3^-.

Ursprünglich benutzten wir Bikarbonat, um die Azidität der kommerziellen Ringer-Laktat-Lösung abzupuffern. Es erschien uns sinnvoll, eine Lösung mit relativ neutralem Blut-pH zu benutzen. Später, als wir fanden, daß eine metabolische Azidose beim Schock entsteht, steigerten wir die Bikarbonatdosis, um die schweren Basenabweichungen zu kompensieren. Erst als wir den Verlauf der metabolischen Azidose an Versuchstieren nachvollzogen, fingen wir an, diese Praxis in Frage zu stellen. Die Abbildungen 6.1 und 6.2 zeigen Basenabweichungen, Laktatspiegel und Blut-pH bei Hunden, denen Blut in einer Menge entnommen wurde, die sich, falls nicht behandelt wird, fatal auswirkt (60 % des errechneten Blutvolumens). 11 von 30 Tieren starben vor Beginn oder vor Beendigung der Therapie. Die Behandlung wurde ohne jede Chemotherapie durchgeführt. 30 Minuten nach der Blutung bekam jedes Tier eine Menge Ringer-Laktat-Lösung rasch intravenös verabreicht, die etwa dem 3,5fachen der entnommenen Blutmenge entsprach. Einige Hunde erhielten zusätzlich Dexamethason (4,0 mg/kg KGW).

Abbildung 6.2 zeigt die gewonnenen Daten von den Tieren, die 24 Stunden überlebten und daher als Langzeit-Überlebende angesehen wurden. Abbildung 6.1 veranschaulicht die Daten der Tiere, die nach Beendigung der Therapie weniger als 12 Stunden überlebten. Dabei ist interessant festzustellen, daß das Muster der Veränderungen bei der Basenabweichung bei Überlebenden und Nichtüberlebenden bis kurz vor dem Tode fast identisch war. Auch der arterielle Blut-pH stellt sich bei Überlebenden und Nichtüberlebenden fast wieder auf normale Werte bis kurz vor dem Tode ein. Wir sehen normalerweise den Blutlaktatspiegel als aussagekräftigen Parameter einer gestörten Gewebeperfusion mit metabolischer Azidose an. Wieder sind sich Laktat-

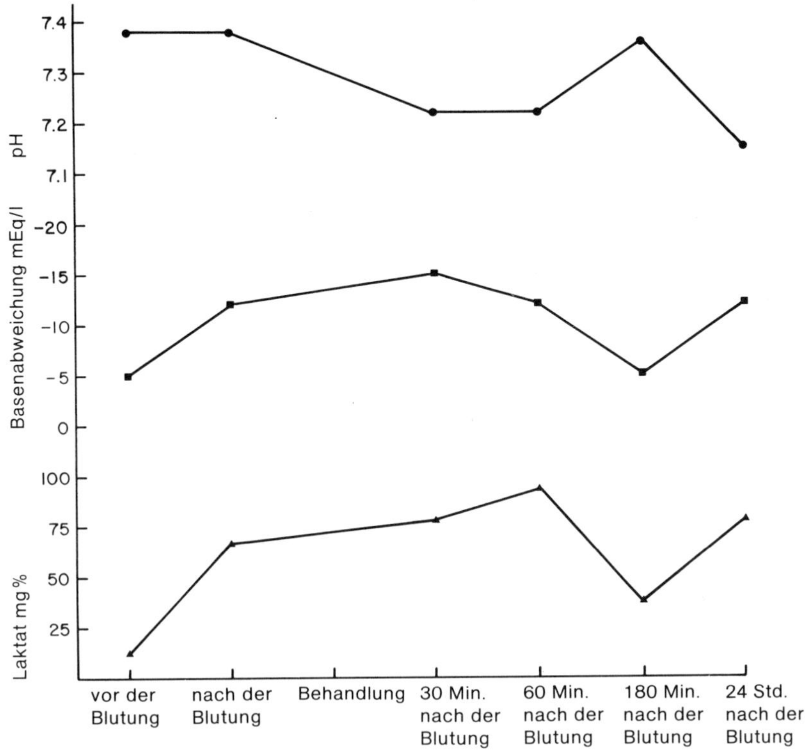

Abb. 6.1 Blutlaktat, Basenabweichung und arterieller pH nach Verlust von 60 % des Blutvolumens mit anschließender Behandlung – Nichtüberlebende

spiegel bei Überlebenden und Nichtüberlebenden einige Stunden nach der Behandlung auffallend ähnlich bis unmittelbar vor dem Tode.

Retrospektiv erkannten wir, daß die verabreichte Menge an Ringer-Laktat-Lösung leider zu gering war, um Tiere mit solch extremen Blutungen am Leben zu erhalten. Tatsächlich gaben wir nur das 1,5fache des Blutvolumens an Ringer-Laktat-Lösung (Blutvolumen – 60 % des Blutvolumens + (2,5 x 60 % des Blutvolumens = 1,5fache Blutvolumen). Andere Untersucher haben bei Blutungen dieser Größenordnung mit dem vier- oder mehrfachen an Ringer-Laktat-Lösung eine Überlebensrate von 100 % erzielt.

Die Frage ist also, ob $NaHCO_3$ ein routinemäßiger Anteil unseres Schockcocktails sein soll. Ist es wünschenswert oder sogar notwendig? Mit einiger Sicherheit sind kleine Dosen (2 mval/kg) harmlos. Vielleicht haben sie auch keinen therapeutischen Wert und gleichen nur eine milde Basenabweichung aus (<– 7). Große Dosen HCO_3^- (8 mval/kg) müssen dagegen kritisch gesehen werden. Solch starke Dosen sollten nur verwandt werden, wenn mit einer *adäquaten* Flüssigkeitstherapie keine normalen Verhältnisse hinsichtlich Perfusion und Laktat-Azidose hergestellt werden können. Wie man in den Abbildungen 6.1 und 6.2 sieht, können mittlere Mengen Ringer-Laktat-Lösung diese Veränderungen, zumindest vorübergehend bei Tieren mit schweren Blutungen rückgängig machen.

Könnten diese drei Parameter (Laktat, HCO_3^- und pH) kontinuierlich beobachtet werden, wäre es logisch, $NaHCO_3$ in sorgfältig titrierten Dosen zu verabreichen. Dies ist allerdings natürlich nur selten möglich.

Gezwungenermaßen empfehlen wir, es daher der Weisheit des Körpers zu überlassen,

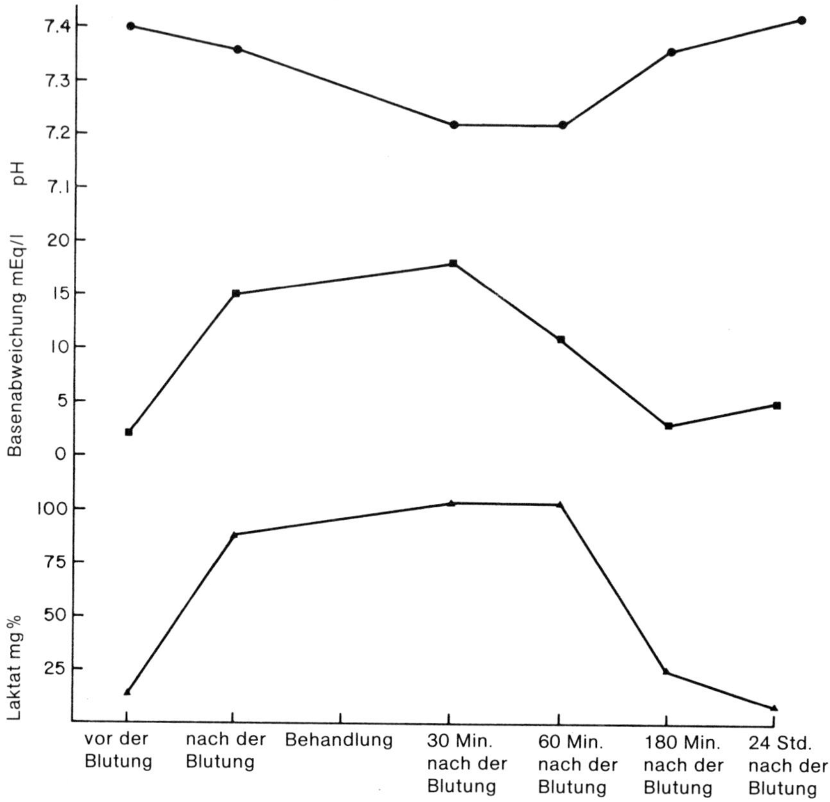

Abb. 6.2 Blutlaktat, Basenabweichung und arterieller pH nach Verlust von 60 % des Blutvolumens mit anschließender Behandlung – Überlebende

seine eigenen Korrekturen vorzunehmen, ohne massive Eingriffe mit $NaHCO_3$ von außen.

Hypothermie beim Schock

Tiere im hypovolämischen Schock entwickeln normalerweise eine Hypothermie. Diese Beobachtung ist so bekannt, daß die Festellung selbst unnötig erscheint. Die einzige wirkliche Frage ist, ob der Zustand der Hypothermie schädlich ist oder als Vorteil genutzt werden kann. Anfang der fünfziger Jahre wurde die Hypothermie des ganzen Körpers zunächst ernsthaft als Hilfe bei Operationen am offenen Herzen eingesetzt. Zur gleichen Zeit versuchten mehrere Autoren, einen Schock durch künstliche Hypothermie zu behandeln. Die Ergebnisse waren enttäuschend (13). Die Physiologie der Hypothermie war gerade geklärt, und die Schocktherapie zur damaligen Zeit war nicht das, was wir heute empfehlen. Jedenfalls bleibt der Gedanke, daß eine Hypothermie, da sie den Sauerstoffbedarf des Gewebes reduziert, nützlich sein könnte in einem Zustand verminderter Gewebeperfusion und eines Sauerstoffdefizits (Schock). Wenn bei gesunden Individuen die Körpertemperatur absinkt, verläuft die Verringerung des Sauerstoffbedarfs parallel zur Verringerung des Herzminutenvolumens, die Blutverteilung wird unregelmäßig, und das Plasmavolumen nimmt ab. Ist das Tier schon in einem hypovolämischen Zustand, so wird das bereits unsichere Gleichgewicht zwischen Sauerstoffversorgung und Bedarf weiter gestört.

Beim kardiopulmonären Bypass ist die Körpertemperatur häufig erniedrigt, aber die Gewebeperfusion wird durch Volumenexpansion und eine künstliche Pumpe aufrecht erhalten. Daran schließt sich eine interessante Frage an: Was passiert, wenn bei Tieren im Schock das Volumen expandiert, aber die Hypothermie beibehalten wird? Würde dies das Verhältnis von Sauerstoffbedarf und -versorgung des Gewebes günstig beeinflussen?

In einem Versuch induzierte man bei Hunden zwei Typen von Schock, den Endotoxinschock und die Hypotonie mit Hypovolämie nach *Wiggers* (6). Einige Hunde wurden auf normaler Temperatur gehalten, während andere auf 30–36 °C Kerntemperatur abgekühlt wurden. Eine Volumenexpansion mit Eigenblut und Dextran 60 schloß sich an. Die abgekühlten Tiere wurden, wenn nötig, beatmet, und es wurde eine Reihe physiologischer Parameter gemessen. Ohne auf die Einzelheiten der Daten einzugehen, war das wichtigste Ergebnis, daß alle normothermen Hunde (22/22) innerhalb von 6 bis 13 Stunden starben, und alle hypothermen Hunde (28/28) nach 24 Stunden noch lebten und in einem guten Zustand waren. Selbst der kritischste Statistiker muß diese Resultate als signifikant anerkennen.

Was sagen uns diese Daten nun über die Behandlung des klinischen Schockpatienten? Wir glauben, sie weisen darauf hin, daß die Hypothermie beim Schock als Vorteil genutzt werden kann, wenn sich an einige einfache Regeln gehalten wird. Erstens, die Volumenexpansion muß sorgfältig weitergeführt werden. Dies ist, wie wir schon festgestellt haben, der Eckstein jeder Schocktherapie. Zweitens, die Atmung muß beim hypothermen Patienten unterstützt werden, denn wenn die Körpertemperatur unter 33 °C sinkt, ist sie meistens unzureichend. Diese beiden Anforderungen sind leicht zu erfüllen.

Wann sollte das Tier wieder aufgewärmt werden? Hier sind die Ergebnisse nicht besonders schlüssig. In dem zitierten Versuch blieben die Tiere 24 Stunden unter Hypothermie. Es gab keinen besonderen Grund, gerade diesen Zeitraum zu wählen. Alle normothermen Hunde waren nach der sechsten Stunde gestorben. Bei den hypothermen Hunden gab es hingegen kaum Veränderungen bei den wichtigen gemessenen Parametern innerhalb des Zeitraums von der 6. bis zur 24. Stunde. Es scheint daher logisch, mit dem Aufwärmen zu beginnen, sobald der Schockzustand behoben ist. Es ist jedoch traurig, daß Blutlaktatmessungen in den meisten Veterinärkliniken schwer vorzunehmen sind, obwohl sie ein ausgezeichneter Indikator für die Rückkehr zu normalen Perfusionsverhältnissen darstellen.

Wie lang die Phase auch andauert, die nötig ist, die pathophysiologischen Veränderungen beim Schock zu normalisieren, scheint uns dennoch klar zu sein, daß das Aufwärmen die letzte und nicht die erste Maßnahme sein sollte, die wir ergreifen. So viel zu unserem alten Erste-Hilfe-Kurs, etwa aus dem Jahre 1935.

Dies führt uns zu einem anderen Thema: dem iatrogenen Schock aus der experimentellen Chirurgie und der Frage der akzidentiellen Hypothermie. Ist Hypothermie, künstlich oder akzidentiell, eine gute oder eine schlechte Sache bei chirurgischen Patienten? Die Veterinärmediziner haben Messungen der Körperinnentemperatur während und nach einer Operation extrem vernachlässigt. Bei den durchschnittlich kurzen Operationen liegt kein Vorteil darin, die Körpertemperatur absinken zu lassen. Tatsächlich wäre bei diesen Patienten, die meistens nicht künstlich beatmet werden, ein schwerer Abfall der Körpertemperatur katastrophal, was er auch häufig ist! Wir müssen aber einschränken, daß bei größeren abdominalen oder thorakalen Eingriffen von mehrstündiger Dauer ein Absinken der Temperatur um 5 oder 6 °C hilfreich sein kann, wenn die Atmung unterstützt und das Zirkulationsvolumen aufgefüllt wird. Der entscheidende Punkt liegt darin, daß wir nie wissen, ob der Patient hypotherm ist, wenn wir nicht die Körperinnentemperatur messen. Die Probleme der intraoperativen Hypothermie sind mehr Folge der Unkenntnis als der Hypothermie selbst.

Literatur

1 Brasmer, T.H.: Fluid therapy in shock. J. Am. Vet. Med. Assoc. 174 (1979) 475

2 Brasmer, T.H., Haskins, S.C., and Gambardella, P.C.: Unpublished data

3 Dillon, R., et al.: Experimental hemorrhage in dogs: Effects of prednisolone sodium succinate. J. Am. Animal Hosp. Assoc. 14 (1978) 673

4 Glenn, T.M. (Ed.): Steroids in Shock. University Park Press, Baltimore 1974

5 Grinstein-Nadler, E., and Bottoms, G.D.: Dexamethasone treatment during hemorrhagic shock. Am. J. Vet. Res. 37 (1976) 1337

6 Halmazyi, D., Frazer, T.A., and Vargo, D.: Treatment of volume resistant experimental shock by hypervolemnia and hypothermia. Surgery 74 (1973) 370

7 James, P.M.: Response of patients in shock to treatment with corticosteroid. In Glenn, T.M. (Ed.): Steroids in Shock. University Park Press, Baltimore, 1974

8 Kroenecker, H.: Kritisches und Experimentales über lebensrettende Infusionen von Kochsalzlösung bei Hunden. Correspondenzblatt für Schweizer Ärzte 16 (1886) 477

9 Lillehei, R.C.: On tolerance to ideas, shock, and other living things. In Glann, T.M. (Ed.): Steroids in Shock. University Park Press, Baltimore, 1974

10 Messmer, K., et al.: Circulatory significance of hemodilution. Adv. Microcirc. 4 (1972) 1

11 Moso, G.S.: An argument in favor of electrolyte solution for early resuscitation. Surg. Clin. North Am. 52 (1972) 3

12 Weil, M.H., Slubin, H., and Nishijima, H.: Corticosteroid therapy in circulatory shock. In Glenn, T.M. (Ed.): Steroids in Shock. University Park Press, Baltimore, 1974

13 Wilson, J.N., et al.: Experimental hemorrhage: The deleterious effect of hypothermia on survival. J.A.M.A. 162 (1956) 696

14 Wright, C.J.: The effects of severe progressive hemodilution on regional blood flow and oxygen consumption. Surgery 79 (1976) 299

7. C steht für zentrales Nervensystem

Einleitung

Viele Tierärzte fühlen sich bei einer schnellen neurologischen Untersuchung unsicher. Dies gilt besonders bei Traumapatienten. Dieses Gefühl ist verständlich, denn schnell vergessen wir die Einzelheiten der Neuroanatomie und Neurophysiologie, die nur noch als exotischer Bereich unserer Kunst in Erinnerung ist. Glücklicherweise erleichtert uns der Hund unsere Arbeit, wenn wir ihn lassen. Ein Hund ist kein Primat. Ein ZNS-Trauma manifestiert sich beim Hund oder bei der Katze viel einfacher als bei höheren Affen oder Menschen. Außerdem sind die Typen und die Schweregrade von Verletzungen bei Hund und Katze offenbar durch die sehr spezielle kraniale und spinale Anatomie begrenzt. Schließlich ist die neurologische Untersuchung eines traumatisierten Tieres viel einfacher als die eines Tieres mit entzündlicher, neoplastischer, kongenitaler oder entwicklungsbedingter neuromuskulärer Erkrankung.

Bevor wir mit der gründlichen Untersuchung beginnen, sollten wir und ein paar „Faustregeln" merken:

1. Traumatisch bedingte intrakranielle Blutungen sind bei Hund und Katze normalerweise petechial oder ekchymotisch verteilt.
2. Häufigster Sitz dieser Blutungen sind Hirnstamm und Mittelhirn.
3. Wegen der fokalen Natur dieser Blutungen und der schnell einsetzenden Blutgerinnung beim Hund ist die Blutung normalerweise schon zum Stillstand gekommen, wenn das verletzte Tier in der Klinik ankommt.
4. Unilaterale Parese oder Paralyse einer Gliedmaße ist verdächtig für eine Verletzung des Gehirns.
5. Bilaterale Parese oder Paralyse der Gliedmaßen lassen ein Trauma des Rückenmarks (Spina cordis) vermuten.
6. Ein spinaler Schock ist, wenn er beim Hund vorkommt, nur von sehr kurzer Dauer.
7. Multifokale spinale Traumen sind selten im Vergleich zu unifokalen traumatischen Läsionen.

Verletzungen des Gehirns – Pathophysiologie

Mechanismen bei Gehirnverletzungen

Gehirnverletzungen treten normalerweise als Folge eines stumpfen Traumas auf. Die Stoßstange eines Autos, die Klaue einer Kuh oder ein schweres Holzstück verursachen, je nach aufgewendeter Kraft, unterschiedlich schwere Traumen.

Es erleichtert das Verständnis, wenn wir uns Gehirn und knöchernen Schädel als Plastikschale voll mit Gelatine vorstellen. Die Schale ist starr und stabil, aber dennoch elastisch. Die Gelatine ist fest, aber doch leicht verformbar und bröckelig (Abb. 7.1). Setzen wir die Schale (knöcherner Schädel) einer plötzlichen Beschleunigung aus, so bleibt die Gelatine (das Gehirn) durch die Trägheit noch für Bruchteile von Sekunden in ihrer räumlichen Position. Auf der Seite der Gewalteinwirkung entsteht ein erheblicher Druck zwischen Schale und Gelatine. Auf der gegenüberliegenden, dem Schlag abgewandten Seite, fällt der Druck zwischen Gelatine und Schale entsprechend ab (Abb. 7.2). Die Gelatine wird vorübergehend deformiert, paßt sich dann der

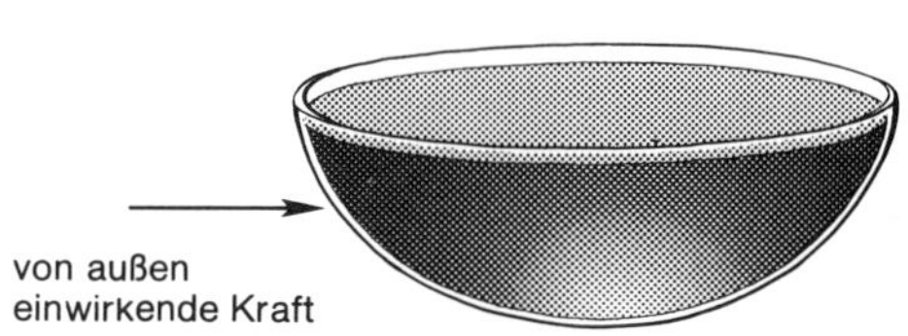

Abb. 7.1 Eine mit Gelatine (Gehirn) gefüllte Schale (Cranium) wird einer von außen einwirkenden Kraft ausgesetzt (Pfeil)

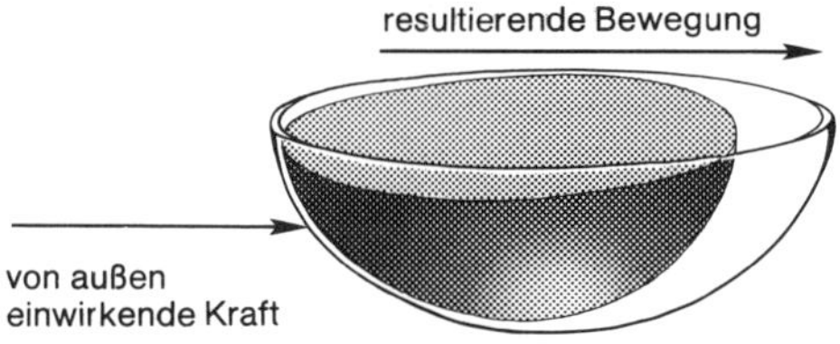

Abb. 7.2 Bei der Bewegung der Schale nach rechts wird die Gelatine entsprechend ihrer Trägheit deformiert

Geschwindigkeit der Schale an und erreicht letztlich wieder ihre normale Form und Lage.

Plötzlich wird die Schale abgebremst, wenn der Kopf an ein anderes Objekt stößt oder sich einfach nicht weiter bewegen kann. Das Gehirn (die Gelatine) bleibt dabei in Bewegung. Nun fällt plötzlich der Druck zwischen Schädel und Gehirn (Schale und Gelatine) auf der Seite der ursprünglichen Gewalteinwirkung ab und baut sich auf der gegenüberliegenden Seite auf. Der „contre coup" oder Schlag auf die gegenüberliegende Seite kann dort schwerere Schäden verursachen als auf der eigentlichen Seite der Gewalteinwirkung.

Leider sind Gehirn und knöcherner Schädel nicht einfach wie eine Schale mit Gelatine. Wir müssen unser Phantasiemodell weiter ausbauen und die Gelatine mit elastischen Bändern (Arterien, Venen, Fasergewebe) verspinnen. Außerdem müssen wir sie mit einem faserigen Mantel (den Meningen) einhüllen und mit der Schale durch Nervenwurzeln und einen Gehirnstamm verbinden. Dies alleine würde schon die Physik unseres Modells komplizieren. Überdies werden bei der Bewegung der Gehirnmasse vaskuläre Strukturen und Nervenwurzeln geschädigt.

Schließlich soll die glatte Schale eine unregelmäßige Form bekommen, wobei sich die Gelatine in jeden Winkel verteilt. Scharfe Knochenspitzen ragen in die formbare Gelatine vor, Knochen- oder Knorpelvorsprünge teilen die ursprünglich einheitliche Masse (Abb. 7.3).

Dieses realistischere Modell zeigt, daß die Gehirnmasse prädisponiert ist für jede Verschiebung der Position oder der Druckverhältnisse. Wir können dankbar sein, daß die dolichozephalen Hunderassen mit einer dicken temporalen Muskulatur und einem festen, dicken Schädel gut geschützt sind.

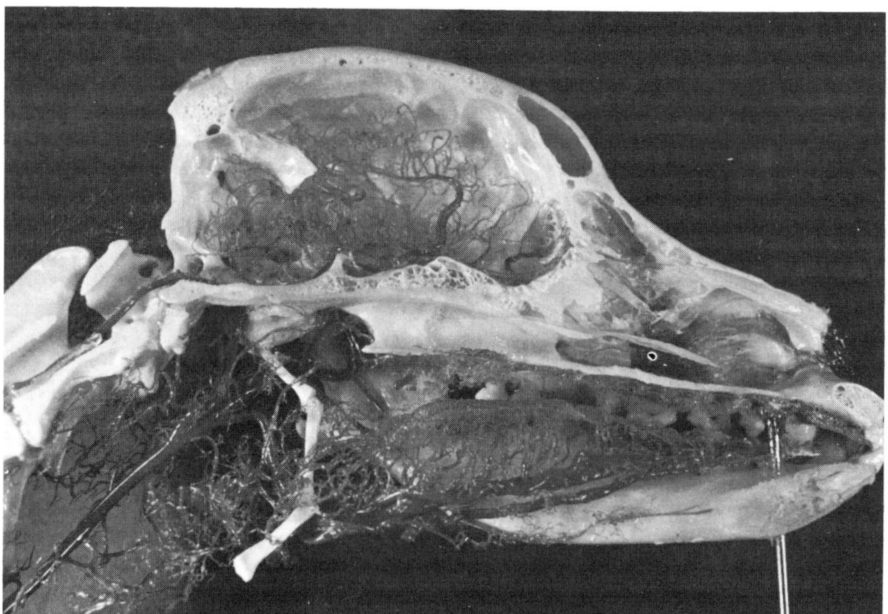

Abb. 7.3 Der knöcherne Schädel ist keine glatte Schale

Klassifizierung der Gehirnverletzungen

Normalerweise werden Gehirnverletzungen in Gehirnerschütterung, -quetschung und -zerreißung eingeteilt. Bei der Gehirnerschütterung entsteht kein organischer Schaden. Das Trauma unterbricht oder stört zeitweise die synaptische Übertragung eines neuralen Reizes. Das Tier ist ohne Bewußtsein, erholt sich aber schnell.

Gehirnquetschung bedeutet, daß eine „Druckstelle" an der Gehirnmasse entsteht. Dauer der Heilung und Schweregrad des Syndroms hängen von der Schwere, der Lokalisation und den Reparationsmechanismen einer solchen Verletzung ab.

Zerebrale Zerreißungen treten auf, wenn das Hirngewebe selbst verletzt wird. Eine Zerreißung kann Folge einer penetrierenden Wunde oder einer verformenden Schädelfraktur sein. Das Gehirngewebe kann auch nach einem stumpfen Trauma verletzt werden, wenn knöchernde Projektionen in der Schädelhöhle wie Messerklingen wirken.

Zerebrales Ödem und Gehirnschwellung

Die Gesamtgröße des Gehirns wird durch drei verschiedene Komponenten bestimmt: das eigentliche Volumen des neuralen Gewebes, das Volumen der zerebrospinalen Flüssigkeit und das sich immer wieder neu füllende Volumen der Gefäße. Sie alle bestimmen die Größe des Gehirns und können sie nach einem Trauma deutlich verändern. Vergrößert sich das Gehirn, so wird dies vielleicht genauer als Gehirnschwellung anstatt als Gehirnödem bezeichnet.

Eine Gehirnschwellung kann viel lebensbedrohlicher sein, als die ursprüngliche neurale Schädigung. Beim Hund führt eine Gehirnschwellung häufiger zu schweren neurologischen Schäden als eine reine raumfordernde Blutung. Mit Sicherheit sind die Blutungen Folge einer Verletzung. Dennoch werden bei Sektionen immer petechiale und ekchymatöse Blutungen im Gehirnstamm, im Mittelhirn oder in der Pons gefunden, während nur sehr selten schwere, räumlich ausgedehnte subdurale oder extradurale Hämatome auftreten. Obwohl Unterschiede in der Anatomie zwischen Mensch und Hund dazu beitragen, einige dieser statistischen Abweichungen zu erklären, sind die verschiedenen Blutgerinnungsverhältnisse von größerer Bedeutung.

Das klinische Gedächtnis ist zwar eine unzuverlässige Datenquelle, jedoch kann sich der Verfasser nur an eine einzige Sektion erinnern, bei der ein massives subdurales Hämatom die Todesursache war (Abb. 7.4). Im Gegensatz dazu habe ich viele Sektionen gesehen, bei denen petechiale und ekchymotische Blutungen in der Pons, im Mittelhirn und im Gehirnstamm gefunden wurden (Abb. 7.5). Verbunden mit einer ausgedehnten Gehirnschwellung waren sie die Todesursache. Der Gerechtigkeit halber muß hinzugefügt werden, daß Hunde mit einer schweren traumatischen Gehirnblutung schnell sterben und selten zur Behandlung oder zur Sektion vorgestellt werden.

Genauere Kenntnisse über Ursachen der Gehirnschwellung helfen vielleicht, die Folgen besser zu verstehen und ermöglichen uns eine rationellere Therapie.

Zunächst stelle man sich das Gehirngewebe in einigen wenig- bis unelastischen Kästen eingeschlossen vor. Der knöcherne Gehirnkasten, die widerstandsfähige fibröse Dura mater und selbst die zarte Pia und Arachnoidea begrenzen das freie Anschwellen des Gehirns. Ein Trauma tritt ein, und sofort reagieren die lokal traumatisierten Arteriolen mit einem Spasmus. Eine Anzahl vasoaktiver Substanzen wird ausgeschüttet. Es entsteht eine mikro- oder makroskopische Blutung.

Eine lokale Ischämie und neuronale Hypoxie entwickeln sich. Räumlich ausgedehnte Blutungen komprimieren Kapillaren und Venolen. Als Reaktion auf die Hypoxie wird die Durchblutung, selbst bei der kleinsten Läsion, gesteigert und damit auch das periphere Gefäßvolumen. Die erhöhte Durchblutung vergrößert das Gehirn. Komprimierte Venolen und Lymphgefäße behindern die normale Zirkulation von Plasmaflüssigkeit zwischen Kapillaren und perivaskulären (*Virchow-Robin*) Räumen. Sammelt sich Ödemflüssigkeit in diesen Räumen und zwischen den Axonen, wird das Gehirn weiter vergrößert.

Die Fortsätze der Astrozyten bilden 80 bis 85 % der Kapillarschranke im Gehirn. Bei fortschreitender Hypoxie und Zerstörung des osmotisch-hydrostatischen Gleichgewichts

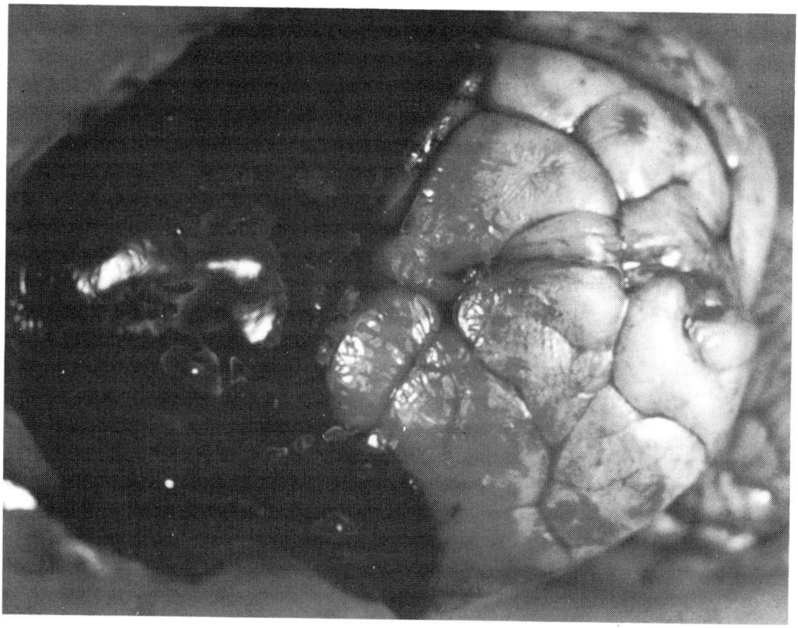

Abb. 7.4 Subdurale Hämatome sind bei Hunden und Katzen selten

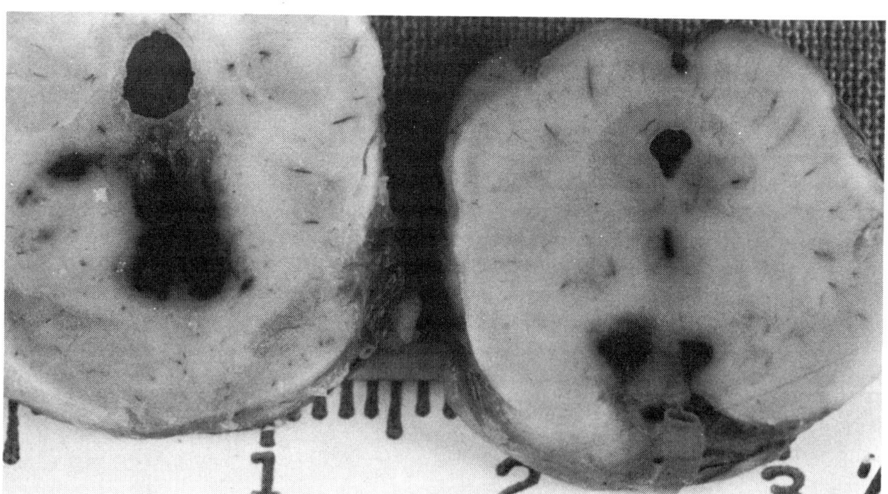

Abb. 7.5 Intrakraniale Blutung nach einem Trauma

tritt ein intrazelluläres Ödem der Astrozyten auf, das den Sauerstoffaustausch zwischen Neuronen und Kapillaren weiter erschwert und die neuronale Hypoxie begünstigt. Alle diese Veränderungen geschehen auf lokaler oder mikroskopischer Ebene, beeinflussen aber die gesamte zerebrale Zirkulation und die Größe des Gehirns.

Manchmal wird die Wirkung der Bewußtlosigkeit auf Atmung und Sauerstoff-Kohlendioxid-Austausch vernachlässigt. Der Atemwegswiderstand ist am größten im Bereich der Nase und der nasalen Passage, der bewußtlos liegende Hund kann nicht über den Fang atmen, um den Widerstand zu verringern. Gehirnverletzungen sind oftmals kompliziert durch Frakturen von Stirnhöhle, Nasenknochen und Kiefer sowie durch intranasale Blutungen. Die daraus folgende Erschwerung der Atmung führt häufig zur Hyperkapnie und Hypoxämie, die die zerebrale Zirkulation stark anregen. Da ein Anstieg der zerebralen Zirkulation zur Vergrößerung des Gehirns führt, ist der Circulus vitiosus geschlossen und beginnt sich zu wiederholen. Die Gehirnschwellung begünstigt das Ödem, welches die Hypoxie bedingt und zu einer weiteren Anschwellung führt.

Wichtig ist hier nicht die absolute Genauigkeit eines jeden Details der Pathophysiologie. Es geht um das Konzept, daß jedem Gehirntrauma, wie auch immer lokalisiert, eine Reihe von Ereignissen folgt, die zum Anschwellen des ganzen Gehirns führt. Diese relativ langsam fortschreitende Schwellung kann weitere katastrophale Konsequenzen haben.

Im „Gehirnkasten" ist einfach nicht genug Platz für das geschwollene Gehirn. Wenn der Druck ansteigt, muß es sich nach Möglichkeit irgendwohin verlagern. Wie die Lava des Kilauea (Vulkan) sucht es sich den Weg des geringsten Widerstandes. Da die einzige geeignete Öffnung das Foramen magnum ist, läuft die Bewegung nach kaudal. Der Lobus temporalis verschiebt sich unter das Tentorium, wobei nicht nur das Großhirn geschädigt, sondern auch Druck auf das Mittelhirn ausgeübt wird. Steigt der Druck weiter an, wird das Cerebellum in das Foramen magnum gepreßt (Cerebellar Coning) und weiterer Druck auf die kardiorespiratorischen Zentren der Medulla ausgeübt. An diesem Punkt treten eine schwere Bradykardie und Cheyne-Stokes-Atmung auf, der Tod steht dann kurz bevor.

Bewertung des Gehirntraumas

Bewußtsein

Dieser offensichtlichste Teil der initialen neurologischen Untersuchung wird oft als Fixum angesehen. Obwohl der Bewußtseinszustand in jedem Augenblick von Bedeutung ist, ist der Trend des Bewußtseinszustandes wesentlich wichtiger. Die Angaben des Besitzers oder eines Zeugen sagen mehr aus, als unsere erste allgemeine Untersuchung. Wir müssen versuchen festzustellen, ob deutliche Veränderungen in den Minuten oder Stunden seit der Verletzung eingetreten sind. Ist dies der Fall, kann die Wendung ein sehr günstiges oder ein schlechtes prognostisches Zeichen sein. Ebenso wichtig ist die Entwicklung im Verlauf unserer Untersuchung oder Therapie. Der Bewußtseinszustand sollte daher als ein Kontinuum angesehen werden und nicht als fixer Punkt.

Jede vernünftige deskriptive Klassifizierung des Bewußtseinszustands ist nützlich, solange alle Personen, die das Tier untersuchen, gleiche Definitionen verwenden. Ein gutes Schema folgt der Klassifierung nach *de Lahunta* (2):

1. Normalzustand
2. Depression
3. Verwirrung (Konfusion)
4. Delirium
5. Semikoma
6. Koma

Im allgemeinen werden die Kategorien zusammengefaßt als:

1. Depression/Verwirrung (Konfusion)
2. Delirium
3. Semikoma/Koma.

Motorische Reflexe

Beim wachen, ambulatorischen Patienten werden die motorischen Reflexe in der gewohnten Weise untersucht. Beim Patienten im

Delirium sind sie ohne geduldige und sanfte Wiederholungen nur schwer zu beurteilen. Sogar bei einem Tier im Koma sollten die Sehnenreflexe vorhanden sein. Ist z.B. der Patellarsehnenreflex nicht vorhanden, muß sowohl eine Gehirn- als auch eine Rückenmarksverletzung in Betracht gezogen werden. Die Tiefensensibilität kann bei Tieren mit schweren Verletzungen des Hirnstammes fehlen. In diesem Fall treten aber andere klinische Zeichen auf, die so gravierend sind, daß der Untersucher wenig Zweifel bezüglich der Schwere der Verletzung hegen kann.

Dezerebrate Starre (Zustand wie nach Durchtrennung des Hirnstamms) ist ein überaus ernstes Anzeichen mit ungünstiger Prognose. Die Tiere liegen im Koma oder im Delirium, mit allen vier Gliedmaßen in starrer Extension. Kopf und Nacken sind zurückgebogen (Opisthotonus). Gelegentlich wird noch zwischen dezerebrater und dezerebellater Starre unterschieden. Im letzten Fall sind die Hinterbeine zeitweise gestreckt, zeitweise gebeugt. Auch hier ist die Prognose schlecht.

Sehvermögen und Augenreflexe

Die normale Sehfähigkeit kann nur beim wachen, aufmerksamen Tier festgestellt werden. In jedem Zustand von Stupor oder Delirium ist eine Schädigung des Sehvermögens nur schwer oder gar nicht zu diagnostizieren. Der Pupillarreflex gibt genaue Hinweise auf Grad und Lokalisation von Gehirnverletzungen. Zur genauen Lokalisierung einer oder mehrerer Läsionen bedarf es ziemlich differenzierter Kenntnisse der Neuroanatomie und Neurophysiologie. Die Vertrautheit mit einigen Grundsätzen ermöglicht jedoch eine erste kurze Untersuchung eines multitraumatisierten Patienten:

1. Vorübergehend asymmetrische Pupillen (Anisokorie) oder verengte Pupillen (Miosis) sind oftmals Ausdruck einer Gehirnerschütterung oder -quetschung. Die pupillaren Lichtreflexe bleiben gewöhnlich unbeeinträchtigt.

2. Andauernde Anisokorie, Miosis oder weit geöffnete Pupillen (Mydriasis), die nicht auf Lichteinfall reagieren, deuten eine Verletzung des Gehirnstammes an, sie sind weit ernster.

3. Ein negativer Dollscher Augenreflex weist auf eine Verletzung des Hirnstammes hin. Beim Doll-Augenreflex (Augenablenkung) bewegen sich die Augen normalerweise, wenn der Kopf gedreht wird. Ein negativer Reflex muß als ernstes Zeichen angesehen werden.

4. Wenn miotische Pupillen mydriatisch oder starr werden, liegt eine progressive Druckerhöhung im Mittelhirn vor, die Prognose ist dann schlecht.

Diese wenigen Richtlinien werden dem Untersucher helfen, Grad und Lokalisation der Verletzung grob zu kategorisieren. Ist die Therapie einmal festgelegt, kommt vielleicht der Wunsch auf, das Wissen aufzufrischen und ausführlichere Texte zu lesen.

Therapie bei Gehirntrauma

Jede Therapie eines Gehirntraumas hat als wichtigstes Ziel, Gehirnschwellungen vorzubeugen bzw. zu behandeln. Um dies zu erreichen, wenden wir verschiedene Techniken an, wobei wir das Ziel immer fest im Auge behalten.

In einem vorausgegangenen Kapitel wurde festgestellt, daß jeder Schock schnell und intensiv behandelt werden muß. Gehirnverletzungen, obwohl genauso gefährlich, kann man etwas konservativer angehen. Konservative Behandlung bedeutet in diesem Fall, die Entwicklung der neurologischen Symptome sorgfältig zu beobachten. Bewußtseinszustand, Augen- und periphere Reflexe sollten alle 15 bis 30 Minuten überprüft werden. Im Lauf der Zeit kann der Untersucher daraus schließen, ob der Zustand des Patienten sich verbessert, verschlechtert oder gleichbleibt. Glücklicherweise zeigt die Mehrheit der Tiere schon früh Zeichen der Erholung und eine minimale Therapie ist erforderlich. Das wirkliche Problem liegt bei den Tieren, die mit schweren neurologischen Symptomen vorgestellt werden oder deren Symptomatik sich in den ersten Stunden verschlechtert.

Flüssigkeitstherapie

Alle schweren Traumapatienten sollten einen festliegenden intravenösen Katheter und einen offenen intravenösen Zugang haben. Bei Gehirnverletzungen beschreiten wir jedoch einen schmalen Grat mit unserer üblichen Flüssigkeitstherapie. Ein wirklicher Schock tritt bei einem isolierten Gehirntrauma nicht auf, Tiere mit multiplen Traumen befinden sich aber gewöhnlich im Schock. Unsere Bemühungen sind dann darauf gerichtet, genug Flüssigkeitsvolumen zu verabreichen, um den Schock zu bekämpfen, ohne die Gefahr einer Gehirnschwellung (Ödem) zu erhöhen. Beim primären hypovolämischen Schock ohne Gehirntrauma können große Mengen Flüssigkeit gegeben werden, ohne das Risiko eines zerebralen Ödems. Anders verhält es sich bei einem erheblichen Gehirntrauma.

Es ist unmöglich, den Flüssigkeitsbedarf eines Tieres mit schweren Kopfverletzungen nach irgendeiner Kochbuchformel einzuschätzen. Flüssigkeit (Ringer-Laktat-Lösung) wird in der Menge verabreicht, die zur Therapie des Schocks und zur Vorbeugung einer Dehydration nötig ist, die durch die bei Gehirnverletzungen häufig verwendeten osmotischen Diuretika verursacht werden kann. Volumen und Tropfgeschwindigkeiten müssen gleichzeitig mit neurologischen und anderen Lebenszeichen sorgfältig überwacht werden. Adverse neurologische Reaktionen treten normalerweise nach Infusionen von 20–40 ml/kg Ringer-Laktat-Lösung innerhalb von 30 bis 45 Minuten nicht auf; 40–80 ml/kg dürfen wohl auch noch ohne Gefahr gegeben werden. Über dieses Maß hinaus könnten wir im Zusammenhang mit Gehirntraumen eine Verschlechterung der neurologischen Symptomatik verursachen.

Kortikosteroide

Experimentell reduzieren Kortikosteroide die Gehirnschwellung. Sie sind offenbar zur Vorbeugung und Behandlung eines intrazellulären Ödems bei Gehirntraumen und Hypoxie äußerst wirksam. Ihre Wirkung setzt wohl im Bereich der Kontaktstellen von Kapillarmembranen mit den Fortsätzen der Astrozyten oder an der Astrozyten-Neuron-Membran oder an beiden an. Es ist vermutlich Zufall, daß die meisten Untersucher bei ihren experimentellen Modellen Dexamethason angewandt haben. Aus welchen Gründen auch immer, Dexamethason ist in der Regel das Mittel der Wahl. Diese Untersuchungen liegen schon Jahre zurück, und die Anwendung von Dexamethason ist in der Zeit gelegentlich in Frage gestellt worden. Dennoch hätten nur wenige von uns ein gutes Gefühl bei einem anderen Mittel.

Wie beim Schock stehen wir bei der Entscheidung über den Beginn der Behandlung vor einem Dilemma. In einigen Literaturstellen wird beschrieben, daß Dexamethason mehrere Stunden der Biotransformation braucht, um wirksam zu werden. Andere Untersuchungen ergaben, daß diese Substanz schnell wirksam ist. Der Pragmatiker, der diese Abläufe nicht kontrollieren kann, verabreicht, ungeachtet dieser Diskussion, Dexamethason bei der ersten Gelegenheit.

Die Ratschläge zur Dosierung sind sehr unterschiedlich, und es gibt keine wirkliche Übereinstimmung. Eine intravenöse Dosis von 2–4 mg/kg Körpergewicht vermindert zerebrale Ödeme und ist ohne Nebenwirkungen (10). Diese Dosierung sollte je nach Situation alle 3–6 Stunden wiederholt werden.

Hyperosmolare Lösungen

Hyperosmolare Lösungen wie Harnstoff, Glukose und Mannit gehörten viele Jahre zur Standardtherapie bei Gehirnverletzungen. Sie wirken dem zerebralen Ödem und damit der Gehirnschwellung entgegen. Dabei können sie schwere Nebenwirkungen hervorrufen, die zu berücksichtigen sind. Sowohl Harnstoff als auch Glukose überwinden die Zellmembran relativ leicht, verursachen aber, nachdem sie zunächst das zerebrale Ödem verringert haben, einen Rebound-Effekt mit Anstieg des intrazellulären Wassergehalts und Gehirnschwellung. Mannit ist das Mittel der Wahl wegen seiner höheren Molekülgröße, die die Gefahr des Rebound-Effekts verringert. Mannit steigert aber die zerebrale Durchblutung. Einige Autoren diskutieren daher die Möglichkeit, daß bereits bestehende zerebrale Blutungen verstärkt werden. Möglicherweise liegt dieser Annahme nur eine unzulässige Übertragung aus der Humanmedizin zugrunde. Die am weitesten verbreiteten Typen der Gehirnblutung beim Hund sind multifokale petechiale und ekchymotische Blutungen. Anhaltende subdurale und extradurale Blutungen, wie sie beim Menschen häufig sind, haben wir selten gesehen.

Nach unserer Erfahrung ist die Blutung schon vorüber, wenn der Hund uns vorgestellt wird. Sektionsbefunde unterstützen diese klinische Beobachtung. Deformierende Frakturen des Schädels oder eine offensichtliche Blutung aus Ohren oder Nase sind für uns Indikation, Mannit vorsichtig zu geben.

Mannit hat eine ernstzunehmende Nebenwirkung. Beim Versuch, Mannit in der Schocktherapie einzusetzen, stieg die Mortalitätsrate in den Himmel. Versuchstiere, die einen größeren Blutentzug erfuhren, starben sehr schnell, obwohl ihnen Mannit in der üblichen Dosierung verabreicht wurde. Infundierte man gesunden Tieren die zweifache Dosis Mannit in Intervallen von fünf Stunden, lag die Mortalitätsrate bei 50 % (7, 8). In diesem Zusammenhang ist wichtig, daß in keinem dieser Versuche Flüssigkeit zur Aufrechterhaltung eines normalen Blutvolumens gegeben wurde. Es ist eine unabdingbare Forderung, daß vor oder mit der Mannitmedikation Flüssigkeit zur Korrektur oder Prophylaxe einer Hypovolämie infundiert wird.

Mannitlösungen neigen dazu, während der Lagerung Präzipitate zu bilden. Durch Erhitzen der Lösung können sichtbare Kristalle wieder in Lösung gehen. Bestehen weiterhin Zweifel, so ist es am sichersten, bei der intravenösen Gabe von Mannit einen Blutfilter zu verwenden. Abgesehen von diesen Nachteilen hat Mannit wesentlich Vorteile. Dies sind: sehr schnelle Verringerung des Druckes im zerebrospinalen Liquor, weniger Rebound-Effekte als andere hypertonische Lösungen, außerdem bewirkt Mannit auch dann eine Druckreduzierung im zerebrospinalen Liquor, wenn es zusammen mit anderer Flüssigkeitstherapie kombiniert wird (5).

Mannit ist keine langwirksame Substanz. Eine Dosierung von 1,5 g/kg Körpergewicht reduziert den Druck im zerebrospinalen Liquor für etwa 1 1/2 Stunden. Höhere als die üblichen Dosen (4,5 g/kg) senken den Druck für drei Stunden. Die Gefahren, die bei wiederholter Dosierung auftreten, scheinen mehr durch die Wirkung auf das Blutvolumen bedingt zu sein als durch spezifische toxische Effekte. Daher sollte nur dann wiederholt nachdosiert werden, wenn eine sorgfältige und kontinuierliche Überwachung der Flüssigkeitstherapie gewährleistet ist.

Als wirkungsvolles Dosierungsschema kann man sich 2 g/kg alle vier bis sechs Stunden merken. Ein gebräuchliches kommerzielles Präparat (20 %ige Lösung) wird in einer Dosierung von 10 ml/kg über 20 bis 30 Minuten gegeben. Die Dauer der Druckreduktion im zerebrospinalen Liquor fällt fast genau mit der Diureseperiode zusammen. Diese Beobachtung gibt dem Praktiker eine sehr nützliche Methode in die Hand, um die Wirkungsdauer des Medikaments zu überprüfen.

Beatmung

Sowohl Hypoxämie als auch Hyperkapnie erweitern die zerebralen Gefäße und vergrößern das Gehirn. Wenn also bereits eine Gehirnschwellung besteht, tragen die Auswirkungen einer unzureichenden Beatmung deutlich zur Verschlechterung der Situation bei. Ein Hund, der durch ein Trauma oder Medikation sein Bewußtsein verloren hat, ist immer im Zustand der Hypoventilation.

Könnten wir jederzeit Atemvolumen und Blutgase überwachen, so wäre es leicht, die Tiere zu identifizieren, die eine Unterstützung der Atmung braucht. Da wir dazu nicht in der Lage sind, müssen wir annehmen, daß alle bewußtlosen Tiere mit Kopfverletzungen eine gewisse Hilfe brauchen. Ein Sauerstoffzelt mit guter Temperaturkontrolle sollte eine bis zu 40 % sauerstoffhaltige Atmosphäre besitzen. Ist kein Zelt vorhanden, kann ein Sauerstofftubus auf verschiedene Weise in Trachea oder Nasopharynx eingeführt werden. Die schnellste Methode ist, einen intravenösen Katheter in Standardlänge (14–16 Gauge) zu benutzen und ihn perkutan zwischen zwei Trachealringen einzuschieben. Bei einigen Tieren kann ein Katheter durch die Nase in den Nasopharynx eingeführt und über dem Kopf befestigt werden. Außerdem besteht die Möglichkeit, einen Pharyngotomieschnitt hinter dem Kieferwinkel anzulegen und den Katheter direkt in und durch den Larynx zu schieben.

Bei jeder dieser Methoden wird das Tier mit ausreichend Sauerstoff versorgt, um eine

Hypoxämie zu vermeiden. Aber keine Methode kann bei einem schwer hypoventilierenden Tier eine Hyperkapnie verhindern. Hinsichtlich dieses Punktes sind schwere Gehirnverletzungen ein kompliziertes Managementproblem. Wenn wir eine Gehirnschwellung rückgängig machen oder unter Kontrolle bringen wollen, müssen wir die Atmung unterstützen. Dies kann nur durch Intubation mit mechanischer oder manueller Beatmung geschehen. Ohne eine gute Labordiagnostik ist es schwierig, eine Hyper- oder Hypoventilation zu umgehen. Müssen wir einen Irrtum in Kauf nehmen, dann ist es besser, sich leicht in Richtung Hyperventilation zu irren. Eine langsame, tiefe Atmung (6–8 Atemzüge/Min) ist wesentlich besser als eine oberflächliche, rasende Atmung, wie wir sie häufig beobachten. Sogar ein oder zwei tiefe, künstlich unterstützte Atemzüge pro Minute halten einen ausreichenden O_2- und CO_2-Spiegel aufrecht, wenn das Atemgas 100%ig sauerstoffgesättigt ist.

Es bleibt das Problem, wie lange wir einen solchen Aufwand in einer typischen Kleintierpraxis betreiben können. Eine oder zwei Stunden sind sicher machbar, aber 12, 18 oder 24 Stunden sind für eine kleine Besetzung eine schwere Belastung. Es gibt hier keine einfache Antwort und jeder Tierarzt muß sich selbst entscheiden, wann er „den Stecker aus der Steckdose zieht". Wenn wir eine optimale Therapie eingeleitet haben und nach 6 bis 8 Stunden künstlicher Beatmung kein Zeichen einer Besserung sehen, haben wir sicher alles, was möglich ist, für unseren Patienten und unseren Klienten getan.

Kraniotomie

Eine Kraniotomie kann durchgeführt werden, um Gebiete mit anhaltenden Blutungen zu lokalisieren oder um den Druck der Gehirnschwellung für eine gewisse Zeit zu verringern, Die Techniken sind gut beschrieben und die Ausführung ist bei einiger Übung nicht schwierig (3). Einige Kliniken üben diese Techniken routinemäßig aus, andere selten. Der Praktiker muß verwirrt sein, wenn er widersprüchliche Meinungen aus gleichermaßen berühmten Kliniktempeln hört. In den späten sechziger und frühen siebziger Jahren haben wir enthusiastisch Kraniotomien durchgeführt. Als wir aber mehr Erfahrungen sammelten, sowohl am Operations- als auch am Sektionstisch, schwand unser früherer Enthusiasmus dahin. Die Ergebnisse waren einfach nicht gut genug, um den Aufwand gegenüber dem Besitzer zu rechtfertigen. Unser Vorgehen war vielleicht zu unentschlossen und zögernd. Möglicherweise war auch unsere Technik nicht gut genug. Zur Zeit sind wir davon überzeugt, daß eine Kraniotomie selten indiziert ist. Dazu in scharfem Kontrast steht die Überzeugung, die wir in bezug auf eine schnelle Dekompression bei spinalen Verletzungen vertreten.

Untersuchungen beim spinalen Trauma

Verletzungen der Wirbelsäule und des Rückenmarks fanden in den letzten 15 Jahren viel Beachtung. Diese Untersuchungen haben ein Fundament für das Verständnis der Pathophysiologie des spinalen Traumas geschaffen. Es hat sich ein Konsens bezüglich Diagnose, Prognose und Therapiekonzept entwickelt. Immer noch gibt es vieles, was wir nicht wissen, besonders auf dem Gebiet der Wirksamkeit pharmazeutischer Präparate, die die Folgen eines spinalen Traumas verhindern oder rückgängig machen können.

Nach unserem Traumaprotokoll folgt das spinale Trauma (C) unmittelbar dem Trauma des respiratorischen Systems (A) und dem Trauma des kardiovaskulären Systems (B). Obwohl spinale Traumen selten tödlich sind, ist die Zeit lebenswichtig. Je schneller eine Entscheidung für die Dekompression und Stabilisierung einer spinalen Fraktur fällt, um so besser sind die Ergebnisse. Es liegt in der Natur des Zeitdrucks, daß der Tierarzt eine schwere Verantwortung für die richtige Bewertung und Prognose trägt. Die chirurgische Dekompression und Stabilisation sind nicht überwältigend komplex, aber sie erfordern einige Erfahrung, eine besondere Ausrüstung und eine bestimmte Methode. Die akkurate neurologische Beurteilung und Prognose sind ziemlich einfach und liegen in den Möglichkeiten auch der bescheidensten Praxis. Die Entscheidung für einen chirurgischen Eingriff, im eigenen Haus oder eine Überweisung, kann in der ersten Stunden getroffen werden.

Anamnese

Der Besitzer vermutet immer ein Trauma, wenn sein Hund gelähmt ist. Die Welt ist voll von wütenden Ehemännern, gewalttätigen Schwagern und unfreundlichen Nachbarn. Die Schuld für Bandscheibenvorfälle beim Hund, bakterielle Meningitis, spinale Neoplasien, idiopathische Myelopathie und Thromboembolien des Knorpels wird häufig einem völlig irrelevanten Trauma oder unschuldigen Personen zugeschoben. Meistens aber wird die anamnestische Information über spezifische Traumen richtig sein. Es sind nur diese wenigen Fälle zweifelhafter Richtigkeit, die uns plagen und unsere ganze Aufmerksamkeit erfordern. Wenn uns die Vorgeschichte eines Traumas vage oder zweifelhaft erscheint, ist es besser, den Besitzer zu ignorieren und den Hund selbst über seine Probleme zu befragen.

Neurologische Beurteilung

Neben Anamnese und Röntgenuntersuchung bringt uns nur die neurologische Untersuchung verläßliche und ehrliche Informationen, man kann das nicht oft genug betonen.

Die Einzelheiten dieser ersten Untersuchung sind an anderer Stelle publiziert worden (1), sollen hier aber kurz wiederholt werden. Für die Untersuchung kann die Wirbelsäule in vier Segmente aufgeteilt werden. Von kranial nach kaudal sind dies: C_1 und C_4 (Segment I), C_5 bis T_2 (Segment II), T_3 bis L_3 (Segment III) und L_4 bis S_3 (Segment IV). Die Ziffern beziehen sich auf die Wirbel und nicht notwendigerweise auch auf die Rückenmarkssegmente. Ein Trauma jedes dieser Segmente ruft weitgehend spezifische neurologische Veränderungen hevor.

Segment II umfaßt das Gebiet des Brachialplexus, Segment IV das Gebiet des Lumbosakralplexus. Sind die Segmente I oder III verletzt, so stellen die wichtigsten klinischen Symptome Folgen einer Schädigung der langen aszendierenden und deszendierenden Bahnen dar. Wir bezeichnen sie normalerweise als Symptome des oberen motorischen Neurons (upper motor neuron = UMN). Wenn die Segmente II oder IV verletzt sind, entstehen Symptome, die als Folge eines Traumas der motorischen Neuronen oder der Nervenwurzeln des brachialen oder lumbosakralen Plexus angesehen werden können. Wir nennen sie normalerweise Symptome des unteren motorischen Neurons (lower motor neuron = LMN).

Besitzen wir einmal eine Vorstellung von diesen Segmenten, wird die Lokalisation der Läsion recht einfach. Nur wenige Minuten Zeit sind für die Untersuchung der folgenden Reflexe oder neurologischen Symptome erforderlich:

1. Parese – Paralyse?
Nur Hintergliedmaßen?
Nur Vordergliedmaßen?
Hinter- und Vordergliedmaßen?
2. Perineal- und Analsphinkter-Reflex?
3. Patellarreflex?
4. Reflektorisches Zurückziehen – Hinter- und Vordergliedmaßen?
5. Tiefe Schmerzreaktion – Hintergliedmaßen?
6. Tiefe Schmerzreaktion – Vordergliedmaßen?
7. Schiff-Sherrington-Syndrom? (Hyperextension der Vordergliedmaßen)
8. Parese der Atmungsmuskulatur?
9. Horner-Syndrom? (Zurücksinken des Augapfels, schmale Lidspalte und kleine Pupille.)

Ein kleiner Abriß kann vielleicht den Gebrauch dieses Schemas illustrieren:

Segment IV
Ausfall des Analreflexes, Parese oder Paralyse der Hintergliedmaßen; Patellarreflex vermindert oder ausgefallen; reflektorisches Zurückziehen der Hintergliedmaßen vermindert oder nicht vorhanden; tiefe Schmerzreaktion der Hintergliedmaßen vermindert oder nicht vorhanden.

Segment III
Parese oder Paralyse der Hintergliedmaßen; Patellarreflex vorhanden oder gesteigert; reflektorisches Zurückziehen der Hintergliedmaßen vorhanden; tiefe Schmerzreaktion der Hintergliedmaßen unterdrückt, nicht vorhanden oder normal; Schiff-Sherrington-Syndrom.

Segment II
Parese oder Paralyse der Vordergliedmaßen; reflektorisches Zurückziehen der Vordergliedmaßen vermindert oder nicht vorhanden; tiefe Schmerzreaktion der Vordergliedmaßen vermindert, nicht vorhanden oder normal; Horner-Syndrom vorhanden.
Möglich ist auch: Parese oder Paralyse der Hintergliedmaßen; Parese der Atmungsmuskulatur; Verlust der tiefen Schmerzreaktion der Hintergliedmaßen.

Segment I
Parese oder Paralyse aller Gliedmaßen; Verlust oder Verminderung der tiefen Schmerzreaktion in allen Gliedmaßen; Parese der Atmungsmuskulatur.

Ein paar spezifische Punkte sollte man in Erinnerung behalten: Parese oder Paralyse treten in jedem der vier Segmente kaudal der Verletzung auf. Auch der Verlust der tiefen Schmerzreaktion, ein wichtiges prognostisches Zeichen, tritt in allen vier Segmenten nur kaudal der Verletzung auf. Das Schiff-Sherrington-Syndrom kommt nur bei Verletzungen des Segments III vor. Ein Verlust der segmentalen Reflexe (Patellarreflex und reflektorisches Zurückziehen) besteht nur bei Verletzungen der Segmente III und IV. Reflektorisches Zurückziehen der Gliedmaßen ist nicht identisch mit der tiefen Schmerzreaktion. Bei einer vollständigen Durchtrennung des Rückenmarks zwischen L_1–L_2 zum Beispiel bleibt der Patellarreflex und das reflektorische Zurückziehen der Gliedmaßen erhalten, der tiefe Schmerzreflex jedoch ist nicht vorhandern.

Immer besteht die Möglichkeit einer Kombination mehrerer Läsionen. Wenn sie auftreten, und das ist selten, können sie mit dem gleichen Schema identifiziert werden.

Ein spinaler Schock bedeutet den völligen Verlust aller Reflexe kaudal der Verletzung. Einige Auoren behaupten, daß die frühe neurologische Diagnose einer spinalen Läsion durch den spinalen Schock erschwert wird. Wenn dieser Schock überhaupt beim Hund auftritt, muß er von sehr kurzer Dauer sein. Der Autor selbst hat nie einen spinalen Schock beobachtet und wartet nun ungeduldig darauf, erstmalig einen sehen zu können.

Röntgenuntersuchung

Nur wenn die neurologische Untersuchung beendet und *wiederholt* worden ist, kann eine Röntgenuntersuchung in Betracht gezogen werden. Soll eine Röntgenaufnahme irgendeinen Wert haben, dann muß das traumatisierte Gebiet erst durch eine neurologische und klinische Untersuchung eingegrenzt sein. Eine 30x40 cm große Röntgenaufnahme, die die Wirbel C_1 bis Cy_2 (1. Halswirbel bis 2. Schwanzwirbel) darstellt, ist wenig nützlich, wenn die Verletzungen nicht offensichtlich sind. Aufnahmen, auf denen nur vier oder fünf Wirbel abgebildet sind, sind weit besser.

Gute Lagerung ist ein Muß. Eine laterale Aufnahme muß wirklich lateral sein, damit man sie gut interpretieren kann. Jede heftige Manipulation kann ein zusätzliches Rückenmarkstrauma verursachen, was auch häufiger der Fall ist. Die einzig vernünftige Art und Weise, Patienten mit spinalem Trauma zu bewegen, zu lagern und zu röntgen ist mit einer geeigneten Anästhesie. Nach der neurologischen Untersuchung scheint es das Vernünftigste zu sein, eine Anästhesie mittlerer Tiefe einzuleiten und beizubehalten. Wenn die Röntgenbefunde mit den neurologischen Befunden korrelieren, kann eine Prognose gestellt und eine Aussage über die Therapie gemacht werden.

Prognose beim spinalen Trauma

Vier Variable bilden die prognostische Gleichung beim spinalen Trauma. Es sind dies: die Zeit, neurologische Symptome, Röntgenbefunde und andere, nicht spinale Verletzungen. Dabei sind die neurologischen Symptome am wichtigsten und von diesen ist der tiefe Schmerzreaktion der bedeutsamste. Ist er vorhanden, ist die Prognose gut, fehlt er, ist die Prognose zweifelhaft bis schlecht.

Da der tiefe Schmerz so entscheidend für die Prognose ist, sollte er auch sorgfältig untersucht werden . Nadelstiche oder Kneifen mit dem Finger reichen nicht aus. Am besten wird die Basis einer Zehenkralle mit einem Nadelhalter oder einer Zange gefaßt und einmal kräftig gedrückt. Deutlich reagiert das Tier, wenn es sich umdreht und uns beißt. Aber auch die leichteste zerebrale Reaktion zeigt uns das Funktionieren der Schmerzleitungswege. Es darf das reflektorische Zurückziehen der Gliedmaßen nicht mit der tiefen Schmerzreaktion verwechselt werden. Ein Tier, das bei einem Reiz nur das Bein wegzieht, kann ein vollständig durchtrenntes Rückenmark haben.

Fehlt die tiefe Schmerzreaktion, muß die Prognose vorsichtig gestellt werden, aber nicht immer gleich ungünstig. Die anderen Variablen gewinnen nun an Bedeutung. Die Zeit von der Verletzung zur Dekompression ist die nächste sehr wichtige Variable. Bei einem Zeitraum von ein bis zwei Stunden nach der Verletzung ist die Heilungsrate wesentlich höher als nach 12, 18 oder 24 Stunden. Die Zeit ist natürlich viel weniger wichtig bei leichten Verletzungen und geringer klinischer Symptomatik. Ein schweres spinales Trauma aber erfordert eine frühe Dekompression, auch in den ungünstigen Nachtstunden.

Eine Verschiebung der Wirbel ist nur dann erheblich, wenn sie mehr als die Hälfte des Durchmessers des Wirbelkanals ausmacht und auch nur dann, wenn die Luxation einen Zusammenhang mit den neurologischen Befunden zeigt (Abb. 7.6). Sehr kleine Verschiebungen können mit schweren neurologischen Ausfallserscheinungen verbunden sein (Abb. 7.7). Umgekehrt kann eine im Röntgenbild schwer erscheinende Verschiebung mit leichten oder minimalen neurologischen Veränderungen einhergehen (Abb. 7.8). Was die Schwere der Verletzungen angeht, müssen wir wieder dem Patienten und nicht der Röntgenaufnahme vertrauen.

Vom technischen Standpunkt aus gesehen, ist der „menschliche Faktor" kein Bestandteil unserer prognostischen Gleichung. Vielleicht sollte er es aber sein. Wenn nämlich der Besitzer unkooperativ, unvernünftig, ungeduldig oder unfähig ist, eine gute Versorgung zu Hause zu gewährleisten, dann ist die Prognose immer ungünstig. Und schließlich gibt es, wie immer sehr reale und sehr verständliche finanzielle Überlegungen. Wir sollten dankbar sein, daß uns Tierärzten der Weg der Euthanasie offensteht, wenn die Prognose wirklich ungünstig ist.

Den folgenden Schlüssel benutzen wir als Hilfe zur Prognosestellung:

Gute Prognose

1. Parese/Paralyse
2. tiefe Schmerzreaktion intakt
3. Verletzung liegt weniger als 24 Stunden zurück.

Mittelmäßige Prognose

1. Parese/Paralyse
2. tiefe Schmerzreaktion intakt
3. Verletzung liegt mehr als 24 Stunden zurück
4. Schiff-Sherrington-Syndrom.

Zweifelhafte bis schlechte Prognose

1. Paralyse
2. tiefe Schmerzreaktion fehlt
3. Verletzung liegt 4–12 Stunden zurück.

Schlechte bis ungünstige Prognose

1. Paralyse
2. Tiefe Schmerzreaktion fehlt
3. Verletzung liegt mehr als 24 Stunden zurück.

Absolut ungünstige Prognose

1. Paralyse
2. tiefe Schmerzreaktion fehlt
3. schwere Verschiebung durch Fraktur/Luxation
4. Verletzung liegt mehr als 4 Stunden zurück.

In jeder Situation, gleichgültig wie ungünstig, können wir dem Besitzer eine Alternative zur sofortigen Euthanasie anbieten, indem wir uns bereit erklären, eine „explorative" Laminektomie vorzunehmen, um die Schädigung des Rückenmarks dreidimensional und lebensecht vor uns zu sehen. Dies mag in schweren Fällen als ungerechtfertigte Verschwendung von Zeit und Geld erscheinen, hat aber, selbst in prognostisch scheinbar ungünstigen Fällen, eine zufriedenstellende funktionelle Wiederherstellung bewirkt.

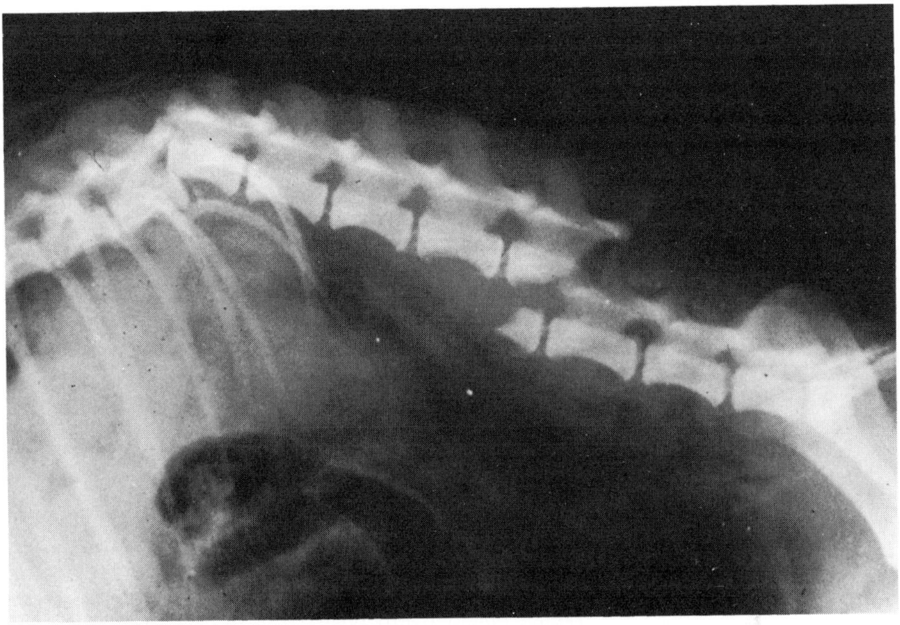

Abb. 7.6 Schwere Luxation der Wirbelsäule deutet auf eine hoffnungslose Prognose hin

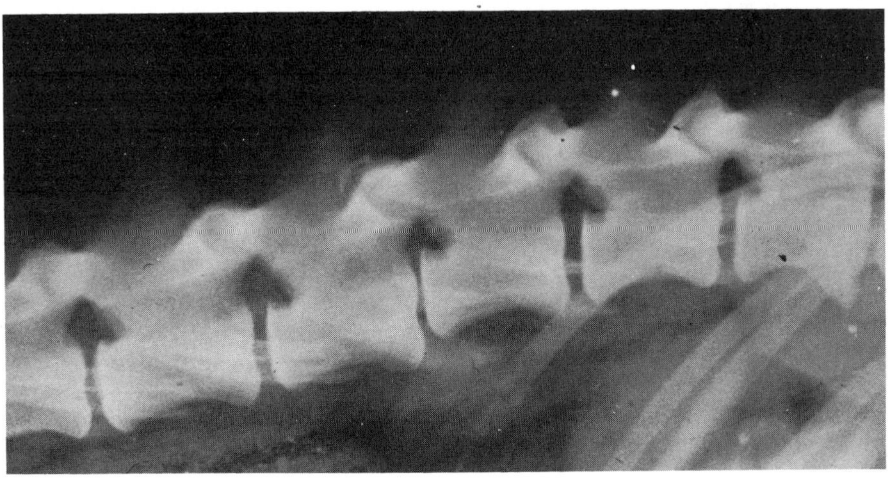

Abb. 7.7 Die Wirbelsäule ist nur mittelgradig luxiert, dennoch sind die neurologischen Symptome schwerwiegend und erfordern eine vorsichtige Prognose

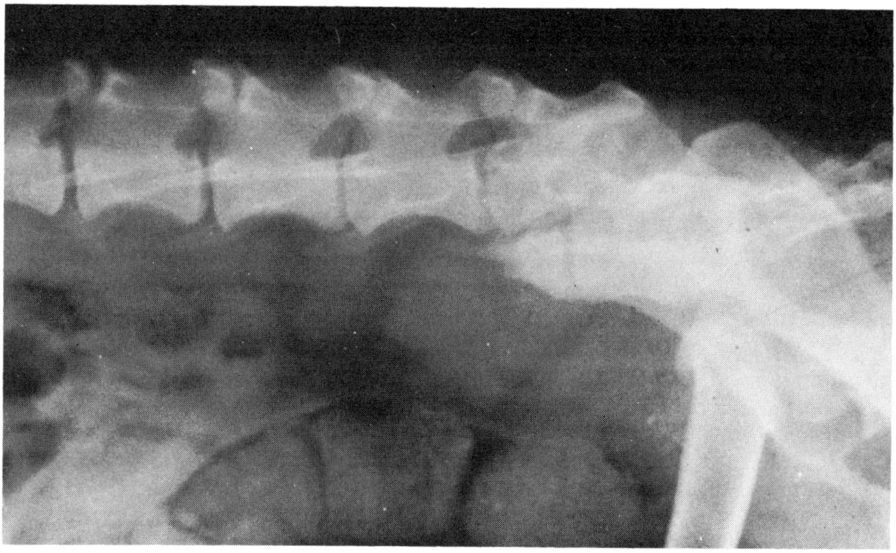

Abb. 7.8 Eine schwere Luxation der Wirbelsäule mit nur geringfügigen neurologischen Symptomen erlaubt eine gute Prognose

Konservative Therapie beim spinalen Trauma

Die experimentelle und klinische Literatur ist voll von Daten, die die Vorteile bestimmter Medikamente oder Modalitäten beim spinalen Trauma aufzeigen. Kortikosteroide, hyperosmolare Lösungen, Dimethylsulfoxid (DMSO), Hypothermie, vasoaktive Stimulatoren oder Blocker, Prostaglandininhibitoren, Endorphininhibitoren und viele andere wurden empfohlen. Die experimentellen Modelle variieren und einige davon sind schwer reproduzierbar. Rein klinische Studien sind eigentlich nie kontrollierbar.

Eine kürzlich durchgeführte experimentelle Studie brachte scheinbar Beweise dafür, daß einige häufig verwendete Mittel entweder wertlos oder sogar kontraindiziert sind (4). Dexamethason, DMSO, Mannit und Solcoseryl wurden nach einem standardisierten spinalen Trauma Katzen verabreicht. Die Heilungsrate war bei den behandelten Katzen dieselbe wie bei den Kontrolltieren. Die Ergebnisse stimmen nicht völlig mit den Arbeiten anderer Autoren überein, wir müssen aber sicher einige unserer früheren Ansichten in Frage stellen.

Thyreotropin releasing Hormon und Naloxon werden gerade bei spinalen Traumata geprüft. Noch ist es zu früh, um sich eine feste Meinung zu bilden. Die Resultate sind aber ermutigend.

Im Augenblick sollten wir sicher noch die Mittel, die sich in der Vergangenheit als offensichtlich hilfreich erwiesen haben, weiter benutzen, während wir auf weitere Ergebnisse experimenteller und klinischer Studien warten.

Dexamethason, 2–4 mg/kg, zweimal täglich gegeben, mag sich beim spinalen Trauma als unwirksam erweisen. Klinisch fühlen sich die Tiere aber offenbar wohler und nehmen ihre normalen Aktivitäten auch früher wieder auf, wenn das Kortikosteroid verwendet wird. Kürzlich durchgeführte retrospektive Studien haben einige der vermuteten gefährlichen Nebenwirkungen des Dexamethasons bestätigt (6, 13). Gastrointestinale Blutungen, Ulzerationen und plötzlicher Tod durch Peritonitis treten nach hoher und anhaltender Dosierung von Dexamethason vor und nach Kompression des Rückenmarks oder operativen Eingriffen auf. Der Wirkungsmechanismus bleibt weiterhin ungeklärt. Die Beweise sind aber inzwischen so schlüssig, daß wir bei der Verwendung dieser Arznei vorsichtiger sein müssen. Mannit war nicht sehr wirkungsvoll und *Hoerlein* glaubt sogar, daß es nach einem spinalen Trauma kontraindiziert ist (4). Dimethylsulfoxid (DMSO) wurde als „heißer Tip" in der Boulevardpresse und in unkontrollierbaren Studien gehandelt. Harte experimentelle Daten können diesen Anspruch jedoch nicht stützen (9).

Neuere Stoffe müssen schließlich ihre Wirksamkeit beim spinalen Trauma beweisen. Sie können aber nur einen zusätzlichen Nutzen zur frühen Dekompression, Reduktion und Stabilisation haben.

Chirurgische Therapie beim spinalen Trauma

Hoerlein schloß seine Untersuchung mit folgender Feststellung: „...sofortige Dekompression bleibt die wirksamste Behandlungsmaßnahme beim akuten Rückenmarkstrauma" (4). Dem können wir nur ein inbrünstiges Amen hinzufügen! Wenn wir in den letzten 20 Jahren irgendetwas über Traumen gelernt haben, dann folgendes: Eine Verzögerung oder ein Aufschub vermindert nur die Chance eines befriedigenden Ausgangs. Unsere chirurgischen Bemühungen können nicht immer erfolgreich sein, und eine Rückenmarksdekompression ist kein Allheilmittel, aber sie ist wesentlich besser, als die anderen düsteren Alternativen.

Innerhalb weniger Stunden muß sich der Tierarzt entscheiden zu operieren oder das Tier zur sofortigen Operation zu überweisen. Der Besitzer trägt zwar die Last der Verantwortung mit, aber eine negative oder positive Einstellung des Tierarztes ist meistens der ausschlaggebende Faktor.

Will der praktizierende Tierarzt die Operation selbst ausführen, was er sicher kann, muß er einige Zeit und einiges Geld auf die Vorbereitung verwenden. Die chirurgischen Techniken sind gut in Texten beschrieben, die für jede Praxis erhältlich sind (11). Einfaches Handwerkszeug und Kenntnis der Stabilisationstechniken sind nötig. Nicht jede Praxis sollte sich eine anspruchsvollere Ausrüstung leisten. In Städten mit drei oder mehr tierärztlichen Kliniken wäre eine gemeinsame Anschaffung eine vernünftige Lösung.

Es gibt noch immer keine Übereinstimmung über die „beste" Methode der Dekompression. Die Befürworter der Hemilaminektomie wenden diese Technik mit großem Erfolg an. Genauso ist es mit den Befürwortern der dorsalen Laminektomie. Die „beste" Technik ist die, mit der wir vertraut sind und die wir oft genug angewandt haben, um eine gewisse Sicherheit zu erreichen. Der entscheidende Punkt ist, daß das Rückenmark ausreichend dekomprimiert wird.

Wenn der knöcherne Druck, gleichgültig durch welche Technik, vermindert wird, ist eine zusätzliche Dekompression des Rückenmarks wünschenswert. Sie befreit das geschwollene Rückenmark von der wenig elastischen Hülle. Sie legt das Rückenmark für eine sorgfältige Untersuchung frei. Letzteres ist wesentlich, wenn eine „explorative" Laminektomie durchgeführt wird. Ist das Rückenmark stabil und bestehen nur einige subdurale Blutungen, verbessert sich die Prognose. Ist das Rückenmark durchtrennt oder schwer geschädigt, ist die Prognose gleich Null. Jede weitere operative Maßnahme ist zwecklos.

Nicht jedes verletzte Rückenmark ist eindeutig in die Kategorie „gut" oder „schlecht" einzuordnen. Die Oberfläche kann unverletzt erscheinen, dennoch bestehen Zweifel in bezug auf die tieferen Bereiche und die graue Substanz. Eine Myelotomie in der Mittellinie eröffnet das dorsale Rückenmark für eine tiefere Inspektion. Sie trägt außerdem zur Dekompression bei, da sie das Rückenmark von der Arachnoidea und der Pia mater befreit. Ein stumpfes, spatelähnliches Instrument – wir benutzen einen Spatel aus dem Chemielabor – wird entlang der dorsalen Mittellinie des Rückenmarks eingeführt und das spinale Gewebe bis zum Bereich des Zentralkanals durchtrennt. Bei Versuchstieren hat dieses Vorgehen keine ernsthaften spinalen Ausfälle verursacht, wenn es im spinalen Segment III durchgeführt wurde. Im Segment IV, dem Gebiet des lumbosakralen Plexus dagegen, können Myelotomien permamente Paresen unterschiedlichen Ausmaßes hervorrufen (12).

Sowohl die Duratomie als auch die Myelotomie sind leichter über eine dorsale Dekompression durchzuführen. Der dorsale Zugang erübrigt die genaue Reposition von Frakturen bzw. Luxationen. Da die beiden dorsalen Laminae entfernt werden, kann das Rückenmark über kleinere Unregelmäßigkeiten im Boden des Wirbelkanals weggleiten.

Es gibt verschiedene Techniken, die die Wirbelsäule nach einer Dekompression und Reposition wieder ausreichend stabilisieren. Keine einzige eignet sich jedoch für alle Situationen. Die persönliche Erfahrung beeinflußt immer die Wahl der Methode. Übereinstimmung besteht darin, daß die interne Fixierung der externen überlegen ist. Außerdem besteht Konsens, bei mittleren und großen Rassen nur Techniken des Verplattens anzuwenden.

Zwei Arten von Platten sind erhältlich. Die „Aubern spinal plate" ist eine feste Metallplatte, die an den Processus spinales des von der Frakturstelle kranialen und kaudalen Wirbels angeschraubt wird. Die „Lubra plate" ist eine lateral flexible Plastikplatte, die die Processus spinales in den Zwischenräumen festklemmt. Die Bolzen liegen zwischen den Processus spinales.

Die „Lubra plate" wurde ursprünglich entwickelt, um die Wirbelsäule nach dem Einsatz einer Prothese für den Wirbel L_2 zu stützen. Sofort erkannte man, daß dieser Plattentyp erhebliche Vorteile gegenüber den älteren Metallplatten hatte. Seit 1968 werden „Lubra plates" erfolgreich an allen vier Wirbelsäulensegmenten benutzt. Der geneigte Leser wird dieses Vorurteil des Autors verzeihen.

Bei sehr jungen oder sehr kleinen erwachsenen Hunden und bei Katzen sind alternative Techniken erforderlich. Wenn die Processus spinales weich und knorpelig oder sehr kurz sind, ist es schwierig, irgendeine spinale Platte zu implantieren. *Gage* hat einige recht befriedigende Techniken für diese kleinen Tiere entwickelt (11). Kleine Steinmann-Nägel oder Kirschner-Drähte werden durch eine Hemicerclage an der Basis der Processus spinales befestigt.

Ihr Hund hat gerade eine sehr belastende größere Wirbelsäulenoperation durchgemacht. In den nächsten Wochen werden Sie für seine Pflege verantwortlich sein.
Mit ihrer Hilfe bestehen ausgezeichnete Chancen für seine vollständige Heilung. Ihre Pflege ist damit ein entscheidender Beitrag zu seiner Genesung.
Wenn Ihr Hund nicht laufen kann, sollte er sich in einem kleinen Stall oder einer Kiste aufhalten. Dieses Lager sollte mit weichen, sauberen Decken, Laken, Handtüchern oder anderem Material gepolstert sein. Es kann nötig sein, daß man sie mehrmals täglich wechselt, wäscht und trocknet.
Ihr Tierarzt wird Ihnen zeigen, wie Sie Ihren Patienten beim Harnabsetzen unterstützen können.
Bitte beginnen Sie ungefähr eine Woche nach der Operation mit der Hydrotherapie. Stellen Sie Ihr Tier in warmes Wasser - etwa bis zur Schulter -. Fassen Sie dann den Schwanz und beginnen Sie, das hintere Viertel des Körpers energisch auf und ab zu bewegen (ungefähr so wie einen Gummisauger bei einem verstopften Rohr). Sie sollten 15-20 Minuten damit fortfahren. Trocknen Sie das Tier dann vorsichtig mit einem sauberen Handtuch ab und bringen Sie es zu seinem Lager zurück.
Sobald es ein wenig Gewicht auf seinen Hinterbeinen tragen kann, beginnen wir mit dem „Schwanz-Gehen". Nehmen Sie Ihren Hund mit zu einer Gras- oder Sandfläche. Heben Sie den Schwanz an, bis die Pfoten den Boden berühren. Ermutigen Sie ihn, vorwärts zu laufen. Lassen Sie es zu, daß er so viel Gewicht, wie er kann, auf seinen Hinterbeinen trägt. Es wird ihm nicht wehtun, wenn ein Teil des Gewichts durch den Schwanz gehalten wird. Diese Übung sollte zweibis dreimal täglich, jeweils etwa 15-20 Minuten, wiederholt werden.
Sobald er sein Gewicht selbst tragen und einigermaßen gut laufen kann, ist das Führen an der Leine hilfreich. Schwimmen in einem Becken oder im Meer ist ebenso eine ausgezeichnete Übung.
Es ist vor allem wichtig, daß Sie sich nicht entmutigen lassen. Wir rechnen mit einer Erholungsphase von zwei bis sechs Wochen, bevor wir das endgültige Ergebnis der Operation beurteilen können. Ihr Tierarzt kann uns jederzeit schnell erreichen, wenn postoperative Probleme auftreten oder eine Information nötig ist.

Abb. 7.9 Anleitung zur postoperativen Versorgung eines Patienten mit Verletzung der Wirbelsäule

Genaue Beschreibungen dieser und anderer Techniken sind in den Standardlehrbüchern enthalten. Der Tierarzt muß nur einige von ihnen beherrschen. Welche Technik auch gewählt wird, sie muß die Anforderungen erfüllen, die an eine angemessene Dekompression und Reposition und vor allem an eine stabile Osteosynthese gestellt werden müssen.

Postoperative Versorgung beim spinalen Trauma

Die Entscheidung für die Operation und zum Operationsvorgehen sind zweifelsohne bedeutungsvoll. Ein wichtiger Faktor bei der Heilung ist aber auch die postoperative Versorung. Der einzige Weg zum Erfolg führt über die Zusammenarbeit mit einem intelligenten Besitzer. Zu oft läßt der anfängliche Enthusiasmus nach ein paar Tagen nach, und an die Stelle der Versorgung des Patienten treten Entmutigung und Laschheit. Das Ergebnis kann katastrophal sein. Der Besitzer muß sich auf 3–6 Wochen harter Arbeit einrichten.

Abbildung 7.9 zeigt ein Beispiel einer schriftlichen Anleitung als Ergänzung eines gründlichen Gesprächs. Diese Anleitung muß, je nach geographischer Lage und Klientel, abgeändert werden, denn es gibt in Oklahoma oder Ohio wenig Möglichkeiten, im Meer zu schwimmen. Der Praktiker auf dem Festland hat jedoch einen entscheidenden Vorteil. Sägemehl oder feine Späne, wenn es geht aus Zedernholz, sind ein ideales Material für das Lager eines paraplegischen Hundes. Wir hatten nie Probleme mit Dekubitalulzera, wenn die paraplegischen Tiere auf 40–45 cm hohem Sägemehl aus Zederholz gebettet waren.

Literatur

1 Brasmer, T.H.: Evaluation and therapy of spinal cord trauma. In Kirk, R.W. (Ed.): Current Veterinary Therapy VI. W.B. Saunders Company, Philadelphia, 1977

2 de Lahunta, A.: Diagnosis and evaluation of traumatic lesions of the nervous system. In: Veterinary Neuroanatomy and Clinical Neurology. W.B. Saunders Company, Philadelphia, 1983

3 Hoerlein, B.F.: Canine Neurology: Diagnosis and Treatment. 2nd ed. W.B. Saunders Company, Philadelphia, 1971

4 Hoerlein, B.F., et al.: The evaluation of dexamethasone, mannitol, DMSO, and solcoseryl in acute spinal cord trauma. Presented at the Seventeenth Annual Meeting of the American College of Veterinary Surgeons, San Diego, 1982

5 Leonard, J.L., and Redding, R.W.: Effects of hypertonic solutions on CSF pressure in the lateral ventricles of the brain. Am. J. Vet. Res. 34 (1973) 213

6 Moore, R.W., and Withrow, S.J.: Gastrointestinal hemorrhage and pancreatitis associated with intervertebral disk disease in the dog. J. Am. Vet. Med. Assoc. 180 (1982) 1443

7 Parker, A.J.: Dangers of mannitol therapy. Am. J. Vet. Res. 34 (1973) 1523

8 Parker, A.J.: Some clinical dangers of mannitol therapy. J. Am. Animal Hosp. Assoc. 10 (1974) 175

9 Parker, A.J., and Smith, C.W.: Lack of functional recovery after spinal cord trauma following dimethylsulfoxide and epsilon aminocaproic acid therapy in dogs. Res. Vet. Sci. 27 (1979) 253

10 Sims, M.H., and Redding, R.W.: The use of dexamethasone in the prevention of cerebral edema in dogs. J. Am. Animal Hosp. Assoc. 11 (1975) 439

11 Swaim, S.F.: Thoracolumbar and sacral spine trauma. In Bojorob, M.J. (Ed.): Current Techniques in Small Animal Surgery. Lea and Febiger, Philadelphia, 1975

12 Teague, H.D., and Brasmer, T.H.: Midline myelotomy of the clinically normal canine spinal cord. Am. J. Vet. Res. 39 (1978) 1584

13 Toombs, J.P., et al.: Colonic perforation following neurosurgical procedures and corticosteroid therapy in four dogs. J. Am. Vet. Med. Assoc. 177 (1980) 68

8. D steht für Digestion, E für Exkretion

Einleitung

Die oben aufgeführte Einteilung erscheint nicht sehr elegant zu sein. Eleganz ist nunmal nicht Merkmal eines akuten abdominalen Traumas. Bei 10–15 % aller Autounfälle entstehen Verletzungen der Abdominalorgane. Die Leber ist hierbei am häufigsten betroffen.

Alle Abdominaltraumen lassen sich aufgrund zweier verschiedener Geschehnisse einteilen: Der akuten Blutung und der peritonealen Kontamination. Beides kann zusammen auftreten. Jedoch basieren die diagnostischen, prognostischen und therapeutischen Erwägungen auf der Überlegung, daß entweder ein akutes hämorrhagisches Geschehen vorliegt oder – später dann – daß ein Organ rupturiert ist, dessen Inhalt sich in die Bauchhöhle ergießt und zu einer Peritonitis führt.

Die akute abdominale Blutung stellt eine dramatische Notfallsituation dar. Fast alle schweren hypovolämischen Schockpatienten, die in eine Notfallklinik kommen, zeigen intrabdominale Blutungen. Lebensbedrohliche äußere oder intrathorakale Blutungen sind wesentlich seltener. Handelt es sich um einen schweren Schock, der nur schlecht auf eine Infusionstherapie anspricht, oder der nach einer Behandlung wieder auftritt, muß an massive intraabdominale Blutungen gedacht werden.

Bei Organrupturen mit peritonealer Kontamination sind die anfänglichen Symptome sehr unterschiedlich. Zu Beginn sind die Symptome schleichend und unspezifisch. In der fortgesetzten Phase verlaufen sie dann häufig sehr dramatisch. Einerseits erfordert die dramatische und lebensgefährliche Blutung eine rasche Entscheidung, andererseits ist gerade die Vielfalt der klinischen Symptome in der Frühphase einer Peritonitis Ursache für häufig getroffene Fehlurteile.

In jedem Falle ist Zaudern tödlich. Bei akuten Blutungen kann ein Aufschub um wenige Minuten jede Art von Entscheidung überflüssig machen. Bei einer plötzlich auftretenden Peritonitis muß die Entscheidung nicht sofort getroffen werden, doch kann ein Entscheidungsaufschub ebenfalls tödlich sein.

Es ist sehr schwierig zu sagen, ob und wann chirurgisch, d.h. operativ vorgegangen werden sollte. Ideal wäre, wenn eine Probelaparotomie aufgrund eindeutiger und konstanter klinischer, labordiagnostischer sowie röntgenologischer Befunde erfolgen könnte. Tatsächlich aber basiert die Entscheidung gewöhnlich auf dem schlechtesten definierten Faktor, der sogenannten „chirurgischen Erfahrung“. Natürlich gibt es auf dem Weg zur Entscheidungsfindung Wegweiser. Doch werden diese Wegweiser häufig fehlgedeutet, nicht erkannt, oder sie sind völlig verwirrend.

Bestehen chirurgische Faustregeln, die auf Abdominaltraumen anwendbar wären? Falls man sowohl wirtschaftliche Überlegungen, die ja für den Patientenbesitzer zu Recht bestehen, als auch medizinisch-rechtliche, die uns große Sorgen bereiten können, außer Acht lassen könnte, dann ist die Indikation für eine frühzeitige explorative Untersuchung eindeutig zu befürworten. Blicken wir auf die Jahre zurück, in denen wir unsere Erfahrungen gesammelt haben: Die einzigen diagnostischen Hilfsmittel waren damals abdominale Palpation, abdominale Auskultation, einfache Punktion sowie Röntgen und dazu ein hohes Maß an Skepsis. Einige allerdings lernten auch, daß die explorative Laparotomie (oder besser gesagt: Die Eröffnung der Bauchhöhle) eine absolut rechtmäßige Methode war, um eine ante-mortem-Diagnose zu stellen. Wenn man es richtig durchführte und die Unterstützung des Patienten hatte, erschien es weniger aufwendig und wesentlich informativer zu sein, sich auf „reine“ diagnostische Verfahren zu stützen, wie sie heute modern sind. Aus dieser Erfahrung heraus entwickelte sich eine medizinische Maxime, die es wert ist, neu formuliert zu werden: „Ich habe es niemals bedauert, eine Probelaparotomie durchgeführt zu haben, aber ich habe es oft bedauert, daß ich es nicht getan habe". Falls diese Maxime anachronistsich erscheint, dann sollte sie durch eine andere ersetzt werden: „Es gibt keinen Ersatz für eine sachgerecht durchgeführte Probelaparotomie, bei der alle Bauchorgane sorgfältig palpiert und dreidimensional in ihrem tatsächlichen Aussehen betrachtet werden können." Viele Stunden haben wir über die Bedeutung von Laborwerten und zweidimensionalen Verschattungen diskutiert, anstatt durch einen explorativen Eingriff eine definitive Antwort zu bekommen. Zu oft haben wir bei abdominalen Verletzungen zu lange gewartet, bis die Ergebnisse der Röntgen- und Laboruntersuchungen vorlagen. Diese Erkenntnis wurde uns später häufig von den „hohen Priestern" der klinischen Pathologie und Radiologie bestätigt. Es ist daher äußerst schwierig Gründe zu finden, die gegen ein aggressives Vorgehen bei Abdominaltraumen sprechen.

Eine Ermessensfrage bleibt, ob bei einem stumpfen Bauchtrauma die Bauchhöhle eröffnet werden soll oder nicht. Bei penetrierenden Bauchwunden steht dies natürlich außer Frage. Ob Schuß-, Schnitt- oder Bißwunden, die klügste Entscheidung ist, aufzumachen. Stets ist es beruhigend, die eigene langgehegte persönliche Ansicht als richtig erwiesen zu sehen. Eine in letzter Zeit erfolgte Überprüfung penetrierender Bauchwunden bei 33 Hunden und Katzen rechtfertigt ein aggressives operatives Vorgehen. 70 % dieser Tiere zeigten Verletzungen der Bauchorgane. Dies bestätigte entweder die Operation oder die Sektion. Die Röntgenuntersuchung ergab jedoch nur bei 58 % aller untersuchten Tiere eine korrekte Diagnose. Die peritoneale Lavage (oder Bauchspülung) erwies sich als zuverlässigeres Verfahren, womit korrekte präoperative Diagnosen bei 17 von 19 Tieren (= 89 %) mit penetrierenden Bauchwunden gestellt werden konnten. Aber ob nun mit oder ohne positiver peritonealer Lavage muß die Probelaparotomie durchgeführt werden. Liegen keine Anzeichen einer andauernden schweren Blutung vor, sollte die Exploration dieser Wunden und des Abdomens soweit verschoben werden, bis der Kreislauf des Tieres stabilisiert ist. Selten ist es nötig, länger als 12 Stunden zu warten. Da die Wahrscheinlichkeit von intestinalen Perforationen oder Verletzungen sehr groß ist, ist es wichtig, die Exploration so früh als möglich anzusetzen, um der Wahrscheinlichkeit ernsthafter Komplikationen zu entgehen.

Akute abdominale Blutung

Wann ist eine Operation angezeigt?

Viele Hunde überleben massive abdominale Blutungen nach stumpfen Traumen. Bei abdominalen Eingriffen oder bei Sektionen kommt es häufig vor, daß man alte verheilte Milzrisse oder Verletzungen an der Leber findet. Leider sterben ebenso häufig die Tiere an Blutungen in die Bauchhöhle, und bisher gibt es keine Möglichkeit rechtzeitig festzustellen, welche Tiere überleben und welche sterben werden. Eine sorgfältige Überwachung während und nach der Schockbehandlung sowie einige klinikbezogene Umorganisationen im Betriebsablauf erleichtern es, den Zeitpunkt einer operativen Exploration zu bestimmen.

Einige der auftretenden Fragen sind:

1. Befindet sich der Patient im Schock? Falls Bauch- oder andere Blutungen vorliegen, dann werden bei der Erstuntersuchung alle klinischen Schocksymptome vorhanden sein.

2. Spricht der Schock auf die übliche Therapie an? Diese Frage muß mit großer Vorsicht beantwortet werden. Selbst da, wo Blutungen massiv waren, können kleine Flüssigkeitsmengen eine vorübergehende Besserung hervorrufen. Die Frage sollte daher anders gestellt werden und zwar: Läßt sich der Kreislauf des Patienten mit Hilfe einer üblichen Schocktherapie stabilisieren?

3. Falls Frage 2 mit ja zu beanworten ist, lautet die nächste Frage: Bleibt der Kreislauf des Patienten stabil? Eines der häufigeren Symptome bei fortgesetzter Blutung ist eine vorübergehende Besserung, die anschließend von einem erneuten Rückfall in ein tiefes Schockstadium begleitet ist.

4. Ist die Bauchpunktion negativ oder positiv? Obwohl einige oder sogar alle Anzeichen auf eine schwere anhaltende Bauchblutung hinweisen, ist die Bauchpunktion der nächste logische Schritt. Viel zu oft kommen wir nach einer einzigen Bauchpunktion zu einem falschen bzw. negativen Entschluß. Eine vollständig durchgeführte Punktion sollte an allen

vier Quadranten des ventralen Abdomens erfolgen, dabei empfiehlt es sich, die größtmögliche Nadel oder einen Katheter (12–16 Gauge) unter streng aseptischen Bedingungen zu verwenden.

5. Wieviel frisches Blut ist beweisend für eine positive Punktion? Die einzig sichere (richtige) Antwort ist, daß selbst wenige Milliliter ungeronnen frischen Blutes als positiv zu bezeichnen sind. Dieser Beweis, verbunden mit anderen Anzeichen schwerer Blutungen, erfordert sofortiges konsequentes Handeln.

6. Wie steht es mit der Bauchhöhlenspülung (peritoneale Lavage) als diagnostisches Hilfsmittel? Das Spülen der Bauchhöhle mit einer Elektrolytlösung mit anschließender makro- und mikroskopischer Untersuchung der entnommenen Flüssigkeit, ist bestens geeignet, um die Diagnose infektiöse Peritonitis, Choleperitoneum oder anderer peritonealer Erkrankungen zu stellen. Mit gutem Erfolg wird dies in der Humanmedizin zur Diagnosestellung kontinuierlicher Abdominalblutungen verwendet. Auch beim Hund ist dieses Verfahren nützlich. Man muß jedoch bedenken, daß die Gerinnungszeiten bei Mensch und Hund recht unterschiedlich sind. Langsame, jedoch kontinuierliche Bauchblutungen werden wesentlich seltener bei verletzten Hunden und Katzen gesehen. Der Tierarzt wird überwiegend entweder mit einer akuten Hypovolämie, bei der die aktive Blutung bereits gestoppt ist oder mit einer dem Aderlaß ähnlichen Blutung konfrontiert.

Bezüglich des Flüssigkeitsangebotes zur Behandlung des Schocks haben ehrbare Kritiker festgestellt, daß die Therapie selbst möglicherweise neue und schwerwiegende Blutungen hervorrufen könnte. Daran muß man unbedingt denken. Das Absinken der Organdurchblutung, verbunden mit einem hypovolämischen Schock bietet in gewisser Weise einen Schutz und fördert die Gerinnung. Nach intensiver Flüssigkeitstherapie, bei der sich Blutdruck und Durchblutung verbessern, kann es zu „frischen" Blutungen kommen. Somit scheint die Flüssigkeitstherapie Ursache für zusätzliche oder sogar tödliche Blutungen zu sein. Es ist sehr schwierig, diese beobachtenden und erfahrenen Kliniker zu widerlegen. Es gibt keine Behandlung ohne mögliche Komplikationen. Seitdem wir überzeugt sind, daß ein schwerwiegender Schock aggressiv behandelt werden muß, müssen wir gleichzeitig einige kalkulierbare Risiken in Kauf nehmen. Wir gehen aus von der Hoffnung, daß wir wachsam und schnell genug sind, um eine anhaltende Blutung rechtzeitig zu erkennen. Wenn wir uns derart verhalten, dann bleibt genügend Zeit, die Ursache der Blutung operativ anzugehen, während ausreichend Flüssigkeit und Vollblut gegeben wird.

In einem vorherigen Kapitel über Schocktherapie war die Verwendung von Vollblut heruntergespielt worden. Das bedeutet nicht, daß wir gegen Blut eingestellt sind. Uns erscheint eine Vollbluttransfusion häufig bei den meisten hypovolämischen Schocks unnötig und sogar unerwünscht. Das abdominale Trauma bildet hierbei eine Ausnahme, besonders dann, wenn eine Operation wegen einer Blutung erforderlich ist. Erythrozyten und Hämoglobin werden kaum, dagegen Thrombozyten, Fibrinogen und andere Gerinnungsfaktoren sehr benötigt. Das ist auch der Grund, warum gelagertes ACD-Blut ein so mäßiger Ersatz für frisch entnommenes Blut darstellt.

Eine akute abdominale Blutung erfordert ein rasches Vorgehen. Die rechtzeitige Entscheidung für eine Laparotomie kann lebensrettend sein. Ist einmal die Operationsentscheidung gefallen, dann muß schnell gearbeitet werden. Wenn jeder unserer Mitarbeiter ausreichend erfahren ist, Narkosen zu überwachen, Spenderblut zu entnehmen und bei Operationen zu assistieren, dann läßt sich viel verwirklichen. Fehlen diese Voraussetzungen, dann gibt es bei derartigen Eingriffen ein Unglück. Das technische Vorgehen bei dieser Operation ist nichts Besonderes. Scheitern wir, dann liegt es gewöhnlich an der technischen Unterstützung für den Patienten.

Zusätzlich zur Flüssigkeitstherapie sind drei Dinge hilfreich: Gute Bauchwandspreizer, eine Absaugvorrichtung und ein Operationsassistent. Ohne ausreichende Retraktion kann keine explorative Operation wirklich sorgfältig durchgeführt werden. Ohne abzusaugen ist es sehr schwierig, größere Blutungsquellen festzustellen und zu stoppen. Ohne einen Operationsassistenten werden die einfachsten Operationen unnötig in die Länge gezogen.

Bei jeder Exploration sollte die Bauchhöhle maximal vom Xiphoid bis hin zum Os pubis eröffnet werden. Nach Inzision und Einsetzen der Bauchwandspreizer beginnt man mit dem Absaugen, um das Abdomen so gut wie möglich von Blut zu befreien. Größere Blutungen lassen sich sofort erkennen. Die vier Stellen, von denen am häufigsten schwere abdominale Blutungen ausgehen, sind: Leber, Milz, Nieren und Mesenterialgefäße.

Leberblutung

Lebertraumen verursachen gewöhnlich Risse im Leberparenchym, die entweder sternförmig oder wie zahlreiche Fissuren aussehen. Die anhaltenden Blutungen sind aber nicht arterieller Natur. Man darf sich auf keinen Fall täuschen lassen, wenn in diesem Bereich die Blutungen frühzeitig sistieren. Sowohl Hypovolämie, Schock als auch Anästhesie senken den Blutdruck und damit den Blutstrom zur Leber. Wenn wir ohne vorherige sorgfältige Kontrolle die Bauchhöhle schließen, kann es post operationem erneut zu Blutungen kommen.

Mit Hilfe einfacher Techniken lassen sich Leberblutungen stillen. Besteht eine heftige Blutung und ist damit die Gefahr des Verblutens verbunden, dann können die A. hepatica und V. portae vorübergehend verschlossen werden. Zieht man die kleine Kurvatur des Magens nach kaudal, dann findet man tief unten im Abdomen die Aa. hepaticae, die V. portae und die V. cava caudalis. Die A. hepatica und die V. portae liegen ein wenig rechts von der Mittellinie nahe dem Ductus choledochus. Mit Hilfe von sterilen Gummibändern, Penrose-Drains, Nabelband oder durch Fingerdruck auf diese Gefäße wird die Leberblutung vorübergehend gestoppt. Die V. portae ist leicht zerreißbar und muß sehr vorsichtig behandelt werden.

Beim Hund sollte die V. portae nicht länger als 30 Minuten verschlossen bleiben. Nach vollständiger Ligatur der V. portae besteht für den Hund eine durchschnittliche Überlebenszeit von ca. 80 Minuten. Noch wichtiger ist, daß nach ca. 20minütigem Verschluß der V. portae und der A. hepatica erste Anzeichen von Lebernekrosen auftreten. Sind beide Gefäße für ca. 1 Stunde verschlossen, dann liegt die Mortalitätsrate bei 100%. Wird beim Hund allein die V. portae ligiert, überlebt das Tier kaum die Aufwachphase. Daher darf der Verschluß dieser Gefäße nur vorübergehend erfolgen, wirklich zeitbegrenzt! Kleinere Blutungen aus Leberrissen werden durch parenchymale Matratzennähte versorgt, die über absorbierbare Gelatineschwämmchen verknotet werden. Dort, wo große Bezirke eines Lappens oder mehrerer Lappen betroffen sind, wird das traumatisierte Gewebe mit Hilfe der „Finger-Fraktur"-Technik (Abb. 8.1.) entfernt. Diese Technik erscheint ziemlich brutal, denn sie entspricht nicht den üblichen Regeln für die Behandlung von Gewebe. Doch dies ist nun einmal eine Situation, bei der der Erfolg die Mittel heiligt. Das Lebergewebe wird hierbei einfach zwischen Daumen und Zeigefinger entlang des Übergangs zwischen gesundem und traumatisiertem Gewebe gequetscht (Abb. 8.2). Durch diesen Druck löst sich der verletzte Leberanteil, und es bleiben nur noch dünnfaserige Bindegewebsstränge übrig. Dieses verbleibende Gewebe besteht aus Ästen der A.- und V. hepatica, sowie kleinsten Gallengängen. Sobald die Abtrennung vollzogen ist, werden die fibrösen Fasern ligiert. Dies geht sehr rasch vonstatten, wenn man anstelle von normalen Ligaturen Gefäßclipse* aus Metall verwendet (Abb. 8.3). Die entstandene Wundoberfläche der Leber sieht nun ziemlich häßlich aus. Die Blutung ist jedoch unter Kontrolle. Die Leberkapsel des Hundes ist zu dünn, um sie über die Wundfläche zu nähen. Vom klinischen Standpunkt aus scheint es nicht erforderlich, diese Wundfläche mit Serosa zu überdecken.

Milzruptur

In den vergangenen Jahren haben wir recht schnell eine traumatisierte und blutende Milz entfernt. Mittlerweile sind wir überzeugt, daß ein Hund kaum an einer rupturierten Milz verblutet, vorausgesetzt, dies ist die einzige Blu-

* Fa. ETHICON GmbH, Hamburg-Norderstedt

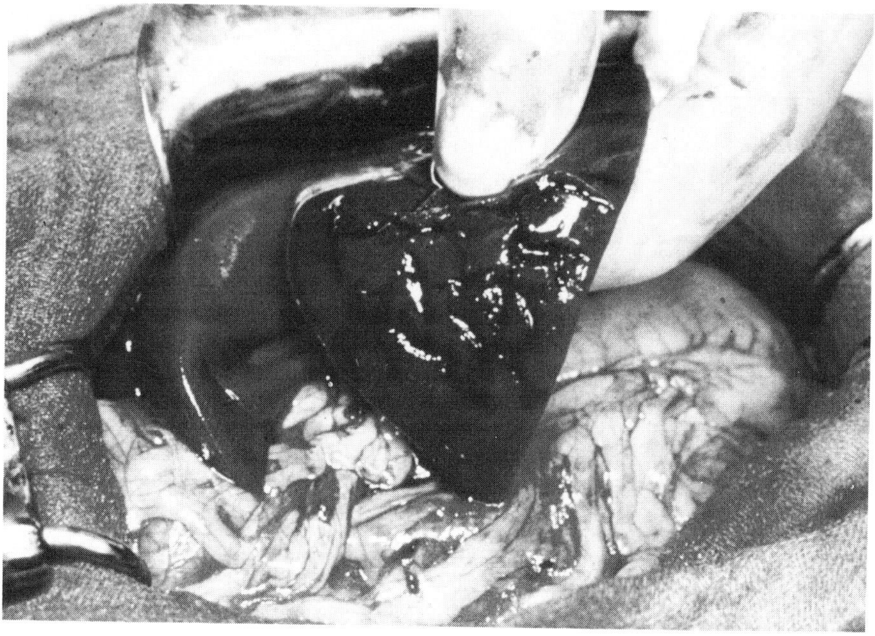

Abb. 8.1 Leberverletzung

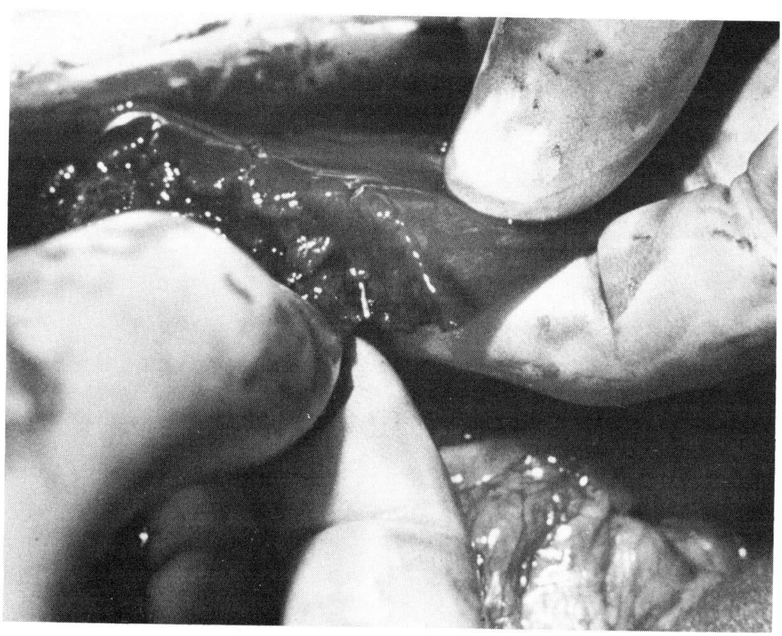

Abb. 8.2 Fingerfrakturtechnik

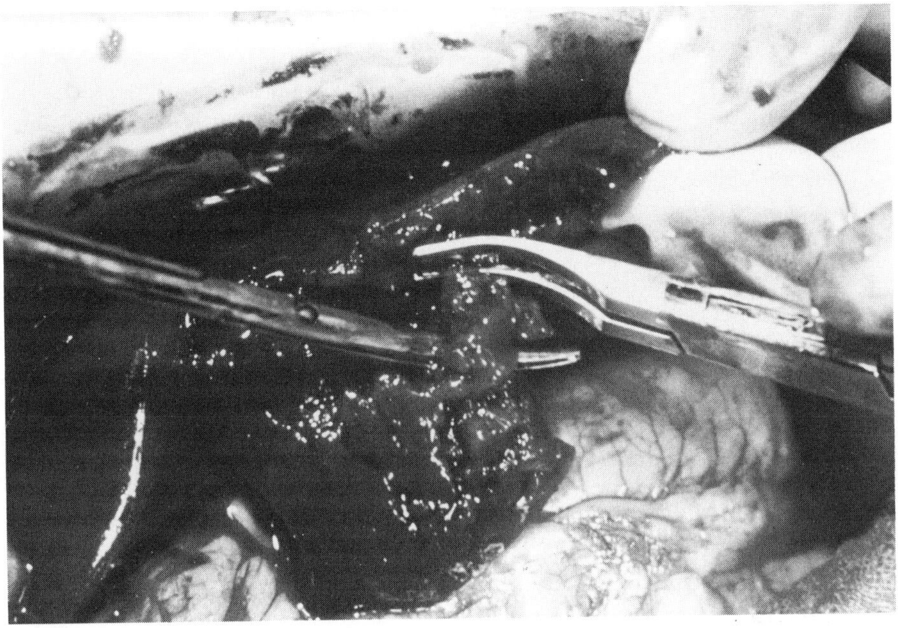

Abb. 8.3 Nach der Fingerfrakturtechnik werden die isolierten Gefäße und Gallengänge ligiert. Die hier gezeigten Metallclips für die Ligatur sind sehr nützlich

tungsursache. Seitdem wir es häufiger mit Infektionen durch Haemobartonella canis und Babesia canis zu tun haben, wissen wir, daß die Splenektomie kein harmloses Verfahren ist. Vielmehr erscheint es sinnvoller, Milzblutungen wenn möglich durch Teilresektion zu versorgen.

Wie bei der Leberblutung sollte auch eine Milzblutung durch vorübergehende Ligaturen der zwei wichtigsten Gefäße unterbrochen werden. Große Milzarterie und -vene lassen sich leicht direkt unter dem linken Schenkel des Pankreas finden. Nach vorübergehendem Verschluß dieser Arterie und Vene läßt sich die Blutung stillen. Jedoch kann immer noch etwas Blut aus der linken V. gastroepiploica und den kleinen kurzen Magenvenen zurückfließen. Auch sie können temporär verschlossen werden.

Ist die Schädigung der Milz auf das ventrale Ende oder den sogenannten Milzschwanz beschränkt, dann läßt sich ca. 50 % der Milz entfernen, ohne daß die Blutversorgung des dorsalen Endes oder des Milzkopfes unterbrochen wird. Ähnlich verfährt man, wenn die Verletzung in der Nähe des Zwerchfells liegt. In jedem Fall wird das dorsale Ende der Milz exstirpiert, nachdem die kleinen kurzen Magenarterien und -venen sowie die dazugehörigen Äste der A.- und V. lienalis ligiert worden sind.

Die Milzpulpa muß immer von der Kapsel aus entlang der Schnittlinie ausgedrückt und die dazugehörigen Gefäße ligiert werden. Die Milzkapsel wird über die Wundfläche der Milz mit 3-0 Polyglycol-Fäden in Form einer Matratzennaht oder als Einzelhefte vernäht.

Falls eine totale Splenektomie erforderlich und die Blutung frisch ist, dann sollte man nicht an all die unendlich zahlreichen Ligaturtechniken denken, die uns auf der Universität gelehrt wurden. Die A.- und V. lienalis werden rasch ligiert, ebenso die kleinen kurzen Magenvenen sowie die linke A.- und V. gastroastroepiploica. Damit ist alles getan. Mit diesem Verfahren haben wir bisher keine Nekrosen der Magenwand erhalten.

Wir wissen nicht, wie viele Hunde Ausscheider (Träger) von Haemobartonella oder Babesia canis sind, wir wissen aber, daß 10–20 Tage nach einer Splenektomie schwere hämolytische Krisen aufgetreten sind. Experimentell konnten wir regelmäßig mit Blut von Haemo-

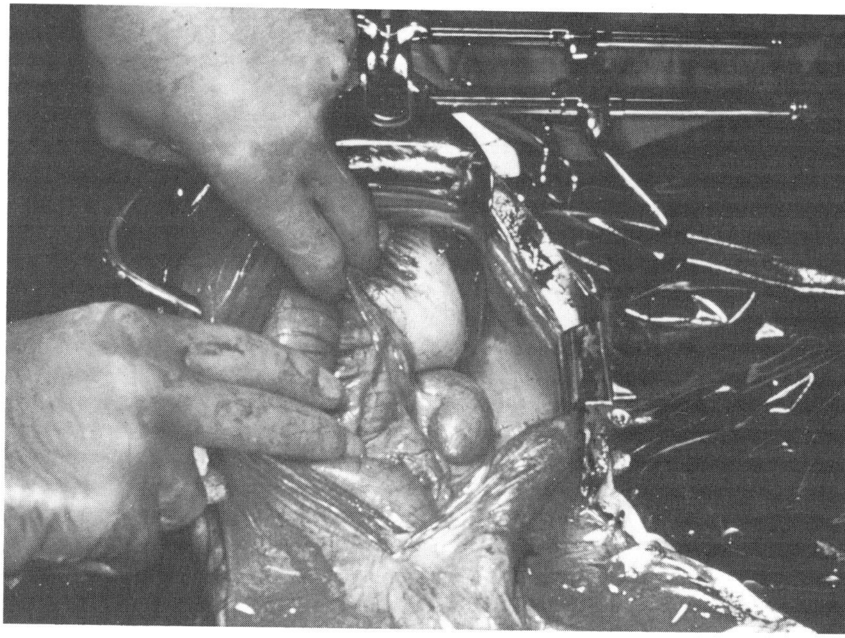

Abb. 8.4 Freilegen der linken Niere, wobei mit dem Mesokolon andere Organe zurückgehalten werden

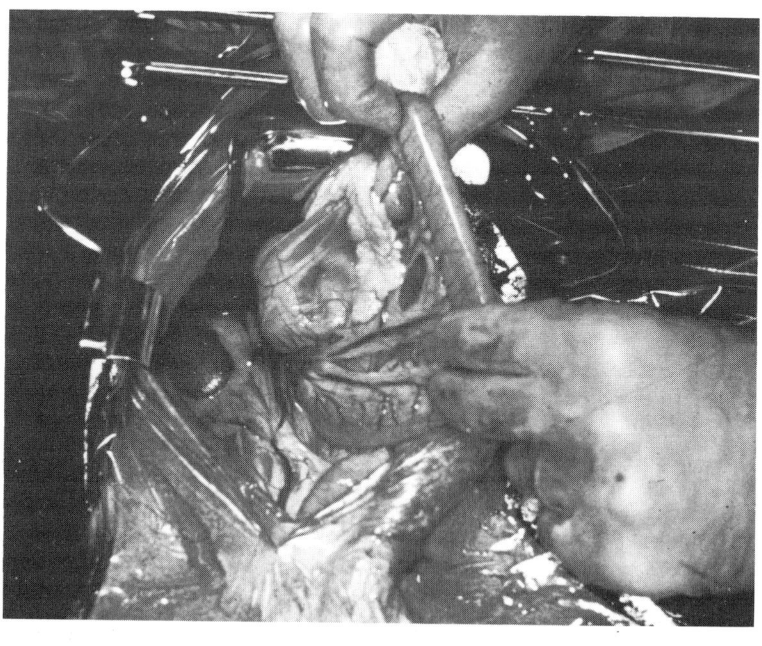

Abb. 8.5 Freilegen der rechten Niere mit Hilfe des Mesoduodenums

bartonella-erkrankten Tieren, das auf splenektomierte Hunde übertragen wurde, hämolytische Krisen hervorrufen. Das gleiche wird vermutlich auch für Babesia canis gelten.

Akute Nierenblutung

Unter physiologischen, d.h. gesunden Bedingungen, strömt pro Minute ca. 1/5 des Gesamtblutvolumens durch die Nieren. Es ist daher nicht verwunderlich, daß schwere Nierentraumen für starke Abdominalblutungen mit Verblutungen verantwortlich sein können. Sind beide Nieren schwer betroffen, erreichen die Tiere häufig nicht mehr lebend die Tierklinik. Bei jeder Probelaparotomie, die wegen einer Bauchblutung erfolgt, müssen Nieren und große Nierengefäße sorgfältig untersucht werden.

Dies ist relativ einfach, wenn man einen genügend langen Schnitt anlegt. Um die linke Niere zu überprüfen, faßt man einfach das Colon descendens und schiebt damit das Dünndarmkonvolut zur Seite. Das Mesokolon wirkt dabei wie eine Barriere (oder Schürze) (Abb. 8.4). Ähnlich verfährt man bei der rechten Niere. Vorsichtig wird das Duodenum genommen und mit Hilfe des Mesoduodenums die Dünndarmschlingen nach links verschoben, um so die rechte Niere ohne Schwierigkeiten betrachten zu können (Abb. 8.5). Noch ein Wort zur Vorsicht! Beim Zurückziehen des Duodenums sollte das Pankreas sehr behutsam behandelt werden, da es keine rauhe Handhabung verträgt.

Gewöhnlich ist nur eine Niere schwer geschädigt. Die Blutung wird mit Hilfe von Klammern, die auf A.- und V. renalis nahe zum Hilus gesetzt werden, gestoppt. Will man die Niere erhalten, dann werden Gefäßklammern, Nabel- und Gummibänder verwendet. Anschließend untersucht man die gegenüberliegende Niere in der Hoffnung, daß sie gesund ist. Ist sie in Ordnung, dann wird die verletzte Niere entfernt. Es bedarf einiger Sorgfalt, individuell die Nierenarterie und -vene zu isolieren und zu ligieren. An dieser Stelle möge man daran denken, daß der Hund nicht nur eine einzige Nierenarterie hat. Viele Arterien und Variationen in ihren Aufzweigungen sind die Regel, nicht die Ausnahme. Die Nierenvene ist jedoch gewöhnlich nur einzeln vorhanden. Sobald die Ligaturen gut sitzen, wird der Ureter ligiert. Am besten bzw. sichersten ligiert man ihn in Nähe des Blasendreiecks. Besteht jedoch Zeitnot auf Grund zahlreicher Blutungen verschiedener Organe, dann ligiert man ihn, wo er am leichtesten zugängig ist.

Sind ausnahmsweise beide Nieren verletzt, sollte der Versuch erfolgen, einen Teil der Funktionen einer oder beider Nieren zu erhalten. Am besten läßt sich das erreichen, wenn die Blutzufuhr vorübergehend gestoppt wird. Die Nieren tolerieren – ähnlich wie die Leber – keine langen Ischämieperioden. Dauert dieser Operationsabschnitt ca. 20 Minuten, dann gibt es keine Schwierigkeiten – 10 Minuten sind natürlich noch besser.

Jede tief in das Nierengewebe gesetzte Naht ruft mehr oder weniger ausgeprägte Nierendysfunktionen hervor. Wenn möglich, sollte nur die Nierenkapsel genäht werden. Ist eine der zwei oder drei Nierenarterienäste durchtrennt, muß das blutende Gefäß unterbunden werden. Somit bleibt ein Teil der Nierennebenfunktion erhalten. Jede Situation ist verschieden und erfordert einige Überlegungen, bevor eine endgültige Entscheidung getroffen werden kann.

Während der postoperativen Phase muß der Urinabsatz sorgfältig beobachtet werden. Oligurie tritt häufig im tiefen Schock auf. Bei ausreichender Flüssigkeitstherapie wird die Erholungsphase durch eine gesteigerte Diurese angezeigt. Besteht dagegen ein tiefer hypovolämischer Schock mit einer direkten Nierenverletzung, dann wir die Oligurie länger andauern. Hierbei ist es erforderlich, eine Osmotherapie einzuleiten in Form von 10 %iger Glukose- und 20 %iger Mannitol-Infusion oder mit Diuretika (Furosemid).

Blutung der Mesenterialarterie

Rupturen im Bereich der Mesenterialgefäße weisen zwei Probleme auf: Das erste ist, alle blutenden Gefäße zu ligieren. Das bereitet keine besonderen Schwierigkeiten. Das zweite ist, Lage und Länge des avaskulären Dünndarmes festzustellen. Es ist möglich, ca. 3/4 des

Dünndarmes bei intakter Ileozäkalklappe oder etwa die Hälfte des Dünndarmes zusammen mit der Ileozäkalklappe zu entfernen. Dies gibt dem Operateur einen großzügigen Spielraum. Solche massiven Resektionen sind selten nötig.

Nach dem Vorlagern der verletzten Teile und Ligieren der verletzten Gefäße werden die avaskularisierten Segmente identifiziert, indem sie sorgfältig betrachtet und herausgeschnitten werden. Es folgt dann eine End-zu-End-Anastomose. Einfache Einzelhefte sind hierbei absolut zufriedenstellend und ausreichend. Bei einem blutenden Patienten hat die diffuse Peritonitis keine Zeit zur Entwicklung. Daher kann die Anastomose in gesundem Gewebe durchgeführt werden. Mit monofilen Nylonfäden (3-0 bis 5-0) werden alle Schichten außer der Submukosa dicht genäht. Die Heilung sollte rasch und unkompliziert erfolgen.

Peritonitis-Diagnose

Bei Hund und Katze können drei sehr unterschiedliche Syndrome auftreten, wenn Organe des Bauchraumes rupturiert sind: Eine bakterielle Peritonitis (b.P.) entsteht entweder durch eine Ruptur oder auf Grund einer ischämischen Nekrose des Gastrointestinaltraktes (GIT), wobei überwiegend der Dünndarm betroffen ist (Abb. 8.6). Der Prozeß ist akut, fast immer diffus und führt rasch zum Tode. Das Choleperitoneum bei Kleintieren ist mehr ein chronischer Prozeß, der durch Ruptur eines Astes oder mehrerer Äste des Gallengangsystems entsteht (Abb. 8.7). Dieses Syndrom kann sich über Wochen mit zunehmender Schwäche jedoch geringer Frühmortalität fortsetzen. Rupturen des Harntraktes (Abb. 8.8 und 8.9) können – müssen aber nicht – echte Peritonitiden hervorrufen. Besteht keine ausgeprägte Bakteriurie, dann beziehen sich die klinischen Symptome allein auf den Grad der Azotämie. Sie variieren zwischen einem undeutlichen posttraumatischen Unwohlsein bis hin zum Tod, der innerhalb 72 Stunden nach dem Trauma auftritt (Abb. 8.10). Rupturen der unteren harnableitenden Wege rufen wesentlich dramatischere Frühsymptome hervor als Rupturen im oberen Bereich.

Alle drei verlaufen innerhalb der ersten 24 Stunden nach dem Trauma klinisch völlig unauffällig. Häufig werden Unfallpatienten innerhalb 24 Stunden nach einem Trauma wie-

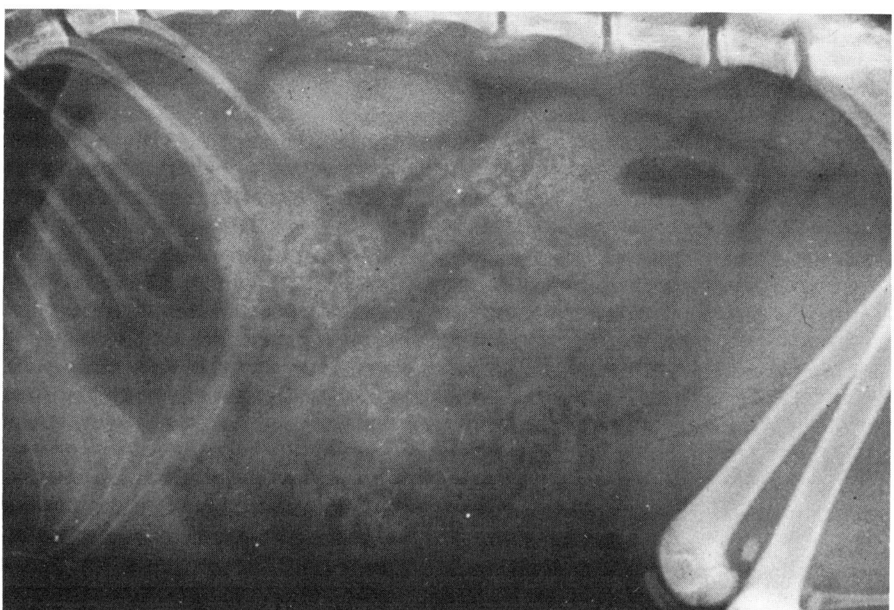

Abb. 8.6 Diffuse Peritonitis, hervorgerufen durch eine Dünndarmruptur

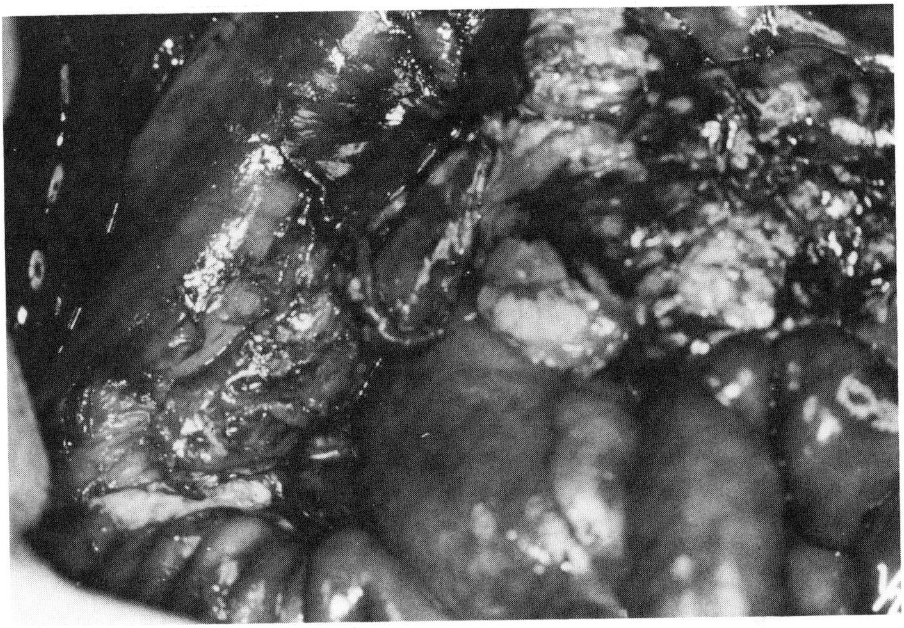

Abb. 8.7 Choleperitonitis. Alle Organe sind mit gallefarbigem Fibrin bedeckt

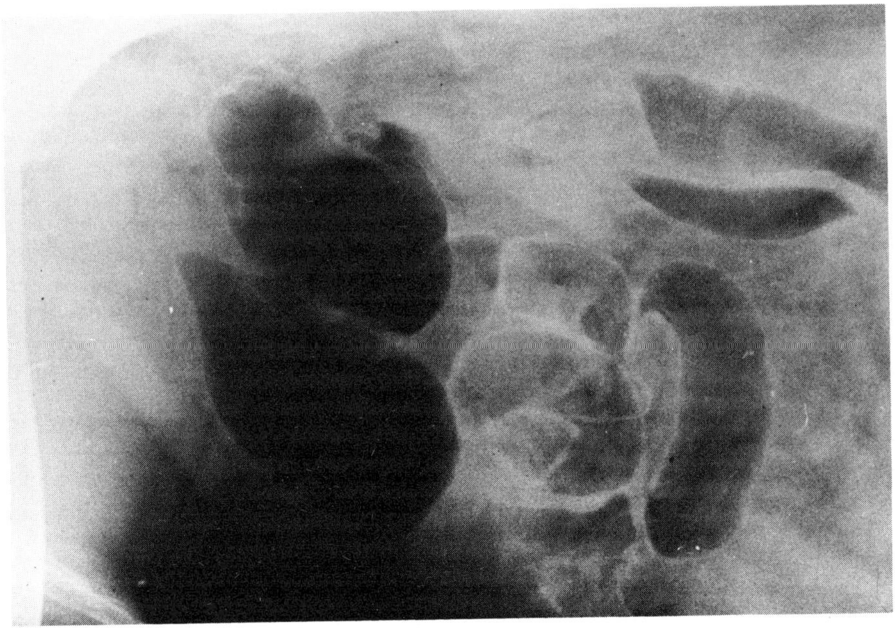

Abb. 8.8 Rupturierte Harnblase - Negativkontrast

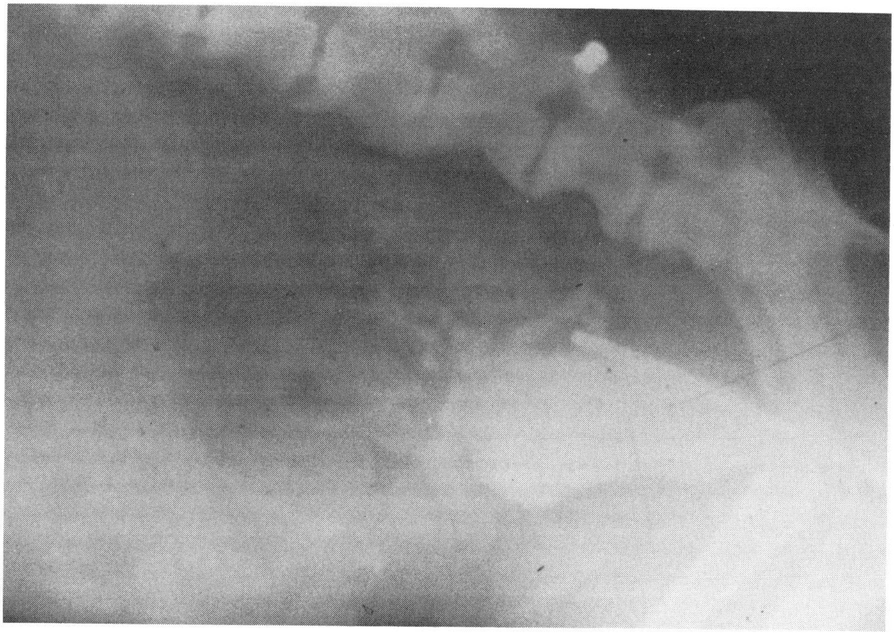

Abb. 8.9 Rupturierte Harnblase - Positivkontrast

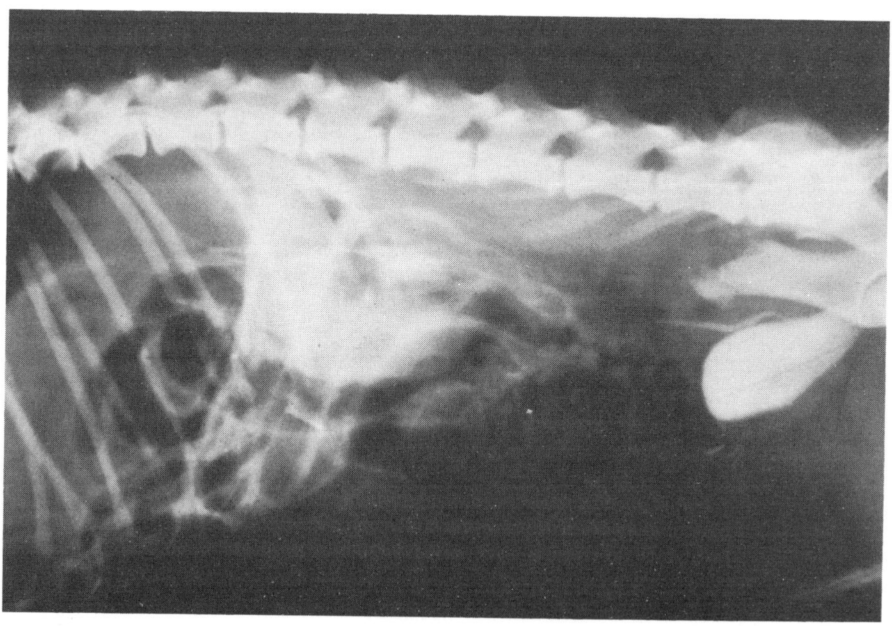

Abb. 8.10 Rupturierter Ureter - Positivkontrast

der nach Hause geschickt. Etwa ein Drittel aller Hunde, die durch ein Kraftfahrzeug verletzt worden sind, haben nur scheinbar oberflächliche Wunden. Ungefähr zwei Drittel aller Hunde, die einen Autounfall erlitten, haben irgendeine Verletzung an den Knochen. Diese Tiere bleiben gewöhnlich länger als 24 Stunden in unserer Praxis oder Klinik.

Es ist natürlich, sich eher auf Symptome zu konzentrieren, die durch Knochenverletzungen hervorgerufen wurden, als Symptome einer frühen Peritonitis zu beobachten.

Wenn wir weiterhin Zweifel haben und entsprechend die Patientenbesitzer aufklären, können wir die Morbidität und Mortalität durch bakterielle Peritonitis reduzieren. Die frühen Symptome bestehen in fortgesetzter Schwächung, Anorexie, Erbrechen, Exsikkose, Fieber, Bauchschmerzen und verminderten Peristaltikgeräuschen. Jedes einzelne dieser Symptome sollte uns alarmieren, um eine vollständige Untersuchung durchzuführen.

Betrachten wir Röntgenübersichtsaufnahmen vom Abdomen mit Peritonitis, so sehen wir, daß innerhalb der Bauchhöhle wenig Details erkennbar sind. Das Abdomen erscheint homogen und sieht aus wie Milchglas. Durch die Röntgenaufnahme erfahren wir nur, daß in der freien Bauchhöhle Flüssigkeit vorhanden ist. Diese Flüssigkeit kann Blut, Transsudat, Exsudat, Galle oder Urin sein.

Bei diesen Tieren ist die Punktion mit oder ohne Lavage ein sehr wichtiges diagnostisches Hilfsmittel. Das Choleperitoneum ist durch die tiefgrüne Färbung leicht erkennbar. Eine bakterielle Peritonitis nach gastrointestinaler Ruptur läßt sich am besten mikroskopisch erkennen. Findet man viele polymorphkernige Leukozyten sowie Bakterien, liegt eine diffuse Peritonitis vor. Besteht die Flüssigkeit im Bauch aus Urin, enthält sie Harnstoff, der annähernd gleich hoch liegt, wie der im Blut des Patienten.

Bei der bakteriellen Peritonitis und dem Choleperitoneum ist eine Röntgenkontrastdarstellung nicht unbedingt erforderlich. Tritt Urin entweder in das Abdomen, in den retroperitonealen Raum oder in den Bereich des Beckens, dann ist es wichtig, die Diagnose zu bestätigen. Mit Hilfe der Kontrastmitteltechnik wird der Austritt des Urins festgestellt. Am häufigsten befinden sich die undichten Stellen in Blase oder Urethra. Einfache retrograde Urethro- und Zystogramme lassen sich rasch und leicht ausführen. Intravenöse Urographien sind zeitaufwendiger aber erforderlich, um kleine Löcher in Niere oder Ureter festzustellen.

Hämatologische Untersuchungen haben eine gewisse Bedeutung, wenn man Veränderungen im Blut richtig zu deuten weiß. Vor Jahren erwarteten wir bei einer bakteriellen Peritonitis einen deutlichen Anstieg der Leukozytenzahl mit Linksverschiebung. Dies ist ein Beispiel für unser damaliges geringes Verständnis bezüglich des hämopoetischen Systems. Während der Frühphase einer bakteriellen Peritonitis bleibt die Leukozytenzahl normal oder fällt sogar deutlich ab. Da die Leukozyten aus dem Gefäßsystem in den Peritonealraum wandern, kann das Knochenmark mit dem massiven Verbrauch nicht Schritt halten. Warten wir auf eine eindeutige Leukozytose, dann warten wir zu lange.

Ähnlich dachten wir früher, Fieber und Bauchschmerzen seien wichtige diagnostische Anzeichen einer Peritonitis. Fieber und Bauchschmerzen können tatsächlich vorhanden sein. Trotzdem sind sie keine charakteristischen Symptome einer diffusen Peritonitis. In Wirklichkeit sinkt die Körpertemperatur unter den Normalbereich. Das Abdomen wird weich und schlaff, wenn die Peritonitis ihren Höhepunkt erreicht.

Ein geräuschloses Abdomen ist ein sicheres Zeichen einer diffusen Peritonitis. Aufgrund von Röntgenaufnahmen muß man auch an einen Ileus denken. Mit Hilfe eines Stethoskops lassen sich jedoch einfache sowie wertvolle diagnostische und prognostische Untersuchungen durchführen, ob Dünndarmgeräusche vorhanden sind oder nicht. Sind keine physiologischen Darmgeräusche vorhanden, muß man an eine Peritonitis denken.

Besteht noch genügend Zeit für umfangreiche Laboruntersuchungen, so können diese Werte eine große Hilfe in der prä- und postoperativen Therapie sein. Zu erwarten wären: metabolische Azidose, leichte Hyperkaliämie, prärenale Azotämie, Erhöhung der ALT, der Serumamylase, des Hämatokrits, der Blutsenkung und auch eine Zunahme des spezifischen Uringewichts. Keiner dieser Werte weist speziell auf eine diffuse Peritonitis hin. Vielmehr spiegeln sie eine schwere Hypovolämie wider, die mit Erbrechen, Exsikkose und Ansammlung von Flüssigkeit in der Bauchhöhle verbunden ist. Es sei daher nochmals darauf hingewiesen, daß eine rasche und akkurate Diagnosestellung durch einfache Punktion erfolgen kann.

Gezieltes operatives Vorgehen bei Peritonitis

Gezieltes operatives Eingreifen ist entscheidend, um eine Peritonitis richtig in den Griff zu bekommen. Der zeitliche Spielraum ist bei den drei Haupttypen der Peritonitis recht unterschiedlich. Wurde eine diffuse Peritonitis diagnostiziert, muß die Operation innerhalb einer Stunde erfolgen. Es besteht hierbei keine Möglichkeit, den Patienten vor der Operation aufzubauen. Ebensowenig ist es ratsam, auf die Laborwerte eines außerhalb des Hauses liegenden Labors zu warten. Vor der Operation können wir nur zwei Dinge anstreben:

1. Rasche Wiederauffüllung des Kreislaufs mit einer ausgewogenen Elektrolyt-Lösung (Ringer-Laktat-Lösung),
2. rasch einen hohen Spiegel eines bakteriziden Antibiotikums im Blut zu bekommen, das intramuskulär oder intravenös appliziert wird.

Eine Ruptur im Bereich des Harntraktes kann ebenfalls eine kritische Situation hervorrufen. Ein Riß in nur einem Nierenbecken oder eines Ureters ist selten lebensbedrohlich. Eine rupturierte Harnblase ist jedoch immer lebensbedrohlich. Innerhalb weniger Stunden erreicht der Harnstoff im Blut derart hohe Werte, daß er nicht mehr abzulesen ist. Diese Tiere können in ein urämisches Koma verfallen. Verschiedene Kollegen beginnen mit einer Peritoneal-Spülung, um den Harnstoffgehalt des Blutes zu senken und so den Patienten für die Operation zu stabilisieren. Andere hingegen befürworten die sofortige Operation. Wir haben uns stets für letzteres entschieden. Dabei erinnern wir uns an nicht einen tödlichen Verlauf, obwohl ja den Angaben aus dem Gedächtnis nicht immer zu trauen ist.

Das Choleperitoneum zeigt ein komplett anderes Bild. Bei Hund oder Katze handelt es sich um ein chronisch schwächendes Syndrom. Beim Hund kann experimentell ein hochakutes Choleperitoneum mit tödlichen Ausgang hervorgerufen werden. Dazu muß man jedoch eine größere Menge Galle in kurzer Zeit in das Abdomen injizieren. In Wirklichkeit passiert so etwas nicht. Statt dessen kommt es beim langsamen Austreten von Galle über mehrere Tage oder Wochen zur chronischen Inappetenz, wiederholtem Erbrechen, zu einem flüssigkeitsgefüllten, birnenförmigen Abdomen, Gewichtsverlust und allgemeiner Schwäche. Die Schleimhäute werden nach und nach ikterisch. Auch die Vorgeschichte hinsichtlich des Traumas kann unklar oder sogar unbekannt sein.

Da diese Erkrankung chronisch und selten lebensbedrohlich verläuft, besteht Zeit genug für eine komplette Laboruntersuchung und präoperative Vorbereitung. Es ist ratsam, innerhalb der folgenden 24 Stunden die Flüssigkeits- und Elektrolytstörungen zu korrigieren. Man gibt Vollblut, entfernt überschüssige Flüssigkeit aus dem Abdomen und baut einen hohen Antibiotikaspiegel im Blut auf. So besteht Gelegenheit, den operativen Eingriff, der wahrscheinlich nötig ist, nochmals zu überlegen. Die Zeit reicht auch noch, solche Patienten in eine entfernt gelegene Tierklinik zu überweisen. Innerhalb eines Lebens operieren nur wenige von uns mehr als eine handvoll Tiere mit rupturiertem Gallengangsystem.

Was zu tun ist, ist klar. Eine Peritonitis läßt sich nicht mit frommen Wünschen oder durch Aufschub heilen. Die Entscheidung, das Abdomen bei Verdacht einer Peritonitis zu öffnen, ist immer richtig. Eine sorgfältig durchgeführte Laparotomie ist ungefährlich. Aufschub und damit verbunden detaillierte Untersuchungen führen zwar meist zu einer exakten Diagnosestellung, jedoch wird diese verspätete Diagnose zu oft auf dem Tisch des Pathologen gestellt.

Antibiotika bei Peritonitis

Bei der diffusen Peritonitis besteht keine Möglichkeit, Antibiotika auszuwählen, die auf Kulturen und durch empfindliche Tests geprüft wurden., Entscheidungen müssen bereits vor Eintreffen der Laborwerte gefällt werden. Unsere Standardkulturverfahren sind nur für die Bestimmung von Aerobiern geeignet. Das reicht aus, um die üblichen darmspezifischen Bakterien zu erkennen. Wir wissen jedoch inzwischen, daß oft anaerob wachsende Keime eine Rolle spielen, die bei allen bakteriellen Peritonitiden vorhanden sind. Diese Anaerobier können nur in spezialisierten Laboratorien identifiziert werden.

Die Auswahl des Antibiotikums muß deshalb sehr rasch erfolgen und auf Angaben früherer Erfahrungen basieren. Vor vielen Jahren wurde nach logischen Überlegungen kristallines Penicillin in hohen Dosen intravenös gegeben. Dies war auch erfolgreich, weil Penicillin in hohen Dosen ein breites Spektrum besitzt und gegen die meisten Anaerobier sehr wirksam ist.

Irgendwo hat irgendjemand die Theorie entwickelt, daß bakterizide Antibiotika kontraindiziert seien. Dies entsprang der Auffassung, daß durch rasches Abtöten gramnegativer Organismen ein Endotoxinschock ausgelöst würde: Man empfahl daher Chloramphenicol, ein bakteriostatisches Antibiotikum. Diese Theorie verbreitete sich in der gesamten Veterinärmedizin.

Diese Theorie erschien uns immer unlogisch. Bei allem, was wir über die Schwächung des Immunsystems, die Schwächung des opsonischen Index und die Schwächung des retikuloendothelialen Systems bei Peritonitispatienten mit schwerem Schock wissen, hatten wir immer das Gefühl, bei der Anwendung bakteriostatischer Mittel einen Waldbrand mit einer Wasserpistole löschen zu wollen. Tatsächlich verlassen wir uns nicht allein auf ein Antibiotikum, um die diffuse Peritonitis in den Griff zu bekommen. Von den Trillionen vorhandener Bakterien wird nur ein geringer Prozentsatz gestoppt oder durch irgendein antimikrobielles Mittel abgetötet. Die Mehrzahl der Keime müssen entfernt werden. Ohne dieses aktive Entfernen der Bakterien haben Antibiotika nur wenig Chancen, erfolgreich zu sein. Wir verwenden heute Antibiotika, die bakterizid wirken, ein adäquates antibakterielles Spektrum aufweisen und so wenig toxisch wie möglich sind. Früher brachte kristallines Penicillin (200000 I.E./kg KGW) intravenös gegeben hervorragende Ergebnisse. Nachdem synthetische Penicilline und Aminoglykoside auf den Markt kamen, haben wir kristallines Penicillin verlassen. Dies beruht weniger auf vernünftigen Überlegungen als dem Gedanken, daß neuere Mittel besser wirken würden.

Gentamycin hat eine hervorragende bakterizide Wirkung auf gramnegative Organismen. Bei diffuser Peritonitis wirken sie jedoch auf einige Anaerobier gar nicht. Penicilline wirken dagegen im allgemeinen bakterizid gegen Anaerobier. Synthetische Penicilline sind gegen gramnegative Organismen wirksamer als Penicllin G. Da man sich bei diffusen bakteriellen Peritonitiden kaum über die Kosten Gedanken machen muß, ist es üblich geworden, sowohl Gentamycin als auch ein synthetisches Penicillin für die Initialtherapie zu verwenden. Diese Medikamente, intraperitoneal gegeben, erreichen sehr rasch einen hohen Spiegel im Blut. Beide besitzen eine Resportionshalbwertszeit von 12–18 Minuten. Um rasch einen wirksamen Spiegel im Blut zu erhalten, kombinieren wir oftmals einen Anfangsbolus kristallinen Penicillins intravenös mit intramuskulären Injektionen.

Sowohl Penicillin als auch Aminoglykoside werden unverändert über die Nieren ausgeschieden. Dies ist allerdings ein zweischneidiges Schwert für die Peritonitispatienten. Und zwar deshalb, weil die Nierenfunktion gewöhnlich herabgesetzt ist. Das bedeutet, daß der wirksame Spiegel im Blut länger aufrechterhalten wird. Es besteht jedoch auch die Gefahr einer Aminoglykosid-Intoxikation. Die Dosierung wird daher der Nierenfunktion angepaßt. Hierzu wird das Urinsediment genauestens auf Zylinder untersucht, die ein Toxizität anzeigen.

Operative Ziele bei Peritonitis

Die operative Peritonitistherapie verfolgt zwei Ziele: Zuerst einmal müssen wir das Loch schließen, wo immer es ist. Einzelheiten darüber werden später bei jedem Organ gesondert besprochen. Zweitens und ebenso wichtig müssen wir soviel als möglich Blut, Fibrin, Flüssigkeit, Bakterien und Zelltrümmer entfernen. An dieser Stelle kann man tatsächlich sagen: „Reinlichkeit kommt gleich nach Gottesfurcht!“

Sehr häufig gelingt es uns nicht, bei dieser Wundtoilette so zu verfahren, wie wir es gerne möchten.

Wie bei jedem explorativen Eingriff muß das Operationsgebiet großzügig freigelegt werden. Jede Inzision, die nicht vom Xiphoid bis zum Os pubis reicht, ist zu kurz. Hierfür benötigen wir bestimmte Bauchwandspreizer. Weiterhin brauchen wir mehrere Liter isotonische Elektrolytlösung für die Lavage. Vorteilhaft ist eine Absaugvorrichtung. Alternativ können auch mehrere sterile Bauchkompressen oder Waschlappen verwendet werden. Schließlich brauchen wir eine Person, die weiß, wie man sich wäscht, anzieht, Handschuhe überstreift und Weichteilgewebe vorsichtig behandelt. Um nochmals unseren früheren, sehr verehrten Kollegen *Charly Bild* zu zitieren: „Mit diesen wenigen Dingen wird das, was einfach schrecklich war, schrecklich einfach."

Jede diagnostische Laparotomie erfordert ein systematisches Vorgehen. Wenn auch das sogenannte „Hauptloch" sofort vor einem liegt, sollte man das Abdomen nicht eher verschließen, bis man sorgfältig jedes Organ untersucht hat. Die Organe sollten sehr vorsichtig behandelt werden, ohne sie zu beschädigen.

In Gedanken, oder noch besser laut, sollte die Checkliste Punkt für Punkt durchgegangen werden. Während der sorgfältigen Inspektion wird vorübergehend das Offensichtliche vernachlässigt und nach dem weniger Offensichtlichen gesucht. Soviel Flüssigkeit als möglich muß durch Absaugen oder saugende Kompressen, bis hin zu den tiefliegenden perirenalen Darmschlingen, entfernt werden.

Nachdem die undichte oder undichten Stellen vernäht wurden, beginnt die sorgfältige Spülung. Damit sollen Blut, Flüssigkeit, Fibrin und Bakterien entfernt werden. Blut und Peritonealflüssigkeit lassen sich leicht mit einer Absaugevorrichtung oder Kompressen beseitigen. Schwierig ist hingegen Fibrin herauszubekommen. Es gibt Chirurgen, die vertreten die Meinung, jeder kleinste Fibrinstreifen müsse unbedingt abgelöst werden. Das wäre natürlich ideal. Jedoch muß ein solches Vorgehen sowohl der Operationsdauer, Narkose, Befinden des Patienten, Gewebetrauma und auch dem chirurgischen Geschick angepaßt werden.

Bakterien und mikroskopisch kleine Zelltrümmer werden durch häufiges Spülen entfernt. Es ist klar, daß man hierbei nicht jedes Bakterium oder jeden Erythrozyten herausbekommt. Spült man das Abdomen jedoch mit warmer Flüssigkeit, bewegt es behutsam hin und her und saugt dann ab, dann werden die meisten Zelltrümmer dadurch beseitigt.

Spülen und Saugen wird so oft wiederholt, wie es nötig erscheint. Dreimal ist gut, vier- bis fünfmal besser. Nach der letzten Spülung sollte keine Flüssigkeit mehr in der Bauchhöhle sein. Ist noch Flüssigkeit vorhanden, können die Leukozyten nicht so schnell „schwimmen", um die recht mobilen Bakterien zu fangen.

Es ist mittlerweile üblich, den Spülflüssigkeiten antimikrobielle Medikamente wie z.B. Nitrofuran, Polyvinylpyrrolidon-Jodverbindungen oder verschiedene Antibiotika zuzufügen. Die experimentelle Wirksamkeit jedoch ist nicht eindeutig. Bei ausreichend hohem Antibiotikumspiegel und nach sorgfältig durchgeführten Lavagen scheint es unnötig oder sogar unberechtigt, relativ gefährliche Medikamente in die Bauchhöhle zu pumpen.

Einfache Bauchdrainagen sind bei diffusen Peritonitiden wenig effektiv. Eine Bauchdrainage drainiert nur einen engbegrenzten Bereich. Hingegen können sie bei herdförmigen oder lokalisierten Prozessen sehr nützlich sein.

Ende der 60iger Jahre war es üblich, Peritonitispatienten postoperativ unter ständiger peritonealer Lavage zu halten. Dabei wurden zwei oder mehrere große Penrose-Drainagen in das Abdomen gelegt. Isotonische Elektrolytlösungen mit Antibiotika wurden andauernd oder zeitweise durch einen Katheter infundiert. Die Flüssigkeit konnte dann – gemäß der Schwerkraft – wieder über die Penrose-Drains nach außen fließen. Heutzutage erscheint uns diese Methode sehr fraglich. Eine Peritonitis heilt rascher ab, wenn die Bauchhöhle trocken ist. Peritonealwaschungen über mehrere Tage hinweg verursachen Serum-Elektrolytenentgleisungen. Drains werden rasch zu einer Art Zwei-Wege-Bahn für bakterielle Kontaminationen. Die wohl besten Ergebnisse lassen sich immer noch durch sorgfältige, intraoperative Lavagen erzielen, wobei das Abdomen so trocken und zelltrümmerfrei als möglich sein sollte.

Für die Exploration des Choleperitoneums gibt es keine bestimmten Richtlinien. Am wichtigsten sind großzügiges Freilegen und Offenhalten. Unserer Erfahrung nach waren die Verletzungen entweder an der Gallenblase, im Ductus cysticus oder Ductus choledochus zu finden. Bisher haben wir kein Choleperitoneum entdeckt, daß durch die Ruptur eines der Gallengänge der Leber hervorgerufen worden war. Anfängliche Schwierigkeiten bestehen im Erkennen einzelner Strukturen, die durch millimeterdicke, gallegefärbte Zelltrümmer verdeckt sind. Das gesamte Abdomen sieht wie ein algenbedeckter Tümpel im Spätaugust aus. Durch vorsichtiges Ablösen kann man die Fibrinschicht entfernen und anschließend das Gallengangsystem untersuchen. Nach Verschluß des Lochs wird das Abdomen gespült. Das anschließende Säubern der Bauchhöhle gestaltet sich jedoch mehr als schwierig.

Sickert Flüssigkeit aus dem Harntrakt, wissen wir in der Regel schon vor der Operation, wo sich das Loch befindet. Bevor die Öffnung verschlossen wird, muß die Flüssigkeit aus dem Abdomen abgesaugt werden, damit die Organe überhaupt richtig dargestellt und betrachtet werden können. Nach Verschluß der undichten Stelle wird die Bauchhöhle sorgfältig gespült und abgesaugt. Meistens reicht eine Spülung aus, da hier selten bakterielle Peritonitiden vorliegen. Bei ausreichender Flüssigkeitszufuhr und guter Nierenfunktion ist eine rasche Genesung zu erwarten. Ist jedoch die Nierenfunktion vermindert, dann muß unbedingt mit einer peritonealen Lavage oder einer osmotischen Diurese begonnen werden.

Gastrointestinaltrakt

Der Gastrointestinaltrakt (GIT) kann durch ein direktes Trauma oder durch ischämische Nekrosen rupturieren. Egal, welche Ursache vorliegt, die allgemein chirurgischen Maßnahmen sind gleich. Es kommen hierbei sowohl mehrere als auch einzelne Verletzungen vor. Sobald man alle Läsionen untersucht hat, werden die betroffenen Magen- und/oder Darmabschnitte aus der Bauchhöhle vorgelagert, mit feuchten Kompressen abgedeckt und nacheinander versorgt.

Abgestorbenes und nekrotisches Gewebe wird entfernt. Netz- und Fibrinverklebungen löst man vorsichtig von den betroffenen Organen. Sämtliches Gewebe wird vorsichtig behandelt, um iatrogene Traumen zu vermindern. Weder Darm- noch sogenannte atraumatische Klemmen sollten verwendet werden. Falls nötig, läßt man den Assistenten vorsichtig den Darm durch Fingerdruck verschließen. Hierfür können auch sterile Gummidrains oder -bänder Verwendung finden.

Nachdem die Wundtoilette abgeschlossen ist, werden kleine Stichwunden des Gastrointestinaltraktes verschlossen. Liegen sie im Bereich des Mesenterialansatzes, muß sehr sorgfältig auf die Blutzufuhr geachtet werden. Bestehen Zweifel, dann ist es am sichersten, eine kleine Darmresektion durchzuführen. Größere oder längere Verletzungen sollten mit Hilfe der „reverse smile"-Technik (= längs eröffnen, quer vernähen) versorgt werden (Abb. 8.11, 8.12, 8.13). Mit dem ersten Heft wird aus einem längsverlaufenden Einschnitt ein querverlaufender gemacht. Dadurch kommt es vorübergehend zu einer Lumenvergrößerung im Bereich der Verletzung.

Größere Verletzungen von Mesenterialgefäßen erfordern die Resektion eines größeren Darmabschnitts. Die Resektion sollte so großzügig erfolgen, daß sämtliches – offensichtlich ischämisches – Gewebe, einschließlich etwas vom Gesunden, herausgenommen wird.

Wiederherstellung, Resektion und Anastomosen des Darmes sind Standardoperationen. Es wird nur im gesunden Gewebe genäht. Im Bereich des gesamten Gastrointestinaltraktes hat sich das „auf Stoß nähen" (einschichtige Nahttechnik) mit Einzelheften bestens bewährt. Hierbei sollte das Nahtmaterial recht fein sein (3-0 bis 5-0). Da die Gefahr einer Infektion besteht, wird nur monofiles, nicht resorbierbares Nahtmaterial genommen. Nylon oder Polypropylen mit angeschweißten Nadeln lassen sich leicht und ohne große Verletzungen durch die Submukosa führen. Man setzt die Nähte sehr eng, damit sie alle Schichten, außer der Submukosa, umfassen. Das erste Heft wird am Rand des Mesenteriums, das zweite am Antimesenterium gesetzt. Weitere drei oder vier Hefte werden dann in jeder Hälfte des Darmumfangs gesetzt. Den vernähten Teil spült man anschließend vorsichtig mit

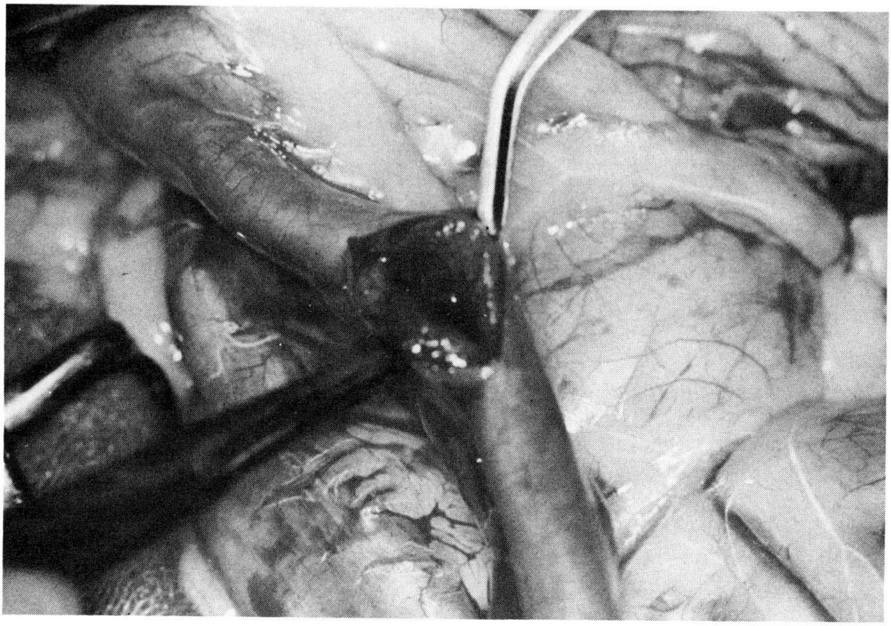

Abb. 8.11 Die „reverse-smile“-Technik (d.h. längs eröffnen, quer vernähen). Eine longitudinale Enterotomie wird dargestellt

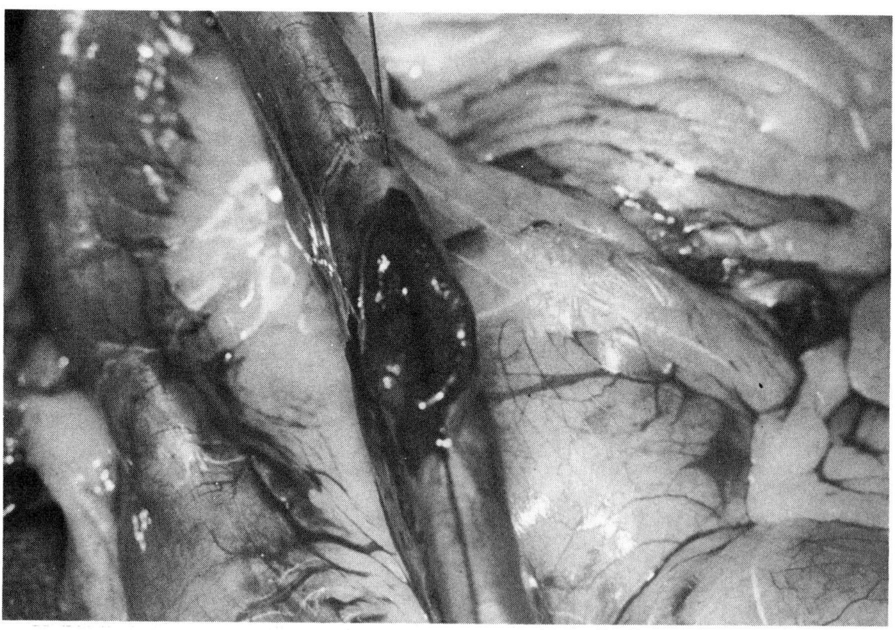

Abb. 8.12 Eine Naht wird von einem Ende zum anderen gelegt

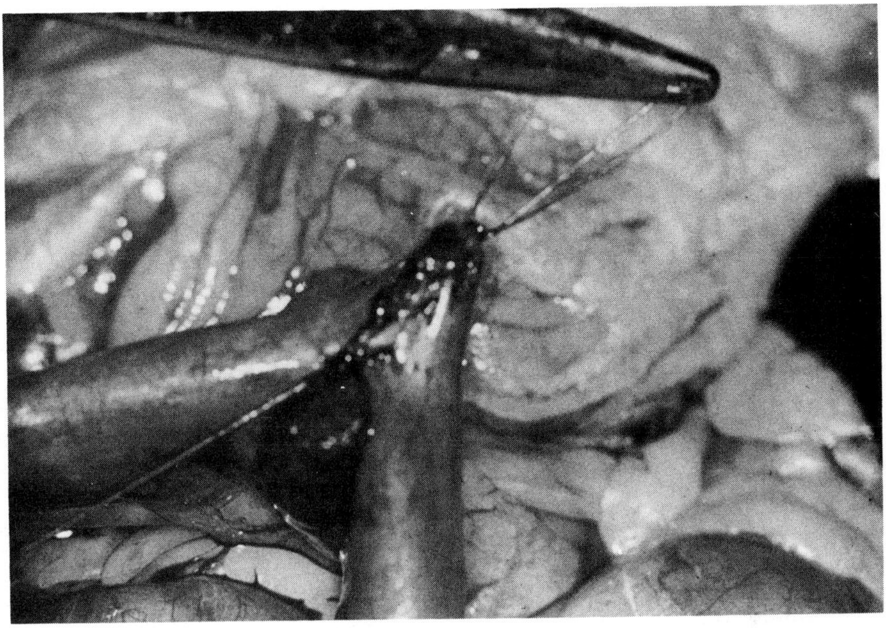

Abb. 8.13 Durch Verknoten des ersten Heftes verändert sich die Richtung der Inzision von einer längs- in eine querverlaufende. Mit weiteren Heften wird die Wunde dann verschlossen

isotonischer Elektrolytlösung ab und lagert ihn zurück in das Abdomen. Es ist allgemein üblich, das Omentum majus um den Anastomosenbereich herumzulegen.

Pankreas

Gelegentlich kommt es zu schweren Verletzungen des Pankreas, wobei eine Pankreasnekrose befürchtet werden muß. Glücklicherweise ist selten eine totale Pankreasresektion erforderlich. Mit großer Vorsicht trennt man mit stumpfen Pinzetten das traumatisierte Pankreasgewebe vom gesunden. Nach Abtrennen der verletzten Teile wird der Ductus pancreaticus ligiert. Liegt eine Verletzung im dorsalen oder ventralen Bereich der Papille vor, dann besteht postoperativ die Gefahr einer exokrinen Pankreasinsuffizienz.

Der rechte Pankreaslappen teilt sich seine Blutzufuhr mit dem Duodenom. Mit Hilfe von Kompressen lassen sich die Pankreasaufzweigungen der Aa. pancreaticoduodenales von den Duodenalästen abtrennen. Nur so können die Pankreasaufzweigungen vorsichtig ligiert werden.

Leber und Milz

Verletzungen an Leber und Milz rufen gewöhnlich schwere Blutungen hervor. Es kommt selten vor, daß die Milz oder ein Teil von ihr nekrotisch wird. Lebernekrosen sind dagegen wesentlich häufiger. Ein Leberlappen, der in einer Hernia diaphragmatica eingeklemmt ist, schwillt anfangs an, wird ödematös und später dann nekrotisch. Die Technik – wie man dieses Gewebe dann entfernt – wird im Kapitel Leberblutung besprochen.

Niere und Ureter

Eine gequetschte (oder gerissene) Niere weist gewöhnlich profuse Blutungen auf und wird meistens während einer Notoperation auf Grund abdominaler Blutungen entdeckt. Ist das Nierenbecken verletzt, der Ureter vom Nierenbecken abgerissen oder rupturiert, dann sickert Urin entweder in den retroperitonealen Raum oder in das Abdomen. In jedem Falle sind die klinischen Symptome vage und unspezifisch, besonders dann, wenn gegenüberliegende Niere und Ureter funktionstüchtig sind. Verletzungen des Harntrakts sind häufig mit Beckenfrakturen verbunden. In einer Studie, in der 100 Hunde mit Beckenfrakturen untersucht wurden, zeigten 39 gleichzeitig Verletzungen des Harntrakts (4).

Erst nach Tagen oder Wochen veranlassen unklare Erkrankungen den Besitzer, einen Tierarzt zu konsultieren. Mit einer Ausscheidungsurographie wird die anatomische Diagnose gestellt.

Um eine optimale operative Wiederherstellung zu erreichen, muß man kein Held sein. Sind die gegenüberliegende Niere und der Ureter funktionstüchtig, ist es am besten, eine einfache Nephrektomie und Ureterektomie vorzunehmen. Eine Ureteranastomose sollte man besser denen überlassen, die in mikrochirurgischen Techniken Experten sind. Diejenigen von uns, die nicht so versiert sind, müßten feststellen, daß Ureteranastomosen häufig Strikturen, Hydroureter, Hydronephrosen und Pyelonephritis hervorrufen können. Bisher wissen wir nicht, wie sich eine einseitige Nephrektomie auf die Lebenserwartung von Hund oder Katze auswirkt, da bis heute keine ausreichend langen retro- oder prospektiven Studien vorliegen. Es scheint so, daß der Hund, wie auch der Mensch, auch mit einer gesunden Niere eine normale Lebenserwartung hat.

In den seltenen Fällen, bei denen auch die andere Niere nicht arbeitet oder schwer erkrankt ist, muß unbedingt eine Ureteranastomose versucht werden. Hierbei wird ein feiner Katheter von der Blase aus (via Zystotomie) durch den geschädigten Ureter bis hin ins Nierenbecken geschoben. Nach Abtrennung des nekrotischen Gewebes wird der Ureter direkt mit sehr dünnem, monofilem Nahtmaterial (6-0 bis 7-0) anastomosiert. Hierbei sind Instrumente und Fäden aus der Augenchirurgie sowie eine binokulare Lupe hilfreich. Die Niere läßt sich aus ihrem retroperitonealen Bett mobilisieren und nach kaudal verlagern, um die Ureterlänge zu begünstigen und die Spannung auf die Nähte zu vermindern. Der Katheter wird dann nach distal durch die Urethra bis hin zum Orificium urethrae gezogen und dort für mehrere Tage zur Unterstützung der Ureteranastomose belassen.

Harnblase

Die Versorgung einer Harnblasenruptur verläuft ähnlich wie der Routineverschluß bei einer Zystotomie. Devitalisiertes Gewebe muß vollständig entfernt werden, damit aus einer Verletzung eine frische Wunde wird. Der nekrotische Bereich im Rißbereich kann ziemlich groß sein. Man kann ca. 75 % der gesamten Harnblase herausnehmen, ohne postoperativ mit Komplikationen rechnen zu müssen, solange das Blasendreieck intakt bleibt. Wir bevorzugen eine zweischichtige Naht mit resorbierbarem Nahtmaterial in der Tunica muscularis und Tunica serosa. Keine der Nähte geht durch die Mukosa, damit sich die Blasenwand nicht einstülpt.

Ist eine Harnblase stark traumatisiert, wird für 4–5 Tage ein Verweilkatheter gelegt. Dadurch erhöht sich natürlich die Gefahr einer postoperativen Infektion der unteren harnableitenden Wege.

Urethra

Ist die Urethra rupturiert, ergeben sich für den Tierarzt zwei Hauptprobleme:
a) die Diagnosestellung,
b) die Wiederherstellung.

Die Urethra kann vollständig durchtrennt sein. Meistens ist sie aber nur gequetscht und perforiert. Das Tier setzt scheinbar Harn ab, jedoch sickert der Urin in das periurethrale Gewebe. Dieser extraurethrale Urin fließt zwischen die Gewebeschichten und ruft rasch schwere Gewebsnekrosen hervor. Innerhalb von 2–3 Tagen entwickelt sich bei dem Tier eine akute, lokalisierte, nekrotisierende Zellulitis.

Es ist wenig sinnvoll, bei jedem traumatisierten Patienten retrograd eine Urethrographie durchzuführen. Jedoch sollten wir bei den Tieren, bei denen entweder multiple Beckenfrakturen, Schußwunden im Beckenbereich oder Bißwunden am Perineum und Penis bestehen, wenigstens den Verdacht äußern, daß die Urethra verletzt sein könnte. Jedes verdächtige Symptom wie z. B. Harnträufeln, Pressen beim Harnabsetzen, blutiger Urin, extreme Schmerzhaftigkeit bei der Beckenuntersuchung sollte uns alarmieren. Ein dünner Katheter läßt sich bei einem gesunden Tier leicht in die Harnblase schieben. Solch ein dünnlumiger Katheter vermittelt uns ein merkwürdiges Gefühl, wenn er durch einen traumatisierten Bereich der Urethra geschoben wird. Beim vorsichtigen Hin- und Herbewegen des Katheters wird deutlich, daß die Harnröhre nicht in Ordnung ist. Der Katheter wird hinter die vermutete Verletzung zurückgezogen. Dann injiziert man unter Druck wenige Milliliter eines Kontrastmittels und röntgt. Die Rupturstelle, aber nicht das Ausmaß, läßt sich leicht auf dem Röntgenfilm feststellen.

Wenn man einen Katheter über die Verletzung hinweg in die Harnblase schieben kann, ist es wahrscheinlich sicherer, die Wiederherstellung der Blase solange zu verschieben, bis der Patient stabilisiert und unsere Operationsvorbereitungen getroffen sind. Gelangt der Katheter nicht in die Harnblase, dann muß die Operation so schnell als möglich erfolgen. Es ist nicht leicht, den Beckenteil der Urethra freizulegen. Haben wir Glück, liegt die Verletzung weit genug kranial, um sie durch eine weit nach kaudal eröffnete Bauchhöhle vollständig freilegen zu können. Jedoch müssen wir darauf vorbereitet sein, daß eine Beckensymphysiotomie erforderlich sein wird. Häufig ist das Os pubis gebrochen, so daß damit für uns schon die Osteotomie erfolgt ist.

Nachdem die verletzte Urethra untersucht ist, wird sämtliches nekrotisches Gewebe vorsichtig entfernt. Dabei muß man auf die urethrale Blutzufuhr achten und sie erhalten. Dann wird ein Katheter vom Penis oder von der Vagina aus in die Urethra über die Verletzung hinweg in die Harnblase geschoben. Tunica mucosa und Tunica muscularis der Urethra werden mit dünnem Nahtmaterial (4-0 bis 5-0) und Einzelheften genäht. Dabei wünscht man sich, daß Mukosa und Muskularis ohne allzu große Entzündung heilen. Die einen bevorzugen Catgut, andere empfehlen Seide, uns scheint jedoch Nylon und resorbierbares, synthetisches Nahtmaterial* wohl am besten zu sein. Die Hefte dürfen nicht spannen. Um Spannung zu vermeiden, wird die Mukosa nicht vollständig geschlossen, sondern über dem Katheter einen kleinen Spalt freigelassen.

Ist die Urethra vollständig durchtrennt, dann muß sie über dem Katheter zusammengenäht werden. Die abgetrennten Enden liegen im allgemeinen zurückgezogen im periurethralen Gewebe. Der letzte oder die letzten zwei Millimeter beider Enden sind gewöhnlich avaskularisiert und müssen vorsichtig exzidiert werden. Die Anastomose wird nach dem gleichen Schema wie die des Dünndarms durchgeführt. Die ersten zwei Hefte werden 180° voneinander gesetzt und dienen als Halte-Fäden. Zwei weitere Einzelhefte setzt man in jede Hälfte des Urethraumfanges. Der Katheter bleibt über 7 bis 10 Tage liegen. Das periurethrale Gewebe ist häufig nekrotisch. Selbst nach sorgfältiger Wundtoilette kann eine lokalisierte Infektion die Heilung der Urethra verhindern. Daher ist es angebracht, mehrere Penrose-Drains um die Urethra herum zu plazieren, um eine ausreichende Drainage zu gewährleisten.

Ruptur des Gallengangsystems

Das Choleperitoneum bei Hund und Katze entsteht meistens durch Traumen des extrahepatischen Gallengangsystems. Selbst ausgedehnte Leberverletzungen, verbunden mit Rupturen der kleinsten Gallengänge, rufen bei Kleintieren kein Choleperitoneum hervor. Bisher habe ich nur dann ein Choleperitoneum gesehen, wenn die Gallenblase, der Ductus cysticus oder der Ductus choledochus rupturiert waren.

Die diagnostische Laparotomie kann sehr ermüdend und unbefriedigend sein, wenn die Verletzung schon mehrere Tage zurückliegt. Algenähnlich klebt und bedeckt Fibrin annä-

---

* Vicryl (Fa. ETHICON, Hamburg-Norderstedt), Dexon (Fa. BRAUN, Melsungen)

hernd alle Abdominalorgane. Das Gebiet des Gallengangsystems ähnelt einem undurchdringlichen Dschungel. Ohne großzügiges Freilegen, gutes Offenhalten und geschickte Assistenz wird das ohnehin Frustrierende schwierig und das Schwierige unmöglich.

Ist die Ruptur Folge eines stumpfen Traumas, dann befindet sich die Verletzung im allgemeinen an der Einmündung des Ductus choledochus ins Duodenum. Von einem Geschoß kann jedes Teilchen oder jeder Abschnitt des Gallengangsystems beschädigt oder durchdrungen werden. Am besten ist noch, wenn die Ruptur entweder die Gallenblase oder den Ductus cysticus betrifft.

Das Freilegen des Ductus choledochus ist schwierig. Vena portae, A. hepatica und ihre Äste, Ductus choledochus und Ligamenta hepatoduodenale und hepatogastricum lassen sich bei einem gesunden Tier leicht lokalisieren und identifizieren. Jedoch können die Fibrinverklebungen und die Farbveränderungen bei einem Tier mit Choleperitoneum selbst den erfahrensten Anatomen verwirren. Das Freipräparieren der Gallenblase und des Ductus cysticus ist dagegen wesentlich einfacher.

Die Cholezystotomie und Ligatur des Ductus cysticus stellen keine Probleme dar. Es ist einfacher, wenn man die Gallenblase von oben her (oberhalb des Fundus) aus dem Leberbett herausnimmt. Durch vorsichtiges Zurückziehen und stumpfes Präparieren kann man die Gallenblase und den Ductus cysticus bis zur Höhe des ersten Ductus hepaticus freilegen. Dabei kann es zu kleinen Blutungen von der Leber her kommen. Diese Blutungen sind minimal, vorausgesetzt, es bestehen keine Gerinnungsstörungen. Die A. cystica verläuft parallel zum Ductus cysticus und wird mit ihm gemeinsam ligiert.

Falls einer der Ductus hepatici rupturiert ist, läßt er sich leicht ligieren. Dies führt natürlich zu einem Gallestau im entsprechenden Leberlappen und eventuell zur Gallengangszirrhose. Betrifft es nur einen einzelnen Lappen, dann sind die klinischen Folgen eher unbedeutend.

Die Versorgung des Ductus choledochus stellt besondere Anforderungen an den Chirurgen. Ist die Verletzung lokalisiert, kann der Operateur unter verschiedenen chirurgischen Techniken wählen. Technisch am einfachsten ist die Cholezystoduodenostomie: hierbei wird der rupturierte Ductus choledochus proximal der durchlässigen Stelle ligiert. Die Gallenblase wird von der Leber gelöst und durch Seit-zu-Seit-Anastomose mit dem Duodenum verbunden. Für die Anastomose kommen entweder eine „verdeckte Nahttechnik" oder eine „offene Nahttechnik" infrage. Letztere, sorgfältig durchgeführt, ist einfach und sicher. Allerdings besteht die Gefahr einer aufsteigenden Infektion von Gallenblase und Gallengangssystem aus. Es ist schwierig, Beginn und Folgen dieser sich langsam entwickelnden Infektion abzuschätzen. Solche Infektionen hat es schon gegeben, jedoch sind die Fallzahlen zu klein, um daraus echte Schlüsse ziehen zu können. Trotz dieser Gefahr ist diese technisch einfache Methode zu empfehlen.

Alternativen zu der Cholezystoduodenostomie sind: direkte Anastomose des durchtrennten Ductus choledochus, Anastomose des Ductus choledochus mit dem Duodenum oder Anastomose des distalen intakten Ductus choledochus mit der Gallenblase. All diese Operationsverfahren erfordern Erfahrungen in gefäß- oder mikrochirurgischer Technik. Eine 90%ige Erfolgsrate in der Humanmedizin lehrt uns, wie sinnvoll dort solche Techniken sind. Solche Ergebnisse erzielen aber auch nur Humanchirurgen, die täglich Gallengangsoperationen durchführen. Außerdem ist der Ductus choledochus des Menschen ca. 7–10 cm lang und ungefähr 6 mm dick, wogegen er beim Hund nur 5 cm lang und 2,5 mm mißt. Bei der Katze ist er sogar noch kleiner. Postoperative Strikturen sind häufige Komplikationen dieser Technik. Da die meisten von uns Operationen dieser Art nur äußerst selten in ihrem Chirurgendasein durchführen, sind sie nicht zu empfehlen.

Literatur

1 Bjorling, D.E., et al.: Penetrating abdominal wounds in dogs and cats. J. Am. Animal Hosp. Assoc. 18 (1982) 742

2 Johnstone, F.R.: Acute ligation of the portal vein. Surgery, 41 (1957) 958

3 Raffuci, F.L.: The effects of temporary occlusion of the afferent hepatic circulation. Surgery 33 (1953) 342

4 Selcer, B.A.: Urinary tract trauma associated with pelvic trauma. J. Am. Animal Hosp. Assoc. 19 (1982) 785

Sachregister